オールカラー

まるごと図解

ケアにつながる脳の見かた

編著 波多野武人

照林社

はじめに

　脳は、解剖、機能ともに未解明な部分が多く、深く理解しようとすればきりがありません。しかし、実際の臨床で役に立つ、知っておかなければならない知識は限られています。食わず嫌いで、脳や脳疾患、さらには脳神経外科医や神経内科医まで苦手というナースが多いのではないかと心配しています。"じつは脳や脳疾患は、わかりやすく、理解しやすい"ということを、この本をとおして感じてください。

　執筆にあたり、「読みやすく！ より実践的に！」を目標に掲げました。

　机に向かわなければ読めないような典型的な教科書ではなく、誰もが手に取りやすく読みやすい本にすることを第1の目標にしました。イラストを見るだけでおおむね理解できる構成になっています。新人ナースや看護学生にもわかりやすい内容をめざしました。医療従事者以外の方が読んでも面白いと感じていただけると思います。

　第2に、表面的な知識だけが空回りしないように実践に役立つ内容をめざしました。特に中堅以上のナースには、しっかりと読んでいただきたいです。"脳の解剖－はたらき－疾患－症状－ケア"の横のつながりを大切にして編集しました。全体を読んで、それぞれの関連に気づくこと、意識することで、より深い理解が得られます。

　Part 1には「脳脊髄の解剖とはたらき」「症状や発症様式から病変部位、疾患の推測」、そして「正常脳と異常脳の画像の見方」と、脳神経疾患を看るために知っておきたい基礎知識を欲張りに詰め込みました。

　Part 2では各疾患とケアを、Part 3では症状とケアについて、同じ病棟で一緒に働いているチーム（看護師、リハビリテーションスタッフ、医師）がディスカッションしながら筆を進め、基礎から実践まで日々の研究・仕事ですぐに役立つ内容に仕上げました。

　テレビドラマで人気を博した小説「下町ロケット」で中小企業の技術力が注目されていますが、地域の中核病院の日々の実践で養われたスタッフの力が、この本の執筆には十分に発揮されています。ぜひ、"今日から"臨床に役立てていただきたいと思います。

2016年3月

波多野武人

CONTENTS

本書の特徴と活用法 ● 波多野武人 …… iv

Part 1 脳って何だろう …… 1

脳の解剖 ● 波多野武人 …… 2
脳の機能 ● 波多野武人 …… 16
脳の画像の見かた ● 波多野武人 …… 28

Part 2 脳疾患を理解する 脳卒中 頭部外傷 脳腫瘍 …… 37

脳卒中の全体像 ● 服部悦子、波多野武人 …… 38

脳卒中①
脳梗塞 ● 服部悦子、井口秀人、波多野武人

脳梗塞の原因と分類 …… 43
脳梗塞の症状と検査 …… 46
脳梗塞の治療 …… 49
脳梗塞＋α …… 55
脳梗塞のケアのポイント …… 57

脳卒中②
脳出血 ● 服部悦子、井口秀人、波多野武人

脳出血の原因 …… 59
脳出血の分類と症状 …… 60
脳出血の検査 …… 62
脳出血の治療 …… 63
脳出血のケアのポイント …… 64

脳卒中③
くも膜下出血 ● 服部悦子、井口秀人、波多野武人

くも膜下出血の原因 …… 66
くも膜下出血の症状と検査 …… 68
くも膜下出血の治療 …… 71
くも膜下出血のケアのポイント …… 74

頭部外傷 ● 早瀬　睦、中山幸代、高嶋美紀、嶋田梨乃

頭部外傷の原因と経過 ……… 76	頭部外傷の治療 ……… 85
頭部外傷の分類と症状 ……… 77	頭部外傷のケアのポイント ……… 87
頭部外傷の検査 ……… 82	

Column おさえておこう！ 脳神経外科のドレーン ● 早瀬　睦 ……… 90

脳腫瘍 ● 多喜純也、板岡利恵

脳腫瘍の分類 ……… 92	脳腫瘍の検査 ……… 105
脳腫瘍別の特徴 ……… 94	脳腫瘍の治療 ……… 108
脳腫瘍の症状 ……… 103	脳腫瘍のケアのポイント ……… 111

Part 3　脳脊髄の障害とケア ……… 113

緊急対応が必要な意識障害、脳ヘルニア ● 北原孝宏 ……… 114

部位別　脳脊髄の障害とケア ● 宮腰明典、仲辻良仁、山本和雅、山本　隆、野田理智、小原小有梨 … 124

大脳皮質　前頭葉 ……… 126	大脳基底核 ……… 152
大脳皮質　側頭葉 ……… 137	脳幹 ……… 154
大脳皮質　頭頂葉 ……… 139	小脳 ……… 166
大脳皮質　後頭葉 ……… 146	脳室 ……… 169
視床 ……… 149	脊髄 ……… 172

参考文献一覧 ……… 176

資料①：早引き 脳から起こる症状一覧 ……… 177

資料②：早引き 臨床で必要な重症度分類・スケール一覧 ……… 178

索引 ……… 180

装丁：小口翔平(tobufune)　カバーイラスト：坂木浩子
本文デザイン：糟谷一穂　本文イラスト：坂木浩子、村山宇希　DTP製作：明昌堂

楽しく、しっかり学べる
本書の特徴と活用法

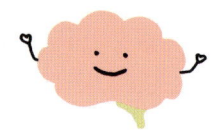

波多野武人

ポイント1 最初から最後まで読んでみよう

　無理にPart 1（脳の解剖や機能）から読む必要はありません。しかし、成書と異なり、解剖も機能もイラストを交えて気軽に学べる内容となっていますので、==最初から最後まで完全読破==にもチャレンジしてください。それほど時間はかからないはずです。

　全体を一度読むと==脳の各部位のはたらき、疾患、症状とケアを関連づけることができ==、理解が深まり、実践に役立つこと間違いありません。

ポイント2 受け持ち患者について興味をもって調べよう

　理由にかかわらず、受け持ち患者について、急いで実践的なことを知りたいときは、Part 2（疾患について）、Part 3（症状について）を開いてください。特に疾患に関しては、Part 2の各疾患の==ケアのポイント==を読むのが理解への最短です。

ポイント3 臨床で必要な分類やスケール、症状名をチェック！

　==重症度スケールや症状名を調べやすいようにピックアップ==しました（p.177〜179）。業務中も手の届くところに置いて活用してください。

ポイント4 積極的に画像を読んでケアにつなげよう

　まず、それぞれの==画像検査の特徴==や==正常画像の見方==（Part 1）を理解し、==各疾患の画像所見==（Part 2）、==障害部位別の画像所見==（Part 3）と必要に応じ、読み進めてください。

　画像が読めれば、それぞれの患者、疾患に関してより深い理解ができ、ケアにつながります。

ポイント5 現場で疑問が生じたら、本書を開いてすぐに確認

受け持ち患者の疾患、症状、画像、ケアについて、主治医やリハビリテーションスタッフ、先輩、後輩と十分ディスカッションしてください。そこで生まれた疑問に対して、本書を開いてもらえば、さらに理解が深まるはずです。

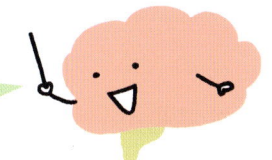
状況に応じて、いろいろな読みかた、使いかたをしてください！

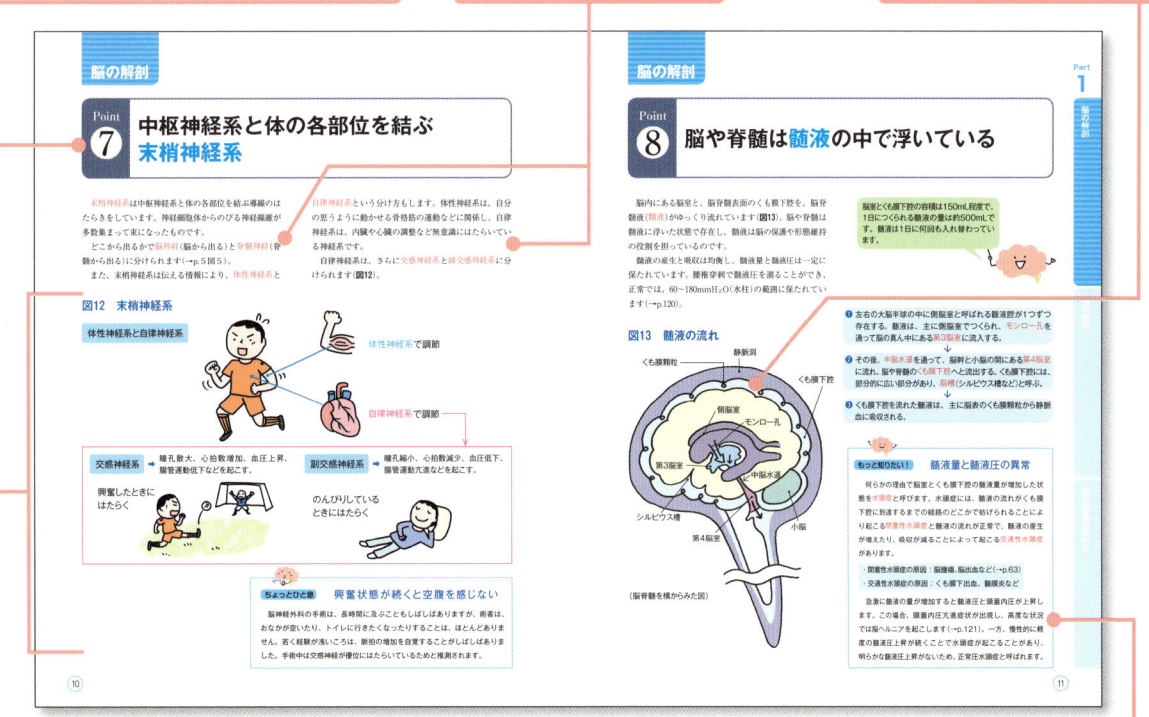

- テーマのおさえておきたいポイント 時間がないときは、ここだけ読んでもOK！
- 文中の赤字はキーワードや重要ポイントなど
- 複雑な解剖生理も模式図でシンプルに理解
- "なぜ？""どうして"をイラストでイメージしながら楽しく学べる
- 知っておくと役立つ情報など

- 本書で紹介しているアセスメント法、手技等は、著者が臨床例をもとに展開しています。実践により得られた方法を普遍化すべく努力しておりますが、万一本書の記載内容によって不測の事態等が起こった場合、著者、出版社はその責を負いかねますことをご了承ください。なお、本書掲載の写真は著者の提供によるものであり、臨床症例からご家族・患者ご本人の同意を得て使用しています。
- 本書に記載している薬剤等の選択・使用方法については出版時最新のものです。使用にあたっては個々の添付文書や使用説明書を参照し、特に薬剤については適応・投与量等は常にご確認ください。
- 本文中の製品の商標登録マークは省略しています。

編著者一覧

■編集

波多野武人	福井赤十字病院脳神経外科 部長

■執筆

[医師]

波多野武人	福井赤十字病院脳神経外科 部長
早瀬　睦	福井赤十字病院脳神経外科 副部長
多喜純也	北野病院脳神経外科 副部長
宮腰明典	福井赤十字病院脳神経外科 副部長
北原孝宏	福井赤十字病院脳神経外科
服部悦子	福井赤十字病院脳神経外科

[看護師]

井口秀人	福井赤十字病院1-5病棟 看護係長 脳卒中リハビリテーション看護認定看護師
中山幸代	福井赤十字病院ICU 看護係長
高嶋美紀	福井赤十字病院1-5病棟 看護師
嶋田梨乃	福井赤十字病院1-5病棟 看護師
板岡利恵	福井赤十字病院 摂食嚥下障害看護認定看護師
山本　隆	福井赤十字病院 認知症看護認定看護師
野田理智	福井赤十字病院手術室 看護師
小原小有梨	福井赤十字病院1-5病棟 看護師

[作業療法士]

仲辻良仁	福井赤十字病院第2リハビリテーション科 課長
山本和雅	福井赤十字病院リハビリテーション科

＊編著者一覧には掲載されていませんが、西村智恵子師長、山内幸子師長、原田幸枝係長をはじめ、福井赤十字病院1-5病棟およびSCUの多くのスタッフにご協力いただきました。この場を借りてお礼申し上げます。

Part 1

脳って何だろう

　紀元前に、医学の父といわれるヒポクラテスが「"病気"は超自然的な力や神の仕業ではなく、"人の体"の問題である」と唱えて以降、医学・科学は発展し、人の体と多くの病気の原因が明らかにされてきました。しかし、脳のはたらきの解明は遅れ、19世紀に入ってからやっとはじまりました。現在では、運動の命令や感覚の認識、心拍や呼吸など生命を維持するための指令などを司る脳の局在の理解のみではなく、"人の心"も脳のはたらきとして解明されてきています。人の性格や個性も脳次第ということがわかってきました。

　人間の脳の重さは、1200～1400gです。重いと思いますか？　軽いと思いますか？

　1.5kg弱の物体をいつも体の一番高いところにのせていなければならないと考えれば、重いと感じるかもしれません。これがなければ人間として生きていけないと考えれば、軽すぎる気もします。ちなみに脳の重さと人それぞれの知能の高さは無関係です。

　人の体で最も重要な脳ですが、それ自体は非常に脆弱です。よく豆腐に例えられますが、やわらかく脆いため、少し強く押すだけで壊れてしまいます。脳自身が非常に弱い組織であるため、周囲は厳重に守られています。

　それでは、脳とその周囲がどのような構造になっていて、どのようなはたらきがあるのか、みていきましょう。

脳の解剖

Point 1　脳はいくつもの層に包まれ、守られている

脳は、外側から頭皮、頭蓋骨、髄膜に囲まれて、保護されています（図1、2）。

頭皮は5層からなります。外側から皮膚、腱膜、骨膜があり、それぞれの間に結合組織が存在します。頭皮は血行がよく、小さな傷でも出血しやすいのが特徴です。特に内側の結合組織の層には、バイパス手術に用いる浅側頭動脈などの太い動脈が走っていて、受傷すると勢いよく出血するため、迅速な対応が必要となります。

頭蓋骨の内側にある髄膜は、3層からなります。外側から硬膜、くも膜、最も内側で脳を直接覆っているのが軟膜です。

頭部外傷などで出血が起こった場合、頭蓋骨と硬膜の間（硬膜の外側）の出血を硬膜外血腫、硬膜とくも膜の間（硬膜の下[内側]）の出血を硬膜下血腫と呼びます（→p.78）。

軟膜とくも膜の間をくも膜下腔といい、脳脊髄液（髄液）で満たされています。脳動脈瘤破裂や外傷で起こるくも膜下出血は、このくも膜下腔に起こった出血のことです（→p.66）。

図2　脳を包む層

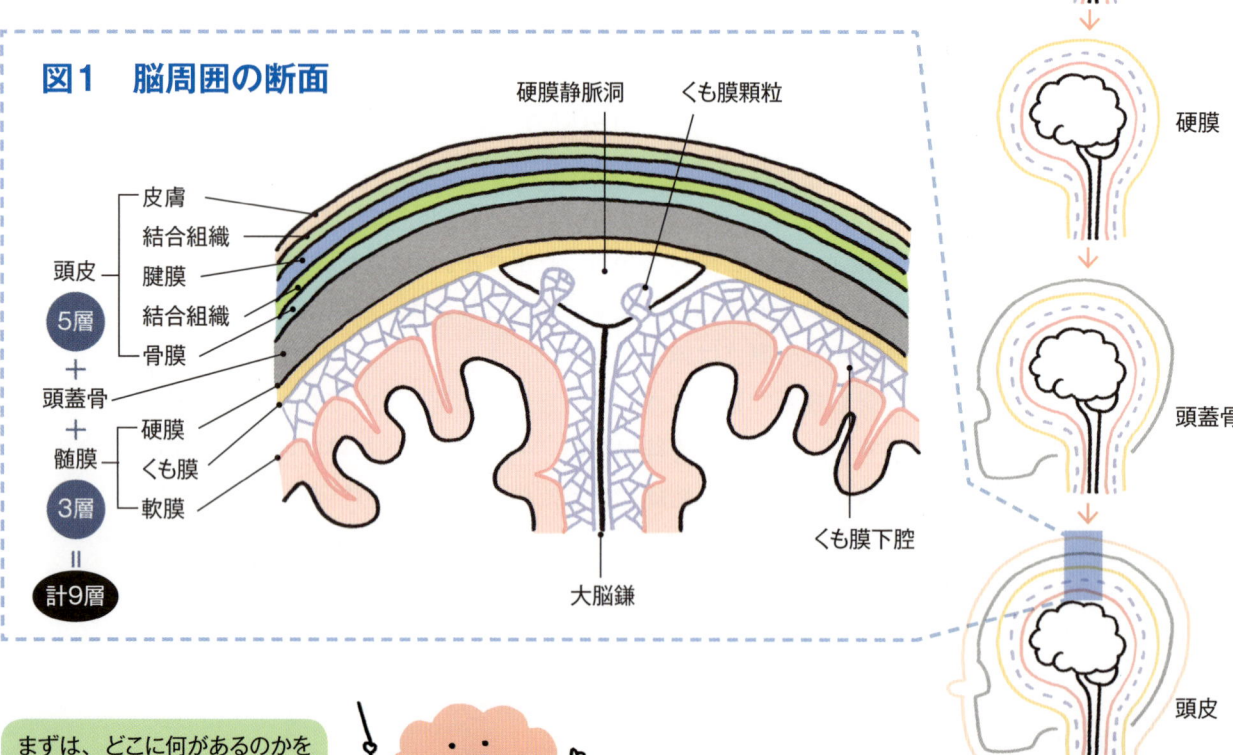

図1　脳周囲の断面

まずは、どこに何があるのかを理解しましょう！

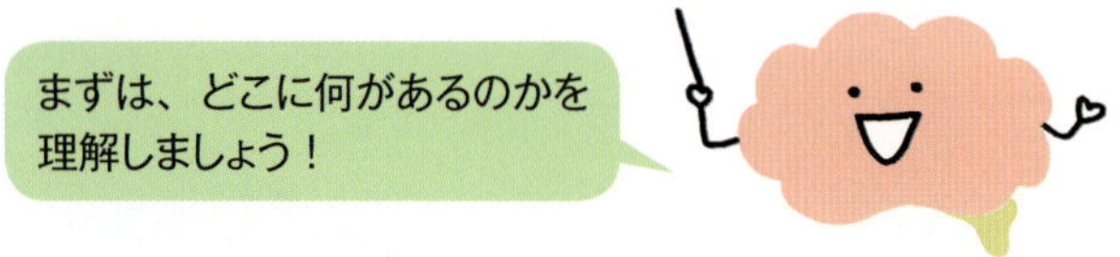

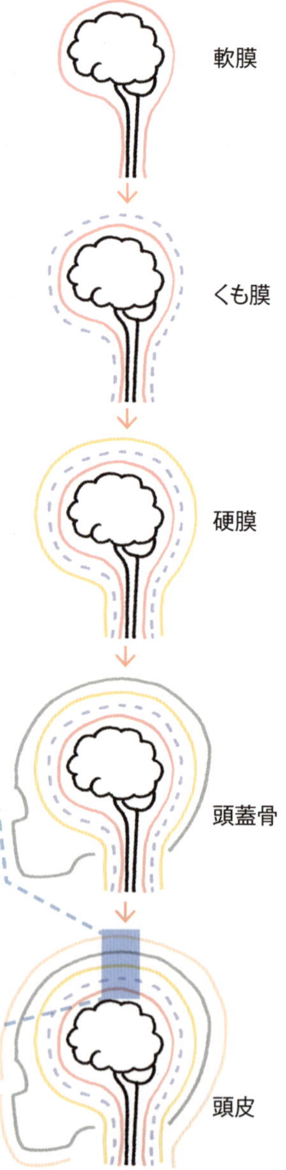

頭蓋骨は8個の骨からなります。8個が同じ厚さではなく、頭頂骨や後頭骨は厚く、側頭骨が最も薄くなっています。側頭骨のこめかみの部分は成人でも2〜3mmしかなく、最も外力に弱く骨折しやすい場所です。また、この直下に硬膜を栄養する太い動脈（中硬膜動脈）が走っているため、側頭骨が骨折すると、この動脈が同時に損傷されるため、硬膜外血腫が起こりやすくなります。

骨と骨のつなぎ目を縫合と呼びます。生後しばらくは正中部分で骨の間の縫合が開いている部分があります。最も大きく縫合が開いている部分が大泉門です。通常、2歳になるまでには完全に閉鎖します。

頭蓋骨の底に開いた大きな穴は大後頭孔と呼ばれ、ここで頭蓋内の脳幹と頭蓋外の脊髄がつながっています。中枢神経の唯一の出入口です。

図3 頭蓋骨

- 脳を守る頭蓋骨は6種8個の骨からつくられている。
- 固い骨で外力からは守られているが、頭蓋内に通常は存在しない出血や腫瘍などが出現・増大した場合、脳は逃げ場がないため、容易に障害されることになる。

頭蓋骨を構成する骨（6種8個）
- 前頭骨（1個）
- 側頭骨（2個）
- 頭頂骨（2個）
- 蝶形骨（1個）
- 後頭骨（1個）
- 篩骨（1個）

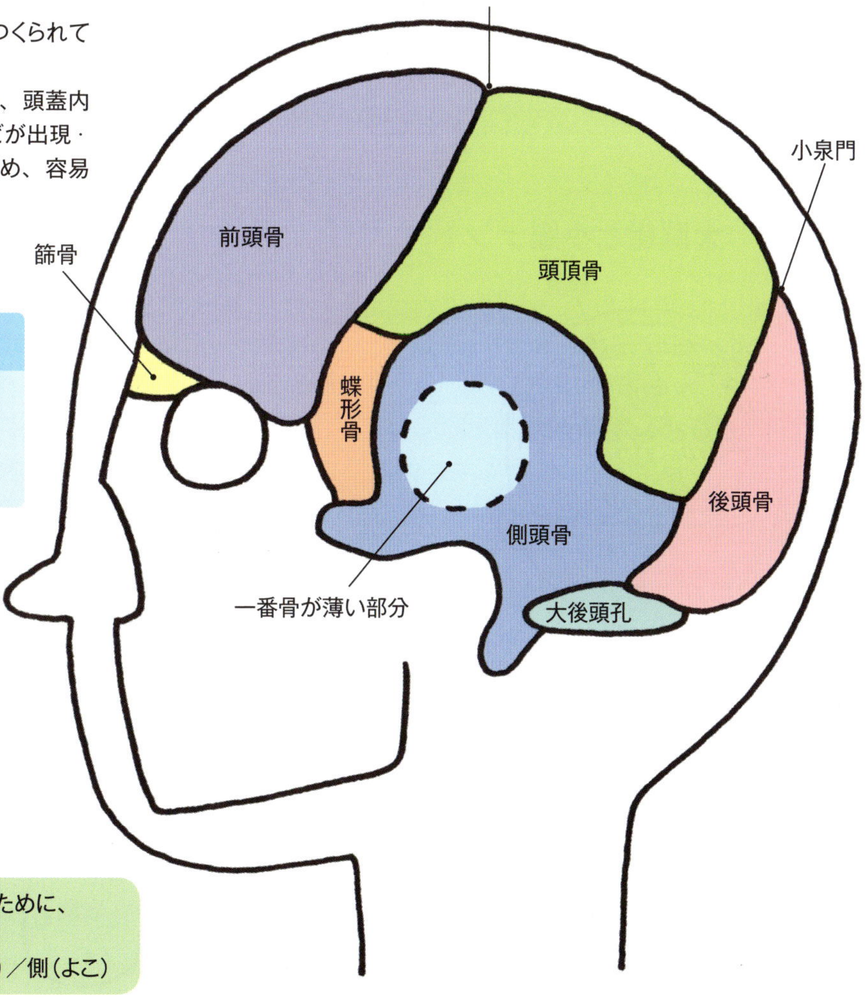

骨折や開頭の部位を表現・理解するために、外側の4つの骨は覚えましょう。
前（まえ）／頂（いただき）／後（うしろ）／側（よこ）

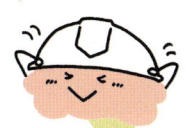

脳の解剖

Point 2 脳は、硬膜によって包まれ左右・上下に仕切られている

　頭蓋骨で囲まれた脳の入っている空間を頭蓋内腔と呼びます。頭蓋内腔で脳は硬膜に包まれています。硬膜は脳の外側を包んでいるだけでなく、2つの仕切りをつくっています（図4）。

　1つは、右脳と左脳を正中で仕切る大脳鎌です。ただ、左右の脳が完全に大脳鎌で仕切られているわけではなく、大脳鎌の下部には穴が開いています。この穴の部分で左右の大脳は、脳梁でつながっており、情報を交換しています。

　もう1つの仕切りは小脳テントです。上にある大脳と下にある小脳の間を仕切っています。

　小脳テントも前方正中に穴が開いており、この穴をテント切痕と呼びます。テント切痕には中脳があり、大脳と小脳、脳幹をつないでいます。

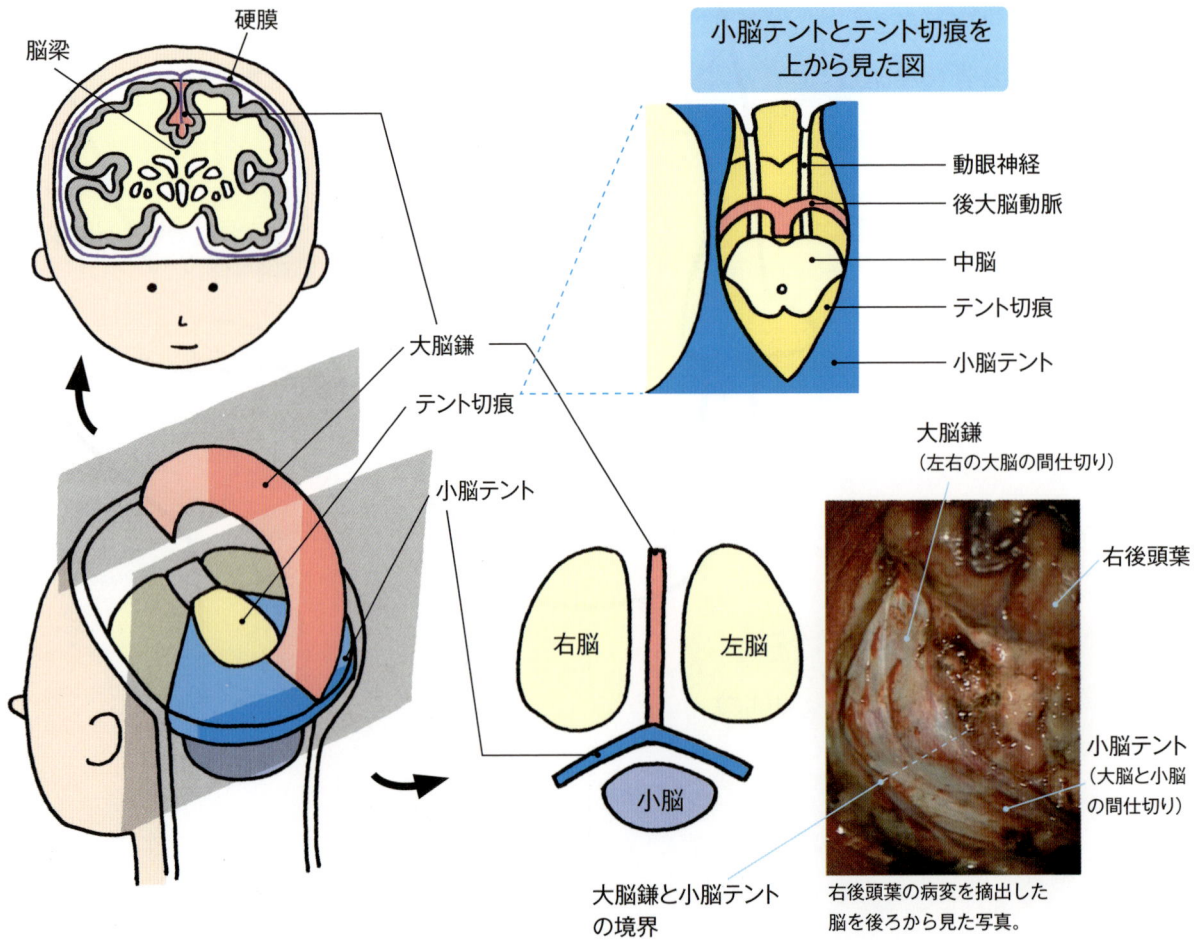

図4　大脳鎌と小脳テント

脳の解剖

Point 3　脳は脊髄とつながり（中枢神経系）、全身へ神経がのびている（末梢神経系）

　神経系のうち、脳と脊髄を中枢神経系と呼び、脳や脊髄から外に出た部分を末梢神経系と呼びます（図5）。中枢神経である脳や脊髄には神経細胞体が多く存在し、情報処理や伝達を行います。一方、末梢神経は、主に情報の伝達路の役割のみを担っています。

　見た目の区分であるため、同じ神経線維でも脳や脊髄内を走っている部分は中枢神経に含まれますが、脳や脊髄から一歩でも外に出ると末梢神経と呼ばれます。

図5　中枢神経系と末梢神経系

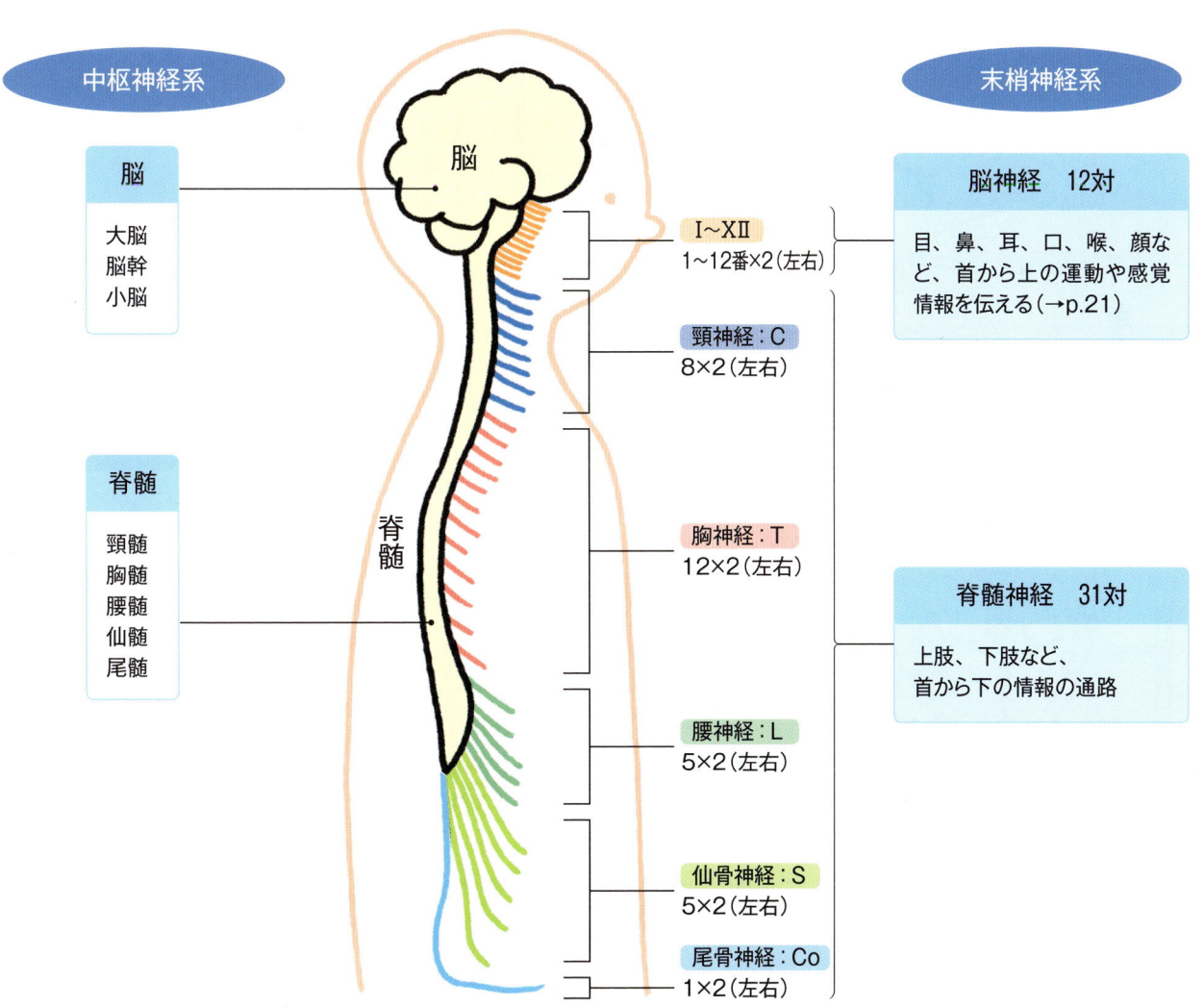

脳の解剖

Point 4　脳は**細胞**が集まってできている

脳における情報処理と伝達の主役は神経細胞で、神経細胞体、樹状突起、軸索からなります（図6）。

その他、神経系にはグリア細胞（神経膠細胞）があります（図6）。グリア細胞には、アストロサイト、オリゴデンドロサイト、ミクログリアの3種類があります。

> 脳神経外科手術で用いる顕微鏡の倍率は、20倍程度です。かなり細い血管なども見えますが、残念ながら細胞レベルの観察はまだできません。

図6　神経系を構成する細胞

神経細胞

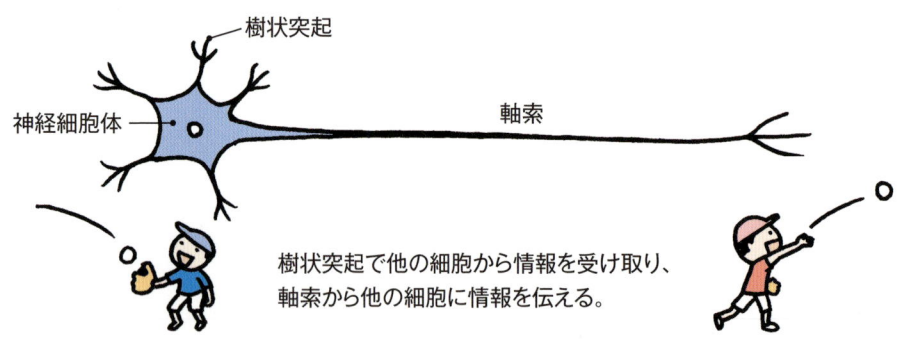

樹状突起で他の細胞から情報を受け取り、軸索から他の細胞に情報を伝える。

グリア細胞（神経膠細胞）

主に神経系の維持にはたらき、神経細胞に栄養や酸素を供給し、神経細胞の保護や障害の修復を行っている。

❶ アストロサイト

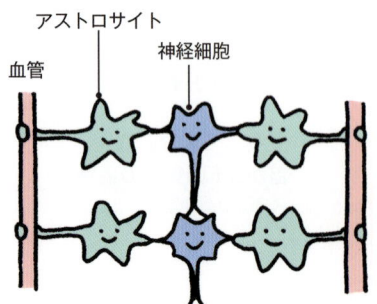

- 血管や神経細胞を支える足場となり、神経細胞に栄養を供給している。

❷ オリゴデンドロサイト

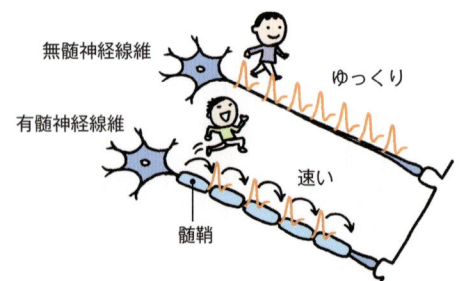

- 髄鞘は軸索に巻きつき絶縁テープの役割をしている。髄鞘を有する神経を有髄神経と呼ぶ。
- 有髄神経では、信号が髄鞘を飛び越すように伝わるため、伝導速度が飛躍的に速くなる（時速360km）。

❸ ミクログリア

- 脳内の傷ついた細胞や死んだ細胞を食べて除去する清掃係を担う。

> グリア細胞は、神経細胞の50倍も多く存在します。近年、グリア細胞が神経細胞活動を修飾したり、高次機能にも関与するなど、重要なはたらきをしていることがわかってきました。

脳の解剖

Point 5 中枢神経系①：脳の約80％を占める大脳

　大脳はその名のとおり大きく、ヒトの脳の約80％を占めます（図7）。表面に曲がりくねった溝があり、これを脳溝（のうこう）といいます。脳溝のパターンはほぼ共通で、左右対称です。脳溝と脳溝の間の脳を脳回と呼びます。特に目立つ脳溝は、大脳の外側を斜めに走るシルビウス溝と、縦に走る中心溝です。

　大脳は4つの葉に分けられます。中心溝よりも前に前頭葉、中心溝よりも後ろに頭頂葉、シルビウス溝よりも下に側頭葉、最も後ろに後頭葉があります。

図7　脳の外観（横）
大脳、小脳、脳幹の下部を見ることができる。

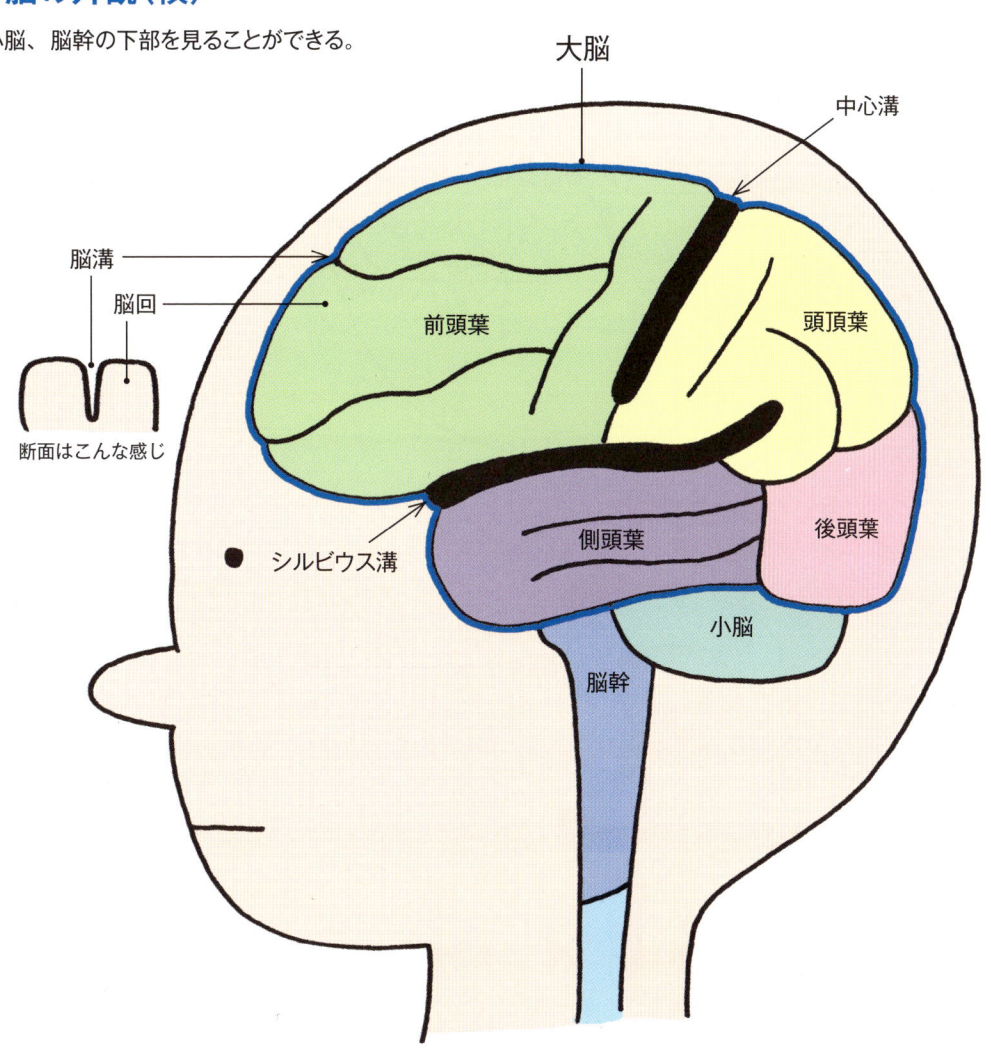

大脳の深部正中には、第3脳室があり、その両脇に視床が存在します（図8）。

視床の外側には、内包があります。内包は、大脳皮質と脳幹、小脳、脊髄をつなぐ重要な運動や感覚情報の通り道です。内包の外側には、淡蒼球、被殻があり、視床の上方には尾状核があります。淡蒼球、被殻、尾状核を合わせて、大脳基底核と呼びます。

大脳基底核より深部で中心部に位置するのが間脳です。視床、視床下部、視床上部からなります（図9）。

大脳の断面は、表面に近い薄い層（皮質）や深部の大脳基底核、視床は灰色っぽく、その他の部分は白っぽく見えます。

灰色っぽい部分は、灰白質と呼ばれる神経細胞体の集まりです。情報の統合、処理を行っています。白っぽい部分は白質と呼ばれ、神経線維（軸索）が多く存在し、情報伝達を行っています。

図8　脳の断面図①:冠状断

図9　脳の断面図②:矢状断

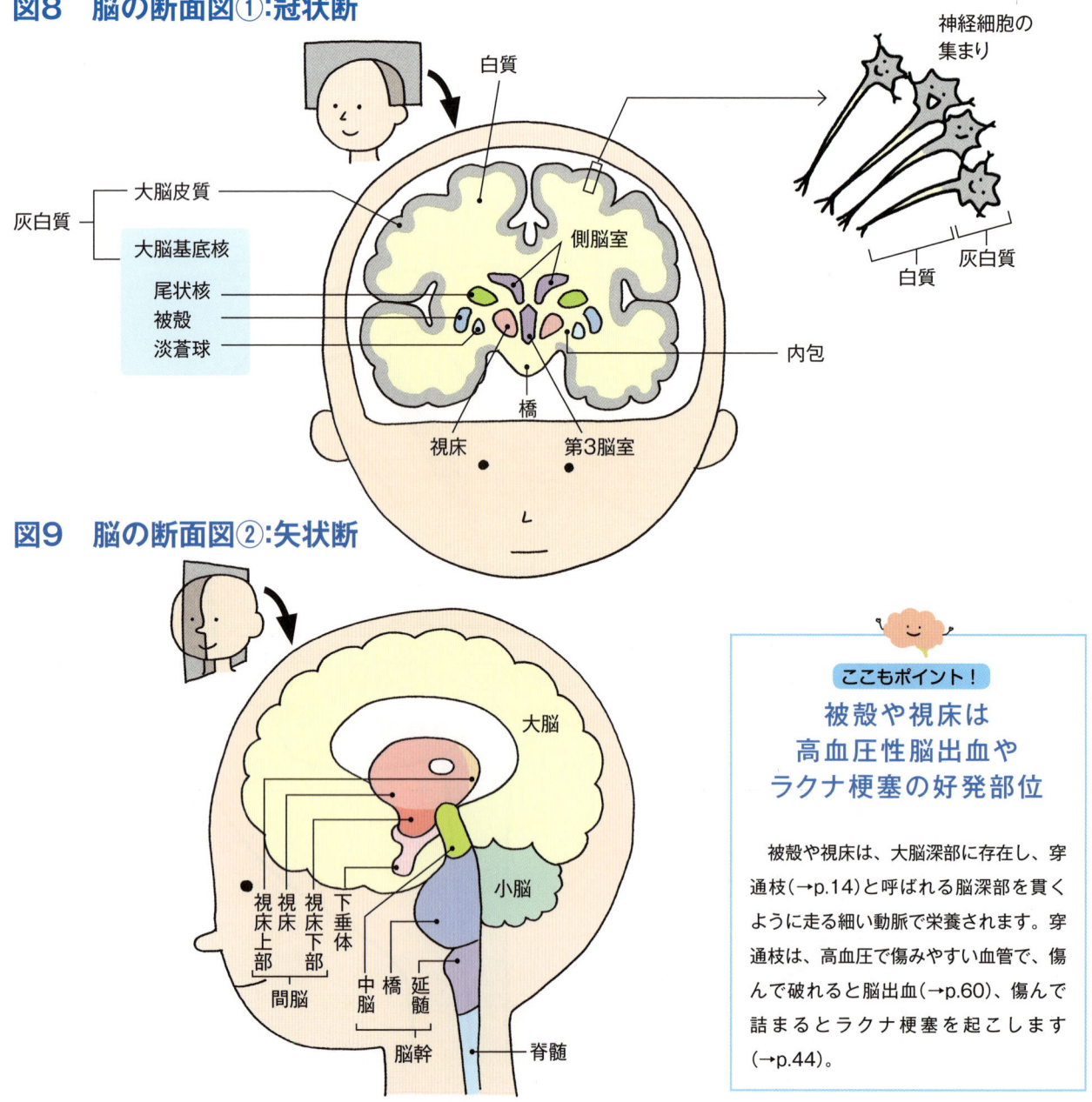

ここもポイント！
被殻や視床は高血圧性脳出血やラクナ梗塞の好発部位

被殻や視床は、大脳深部に存在し、穿通枝（→p.14）と呼ばれる脳深部を貫くように走る細い動脈で栄養されます。穿通枝は、高血圧で傷みやすい血管で、傷んで破れると脳出血（→p.60）、傷んで詰まるとラクナ梗塞を起こします（→p.44）。

脳の解剖

Point 6 中枢神経系②：大脳を支える小脳、脳幹、脊髄

小脳は大脳の後下部にあります（図9）。脳幹は小脳の前側にあり、上から中脳、橋、延髄からなります。最上部の中脳は大脳と、最下部の延髄は脊髄とつながっています（図10、11）。

脊髄は、脊椎の中の脊柱管内にあり、太さは1cmほどしかありませんが、長さは40cmもあります。第1－第2腰椎の高さまで存在します（→p.5図5）。

腰椎穿刺を行う際には、脊髄を傷害しないように第3腰椎以下のレベルで行います。

図10　小脳脚でつながる小脳と脳幹

小脳は上、中、下の小脳脚で脳幹（中脳、橋、延髄）とつながり、情報交換を行っている。

図11　大脳を支える脳幹と脊髄

大脳を支える木の幹のように見えることから脳幹と呼ばれる。

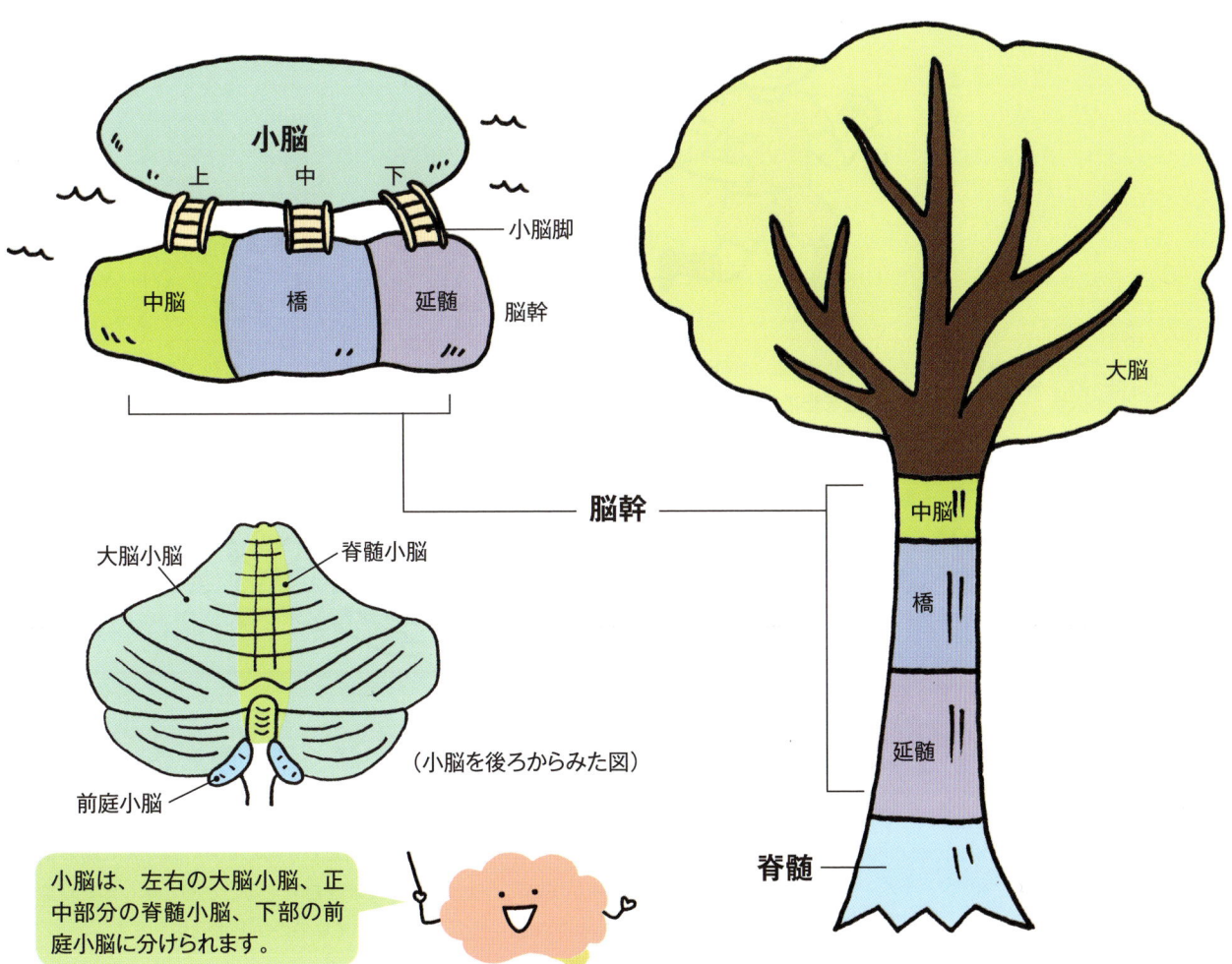

小脳は、左右の大脳小脳、正中部分の脊髄小脳、下部の前庭小脳に分けられます。

脳の解剖

Point 7 中枢神経系と体の各部位を結ぶ 末梢神経系

末梢神経系は中枢神経系と体の各部位を結ぶ導線のはたらきをしています。神経細胞体からのびる神経線維が多数集まって束になったものです。

どこから出るかで脳神経（脳から出る）と脊髄神経（脊髄から出る）に分けられます（→p.5図5）。

また、末梢神経系は伝える情報により、体性神経系と自律神経系という分け方もします。体性神経系は、自分の思うように動かせる骨格筋の運動などに関係し、自律神経系は、内臓や心臓の調整など無意識にはたらいている神経系です。

自律神経系は、さらに交感神経系と副交感神経系に分けられます（図12）。

図12 末梢神経系

体性神経系と自律神経系

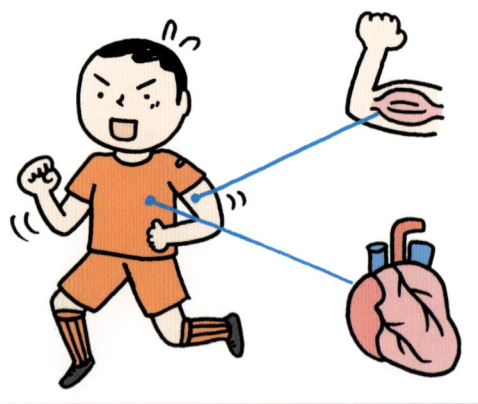

体性神経系で調節

自律神経系で調節

| 交感神経系 | → | 瞳孔散大、心拍数増加、血圧上昇、腸管運動低下などを起こす。 |

興奮したときにはたらく

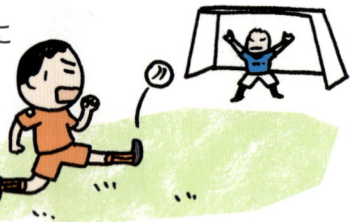

| 副交感神経系 | → | 瞳孔縮小、心拍数減少、血圧低下、腸管運動亢進などを起こす。 |

のんびりしているときにはたらく

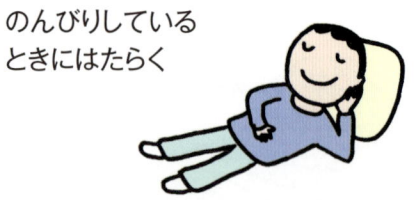

ちょっとひと息　興奮状態が続くと空腹を感じない

脳神経外科の手術は、長時間に及ぶこともしばしばありますが、術者は、おなかが空いたり、トイレに行きたくなったりすることは、ほとんどありません。若く経験が浅いころは、脈拍の増加を自覚することがしばしばありました。手術中は交感神経が優位にはたらいているためと推測されます。

脳の解剖

Point 8　脳や脊髄は髄液の中で浮いている

　脳内にある脳室と、脳脊髄表面のくも膜下腔を、脳脊髄液（髄液）がゆっくり流れています（図13）。脳や脊髄は髄液に浮いた状態で存在し、髄液は脳の保護や形態維持の役割を担っているのです。

　髄液の産生と吸収は均衡し、髄液量と髄液圧は一定に保たれています。腰椎穿刺で髄液圧を測ることができ、正常では、60〜180mmH₂O（水柱）の範囲に保たれています（→p.120）。

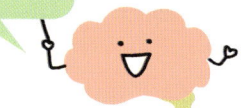
脳室とくも膜下腔の容積は150mL程度で、1日につくられる髄液の量は約500mLです。髄液は1日に何回も入れ替わっています。

図13　髄液の流れ

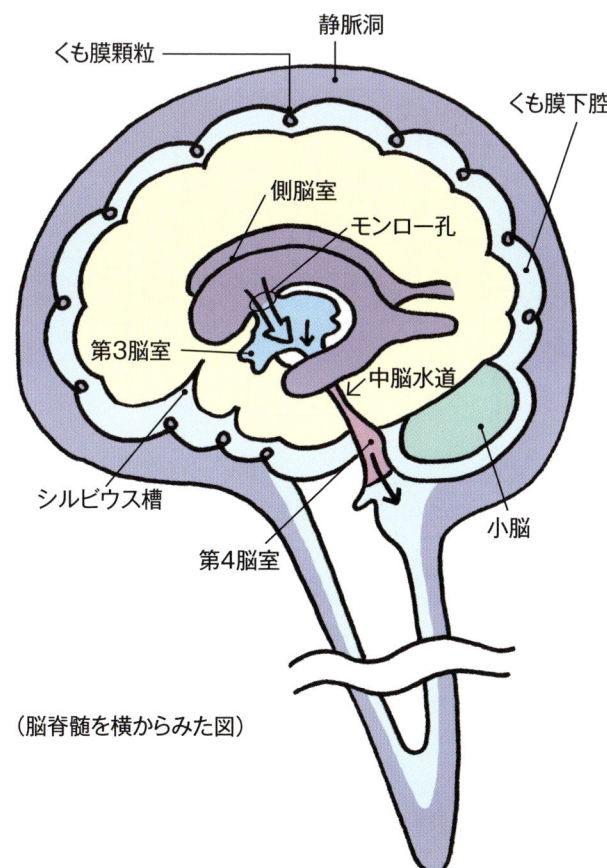

（脳脊髄を横からみた図）

くも膜顆粒／静脈洞／くも膜下腔／側脳室／モンロー孔／第3脳室／中脳水道／シルビウス槽／第4脳室／小脳

❶ 左右の大脳半球の中に側脳室と呼ばれる髄液腔が1つずつ存在する。髄液は、主に側脳室でつくられ、モンロー孔を通って脳の真ん中にある第3脳室に流入する。

↓

❷ その後、中脳水道を通って、脳幹と小脳の間にある第4脳室に流れ、脳や脊髄のくも膜下腔へと流出する。くも膜下腔には、部分的に広い部分があり、脳槽（シルビウス槽など）と呼ぶ。

↓

❸ くも膜下腔を流れた髄液は、主に脳表のくも膜顆粒から静脈血に吸収される。

もっと知りたい！　髄液量と髄液圧の異常

　何らかの理由で脳室とくも膜下腔の髄液量が増加した状態を水頭症と呼びます。水頭症には、髄液の流れがくも膜下腔に到達するまでの経路のどこかで妨げられることにより起こる閉塞性水頭症と髄液の流れが正常で、髄液の産生が増えたり、吸収が減ることによって起こる交通性水頭症があります。

・閉塞性水頭症の原因：脳腫瘍、脳出血など（→p.63）
・交通性水頭症の原因：くも膜下出血、髄膜炎など

　急激に髄液の量が増加すると髄液圧と頭蓋内圧が上昇します。この場合、頭蓋内圧亢進症状が出現し、高度な状況では脳ヘルニアを起こします（→p.121）。一方、慢性的に軽度の髄液圧上昇が続くことで水頭症が起こることがあり、明らかな髄液圧上昇がないため、正常圧水頭症と呼ばれます。

脳の解剖

Point 9　脳には心臓から、太い動脈によって酸素や栄養が送り込まれる

　脳のはたらきを維持するためには、多くの酸素や栄養が必要です。酸素や栄養は血液で運ばれ、左右1対の内頸動脈と椎骨動脈を通って送り込まれます(**図14**)。

　内頸動脈は、大脳の大部分に栄養を送ります。2本の椎骨動脈は、頭蓋内に入ると合流し、脳底動脈となった後に分岐し、脳幹、小脳、大脳の後下領域(後頭葉と側頭葉の後下部)に血液を送ります(**図15、16**)。

　小さな脳に、心拍出量の約15％の血液が流れています。

図14　脳に栄養を送る血管

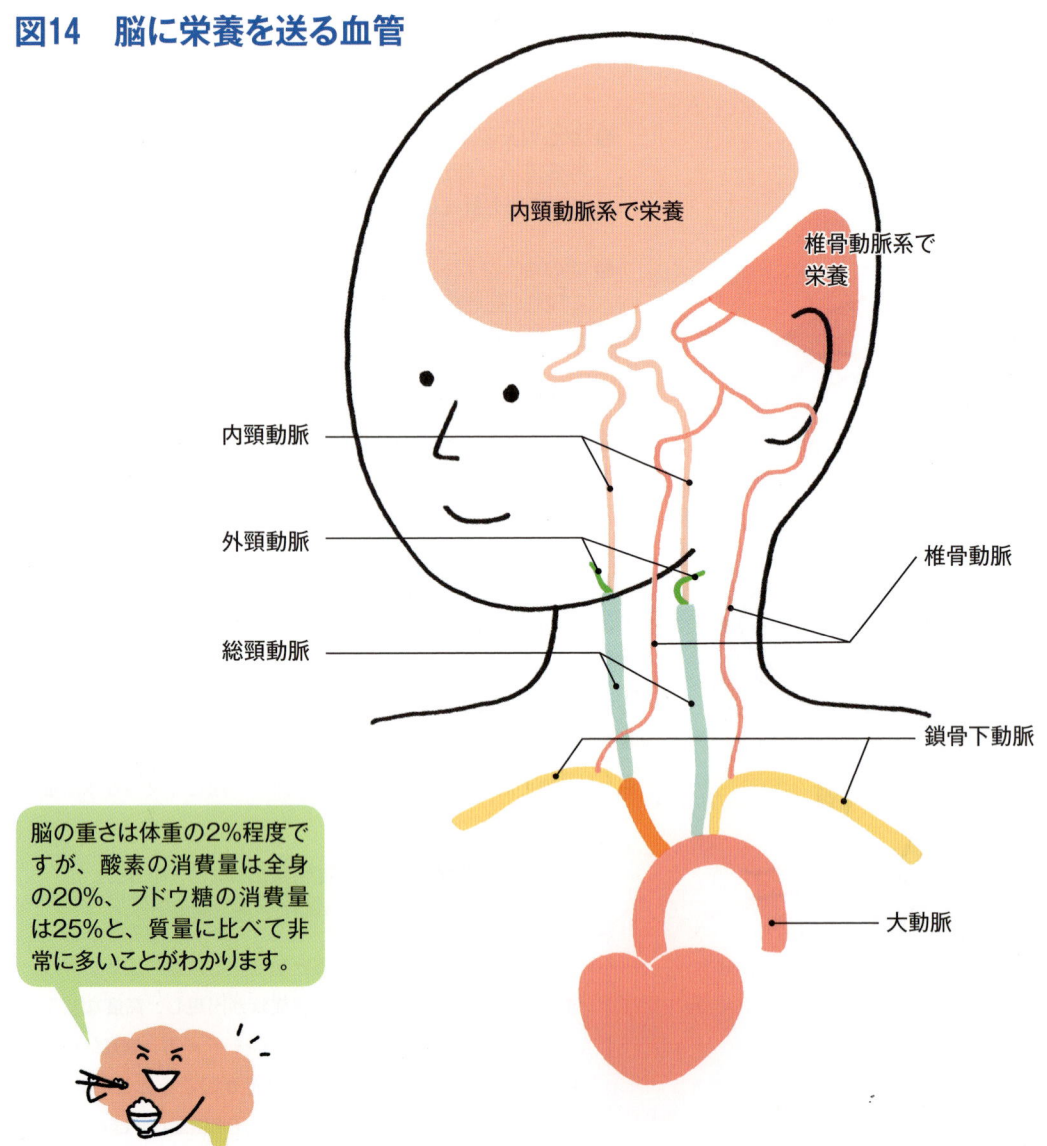

脳の重さは体重の2％程度ですが、酸素の消費量は全身の20％、ブドウ糖の消費量は25％と、質量に比べて非常に多いことがわかります。

図15 脳の主な動脈

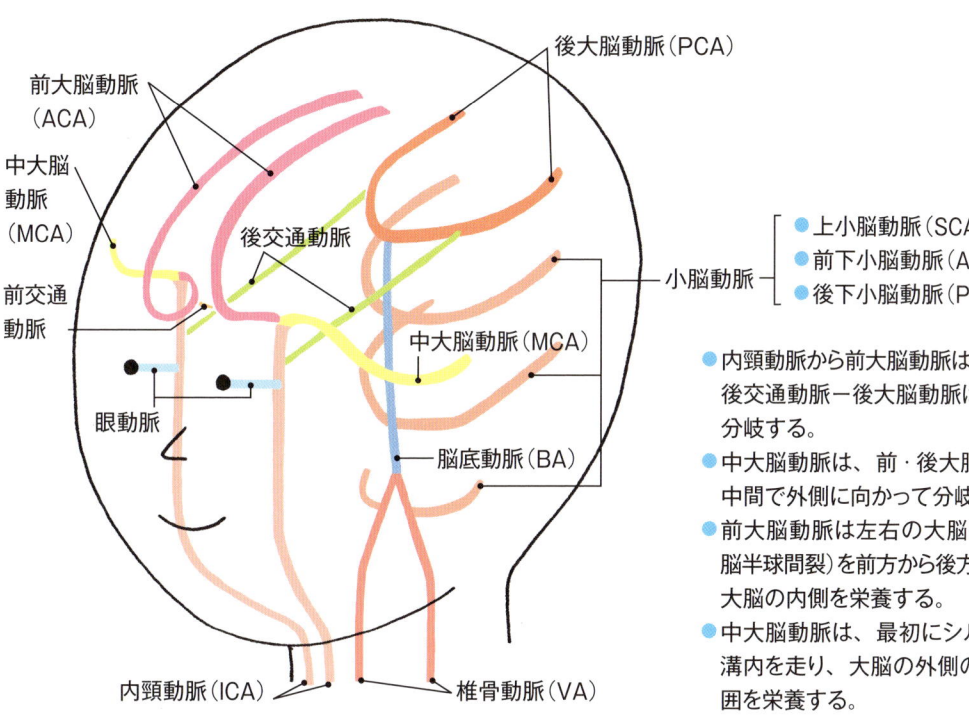

- 内頸動脈から前大脳動脈は前方へ、後交通動脈－後大脳動脈は後方へ分岐する。
- 中大脳動脈は、前・後大脳動脈の中間で外側に向かって分岐する。
- 前大脳動脈は左右の大脳の間（大脳半球間裂）を前方から後方に走り、大脳の内側を栄養する。
- 中大脳動脈は、最初にシルビウス溝内を走り、大脳の外側の広い範囲を栄養する。

これらの太い動脈は、くも膜下腔を走る

図16 脳の主な動脈が血液を送る領域

それぞれの動脈で栄養される脳の範囲は、ある程度決まっています。

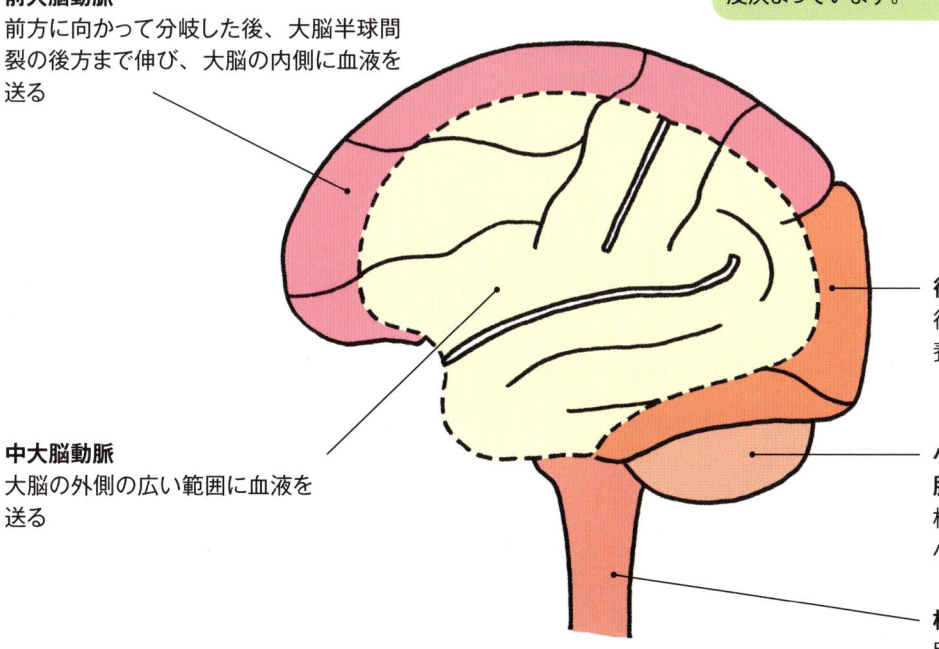

前大脳動脈
前方に向かって分岐した後、大脳半球間裂の後方まで伸び、大脳の内側に血液を送る

中大脳動脈
大脳の外側の広い範囲に血液を送る

後大脳動脈
後頭葉および側頭葉後下部に栄養を送る

小脳動脈（上小脳動脈、前下小脳動脈、後下小脳動脈）
椎骨・脳底動脈から枝分かれし、小脳に血液を送る

椎骨動脈、脳底動脈
脳幹に血液を送る

脳の解剖

> **Point 10** 頭蓋内に入った動脈は**脳表**を走り、枝分かれしながら**脳内**へ

　脳底部の太い動脈は、交通動脈で結ばれており、いずれかの動脈の流れが悪い場合に他の動脈から血液を補えるようになっています（側副血行路）。発見者の名をとって ウィリス動脈輪 と呼ばれています（**図17**）。

　頭蓋内に入った太い動脈は、脳表を走り、枝分かれしながら少しずつ細くなったのち、脳内に入ります。大脳皮質を栄養する血管を 皮質枝 と呼びます（**図18**）。

　一方、枝分かれする前の太い動脈から直接脳内に入る細い動脈が出る部分があります。この細い動脈を 穿通枝 と呼びます（図18）。脳幹や大脳深部の基底核、視床などに血液を送ります。

図17　ウィリス動脈輪を上から見た図

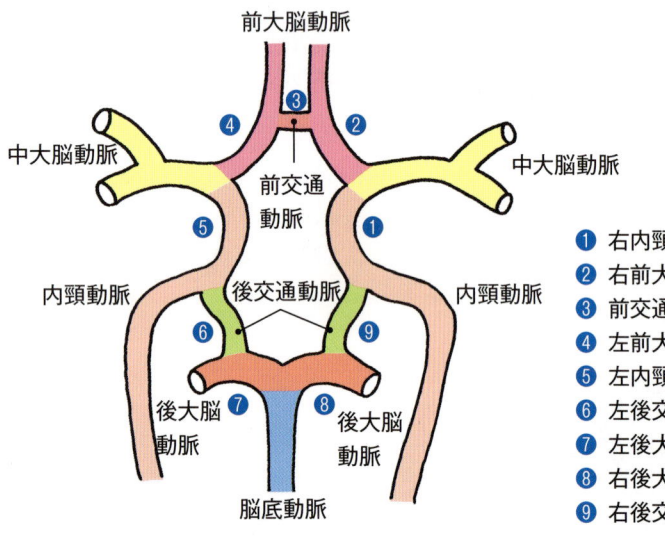

1. 右内頸動脈
2. 右前大脳動脈
3. 前交通動脈
4. 左前大脳動脈
5. 左内頸動脈
6. 左後交通動脈
7. 左後大脳動脈
8. 右後大脳動脈
9. 右後交通動脈

図18　皮質枝と穿通枝

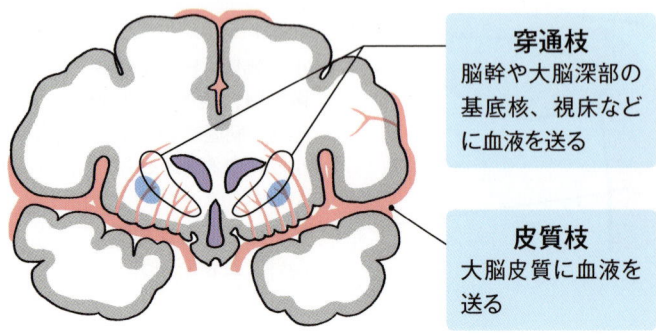

穿通枝：脳幹や大脳深部の基底核、視床などに血液を送る

皮質枝：大脳皮質に血液を送る

 ここもポイント！ 脳動脈瘤の好発部位

　ウィリス動脈輪とその近傍の動脈は、脳動脈の中で最も太く、勢いよく血液が流れます。そのため、これらの動脈の枝分かれする部分は、脳動脈瘤の好発部位です。動脈瘤のできる場所によって、①前交通動脈瘤（A com動脈瘤）、②中大脳動脈瘤（MCA動脈瘤）、③内頸動脈－後交通動脈瘤（IC-PC）、④脳底動脈瘤と呼びます。

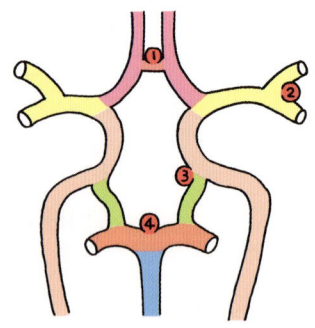

　これらの動脈はくも膜下腔にあるため、動脈瘤が破裂するとくも膜下腔に勢いよく出血が広がり、くも膜下出血になります（→p.67）。

脳の解剖

Point 11　脳から血液が流れ出る**静脈**は、太い静脈洞となって脳の外へ

脳の静脈は、脳表で合流しながら太くなり、硬膜の中にある硬膜静脈洞に流入し、主に内頸静脈へ流出します（図19）。

脳の内側にも静脈はありますが、ここでは、主に外側の代表的静脈と硬膜静脈洞を示しています。

図19　脳の静脈

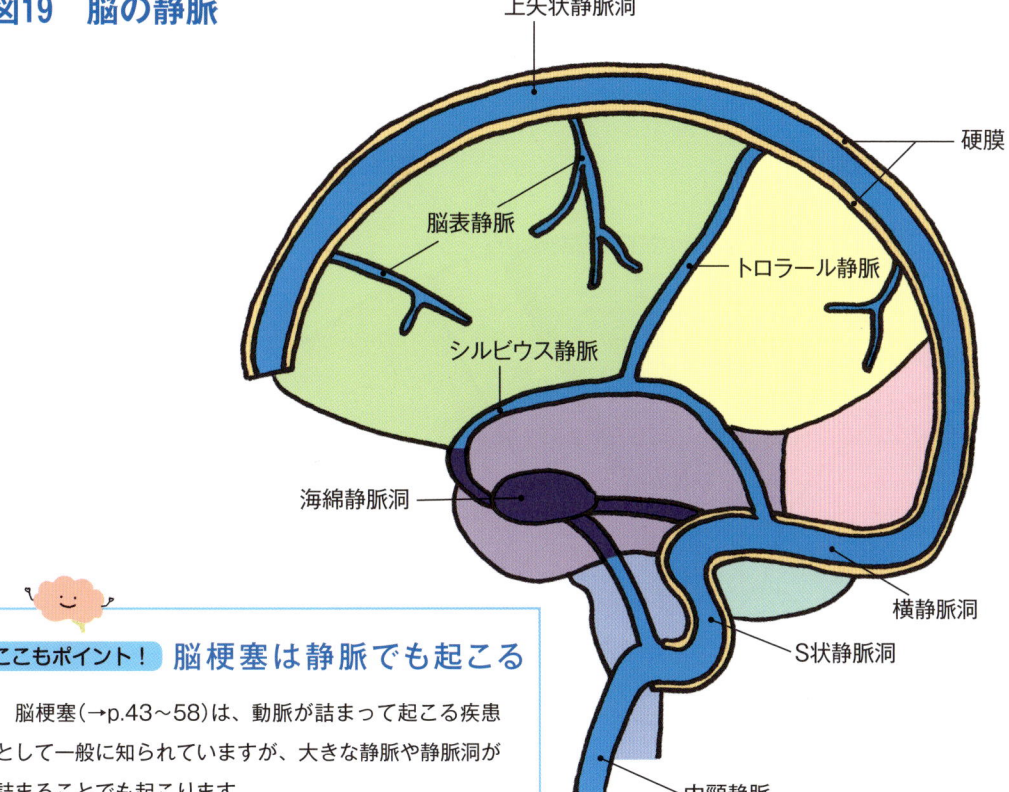

ここもポイント！　脳梗塞は静脈でも起こる

脳梗塞（→p.43〜58）は、動脈が詰まって起こる疾患として一般に知られていますが、大きな静脈や静脈洞が詰まることでも起こります。

大きな静脈や静脈洞が詰まると脳に流れる血液が行き場を失い、広範囲で脳の灌流障害が起こります。灌流障害が起こっている脳は腫脹し、頭痛や意識障害など頭蓋内圧亢進症状を呈するほか、痙攣や脳梗塞、脳出血も起こします。

静脈で脳梗塞が起こる確率は脳卒中の1％未満といわれていますが、起これば重篤な症状を呈するため、知っておく必要があります。

脳の機能

Point 1 大脳は4つの葉に分かれ、さまざまな機能を担う

　大脳は4つの葉（前頭葉、側頭葉、頭頂葉、後頭葉）からなり、その中にさらにいくつかの野があります。それぞれの野は分担して、さまざまな機能を担っています（図1、表1）。

　大脳半球の形態は左右同じですが、機能には左右差があります。言語や計算、論理的思考を行うほうを優位半球と呼びます。反対側の脳は、劣位半球と呼ばれますが、空間認知能力や音楽的能力に重要といわれています。

右利きのほとんどの人が、左が優位半球で、左利きの人でも2/3が左が優位半球です。

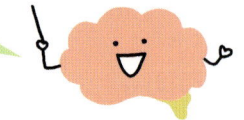

図1　大脳の「葉」と「野」

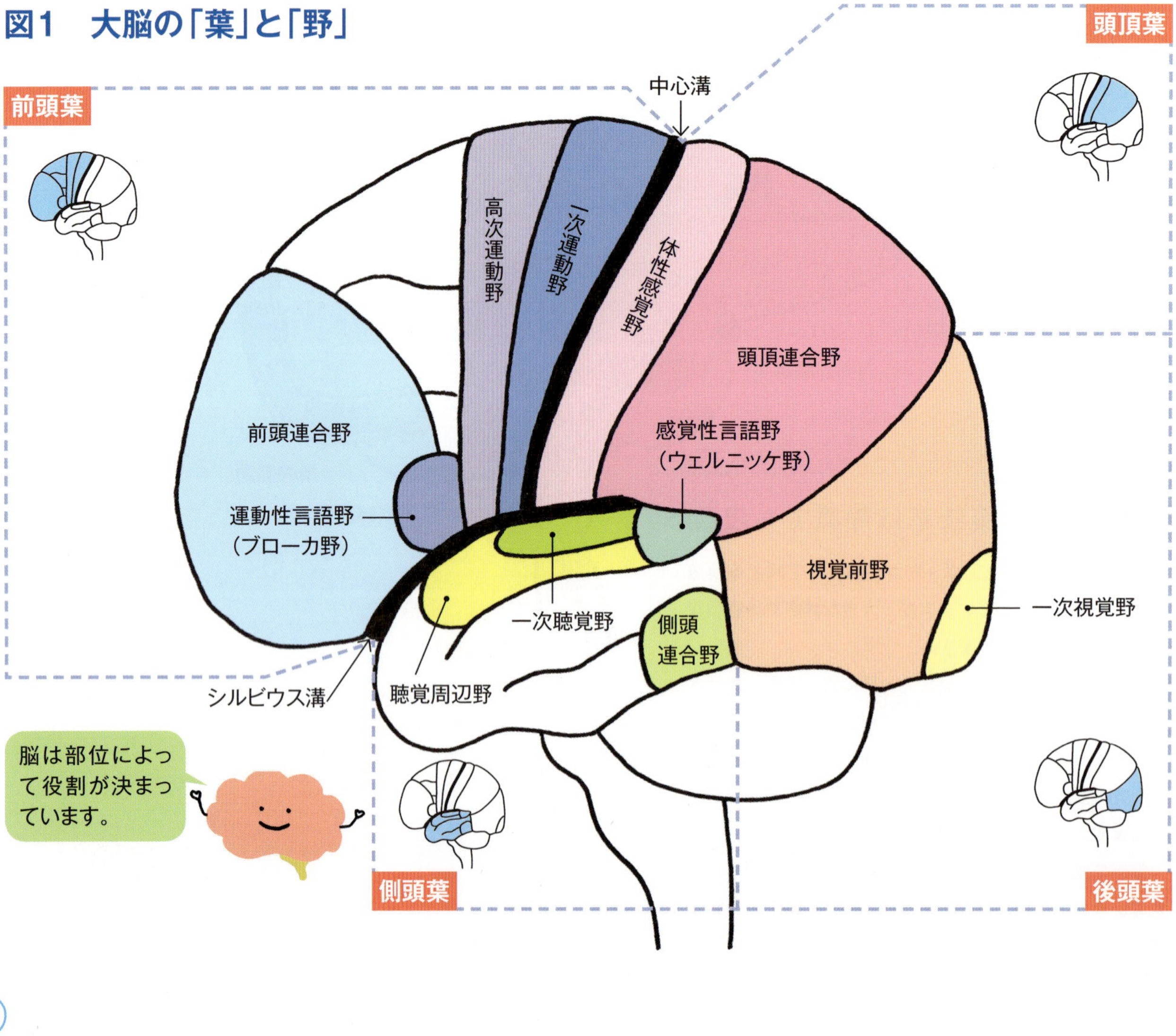

前頭葉／頭頂葉／側頭葉／後頭葉

中心溝／高次運動野／一次運動野／体性感覚野／頭頂連合野／前頭連合野／感覚性言語野（ウェルニッケ野）／運動性言語野（ブローカ野）／一次聴覚野／側頭連合野／視覚前野／一次視覚野／聴覚周辺野／シルビウス溝

脳は部位によって役割が決まっています。

表1 大脳の「葉」「野」とその機能

葉	野	機能	障害されると…
前頭葉 (→p.126)	高次運動野	・運動の準備やプログラムを行う	→ ・反対側の運動麻痺が起こる
	一次運動野	・準備、プログラムされた指令が一次運動野に送られ、実際の運動の指令が出される	
	運動性言語野（ブローカ野）	・言語の運動要素（話す、書くなど）の中枢 ・優位半球に存在する	→ ・運動性失語（ブローカ失語）が出現する
	前頭連合野	・ヒトは、他の哺乳類と比べてこの部分の体積が特に大きくなっている ・複雑な感情や思考、計画性、注意力、社会性（コミュニケーションなど）など、人間らしく生きるために必要な場所といえる	→ ・さまざまな症状が出現する ・複雑な思考、行動、判断力の欠如、自発性が著しく低下する場合もあれば、感情の起伏が激しく、多幸性になり、場の空気が読めなくなったりする。いずれも社会生活が困難になる
後頭葉 (→p.146)	一次視覚野	・目からの情報を視覚情報として認識し、視覚前野に伝える	→ ・部位に応じて反対側の視野障害が出現する ・両側の一次視覚野が障害されると盲（皮質盲）となる ・視覚前野とその周辺の障害で、物体失認（見ているものが何であるか理解できない）、相貌失認（誰の顔かわからない）、色彩失認（色が認識できない）、視覚運動盲（空間の中での物の動きが把握できない）などの症状が出現する
	視覚前野	・一次視覚野からの情報を、頭頂葉、側頭葉の連合野に伝える ・情報が側頭連合野に伝えられると、記憶と照らし合わせて見ているものが何であるか判断する。また、頭頂連合野では、見ているものがどこにあるかを判断する	
側頭葉 (→p.137)	一次聴覚野 聴覚周辺野	・耳からの情報を一次聴覚野で音として認識し、さらに聴覚周辺野で何の音かを認識する ・右耳からの情報は、両側の一次聴覚野に伝えられる（左耳も同様）	→ ・どちらか片側の一次聴覚野の障害では、症状は出現しない。しかし、両側が障害されると耳では聴こえているが音として認識できないため、聾（ろう）の状態（皮質聾）となる ・聴覚周辺野の障害では、環境音失認（聴こえてはいるが何の音かわからない状態）が出現する
	感覚性言語野（ウェルニッケ野）	・言葉を理解する領域で、優位半球に存在する	→ ・感覚性失語（ウェルニッケ失語）が出現する
	側頭連合野	・後頭葉からの視覚情報を経験、記憶とすり合わせて、見ているものが何であるかを判断する	→ ・視覚前野の障害と同様に、物体失認や相貌失認が出現する
	内側側頭葉	・側頭葉の内側には、海馬があり、記憶に関係する。	→ ・海馬の障害では、記銘力障害が出現する。アルツハイマー型認知症では、海馬の萎縮を画像上も確認できる
頭頂葉 (→p.139)	体性感覚野	・反対側の末梢から伝えられた体のさまざまな感覚を認識する	→ ・反対側の感覚障害が起こる
	頭頂連合野	・体性感覚野の感覚情報のみでなく、後頭葉からの視覚情報、側頭葉からの聴覚情報などを統合し、空間感覚や運動を認識する ・読む、書く、計算などにもかかわる	→ ・障害を受ける側によって症状が異なる（下の表）

頭頂連合野の障害による主な症状

左の障害で出現	右の障害で出現	どちら側の障害でも出現
・失読（読めない）、失書（書けない）、失計算（計算できない） ・手指失認（指が何指かわからない） ・左右失認（左右がわからない） ・観念性失行（それまでできていた行為ができない、道具の使い方がわからなくなる） ・観念運動性失行（自発的にはできるが、他人から言われたことはできない）	・半側空間無視（見えているのに左側にあるものを認識できない） ・着衣失行（服を着たり脱いだりできない） ・病態失認（麻痺があるのになんともないと言う）	・半側身体失認（自分の体の半分を無視する） ・構成障害（図形の構成などを再現できない、模写できない）

脳の機能

Point 2　運動の指令を脳から体に伝える運動路 痛みや熱さを体から脳に伝える感覚路

運動路とは、前頭葉の一次運動野からの運動の指令が体の各部の筋肉に伝えられる神経経路です（遠心路ともいいます）（図2）。運動野からの指令は、同側の内包、脳幹を通って下降し、延髄下部で大部分が反対側に交叉（錐体交叉）し、そのまま反対側の脊髄を下降します。この運動を伝える経路を皮質脊髄路（大脳皮質（運動野）と脊髄をつなぐ経路）と呼びます。延髄下部の神経線維が交叉する部分の名称が錐体であるため、皮質脊髄路を錐体路とも呼びます。

体の各部位からの温痛覚（温度や痛みを感じる）の情報は、脊髄に入ってすぐ交叉し、反対側の脊髄を上り、視床を経由して、頭頂葉の体性感覚野に到達します。この経路を感覚路（求心路）と呼びます。脊髄と視床を結ぶ感覚情報の経路を脊髄視床路と呼びます（図3）。

図2　一次運動野と運動路（錐体路）

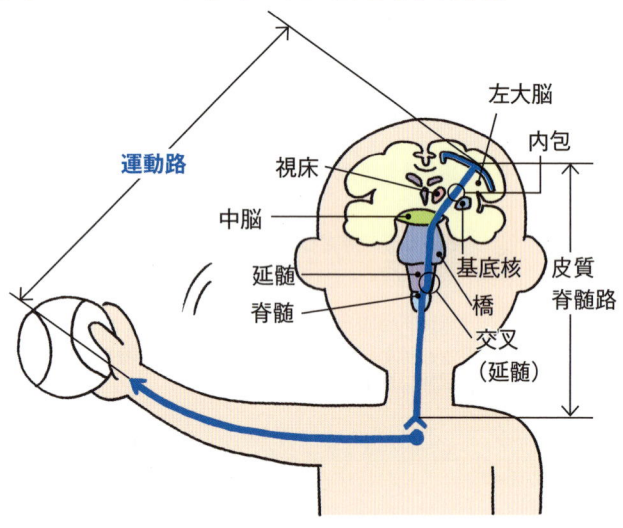

錐体路が障害されると…
運動麻痺（痙性麻痺）が出現
筋緊張が亢進し、腱反射も亢進する

- 延髄錐体より上方の障害（＝脳の障害）→障害部位と反対側の麻痺が出現する。
- 脊髄の障害→すでに錐体路は交叉しているため、障害部位と同側の運動麻痺が起こる。

図3　体性感覚野と感覚路（脊髄視床路）

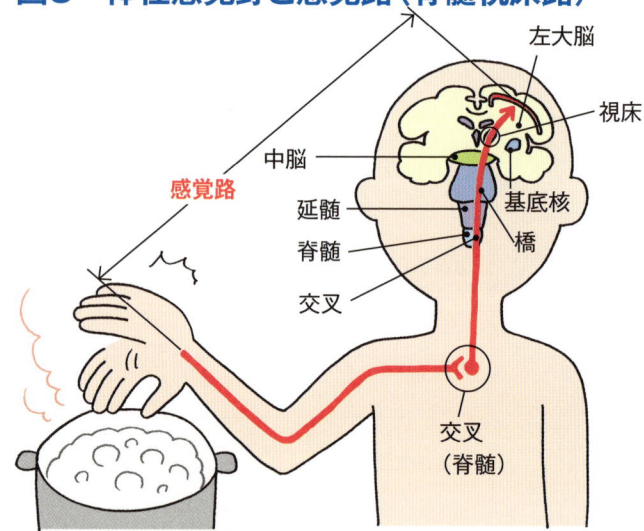

脊髄視床路が障害されると…
温痛覚の障害が出現

- 温痛覚を伝える経路は、脊髄に入るとすぐに交叉する。そのため、脊髄、脳の障害で、障害部位と反対側の温痛覚の障害が起こる。

大脳の左右が反対側の手足を動かすことは有名ですが、大脳からの命令を伝える神経線維がどこで反対側に交叉しているかも覚えておきましょう。

運動野の体の各部位に指令を出す部位と、感覚野の体の各部位から感覚情報を受け取る部位は、よく似た分布をしています(**図4**)。

図4 一次運動野、体性感覚野

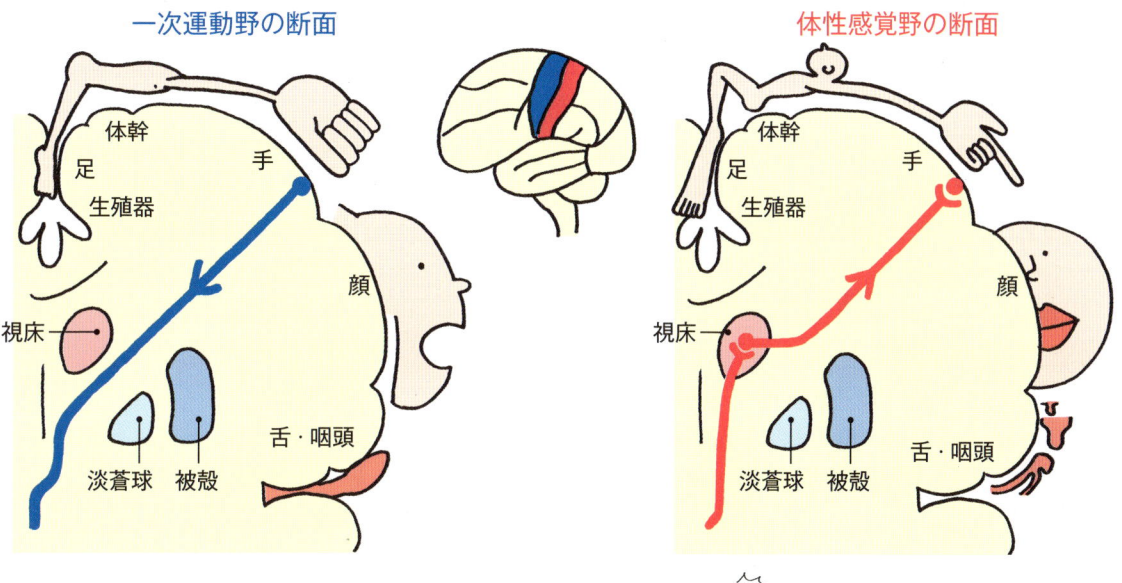

手と顔の絵が大きく描かれていて目立つ。これは、顔や手が非常に繊細な動きをするため、広い範囲の運動野から指令が出ているため。

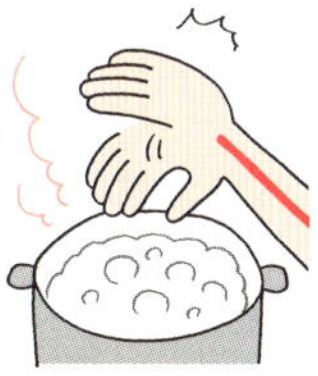

舌や顔、手が大きく描かれている。より敏感に感じる部分からの情報処理には、広い範囲の大脳皮質が必要であることを示している。

錐体路、脊髄視床路以外の神経路も重要!

大脳基底核 運動の調節を行い、スムーズな運動を可能にする。

大脳基底核とその関連する神経路が障害されると…
- 随意運動が極端に減少したり、増加したり、不随運動が出現する。
- 姿勢の異常やすぐにバランスを崩し立て直しができない姿勢反射障害、錐体路障害とは異なる筋緊張の亢進も出現する。

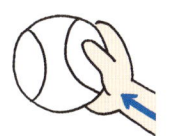
錐体外路症状
↓
代表的な疾患
パーキンソン病

間脳

視床
- 体の各部位からの感覚情報を中継して、頭頂葉の感覚野に送る。
- 上行性網様体賦活系の一部も存在するため、大脳皮質の覚醒状態の維持にもはたらいている。

視床が障害されると…
- 意識レベルが低下する場合がある。
- 両側視床の障害では、高度な意識障害も出現する。
- 反対側の感覚障害が起こる。

視床下部
- 自律神経系、内分泌系の中枢で、下垂体からのホルモン分泌を調節する。
- 体温、摂食、飲水、睡眠、性行動など本能行動の中枢でもあり、情動(怒り、不安など)行動の中枢でもある。

視床下部が障害されると…
- 下垂体機能低下(尿崩症、月経異常など)
- 体温調節不全(高体温、低体温)
- 肥満、やせ(摂食異常)
- 発汗、頻脈、高血圧(自律神経障害)
- 高ナトリウム血症(飲水不足)
- 意識障害、無動無言

脳の機能

Point 3　身体の平衡を調整する**小脳** 生命維持に欠かせない**脳幹**

小脳は、大脳基底核と協力して、錐体路などからの運動の指令を調整し、適切でスムーズな運動を可能にしています（→p.9）。また、大脳、脊髄、小脳を結ぶ神経線維がすべて通る**脳幹**は、生命の維持に不可欠なところです（**図5**、→p.9）。

図5　小脳と脳幹の機能

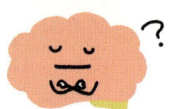

脳幹網様体と視床、視床下部の一部からなる上行性網様体賦活系は、末梢からの感覚刺激を受けて大脳皮質を刺激し、覚醒状態を維持しています。

脳幹
- 脳幹の中心にある上行性網様体賦活系の脳幹網様体は、覚醒状態を調節している。
- 脳幹には脳神経の核や自律神経の中枢が存在し、呼吸や循環の調整も行っている。
- 大脳半球の機能が失われても、脳幹が保たれていれば植物状態として生きることはできる。

（図中ラベル：大脳基底核、大脳、視床上部、視床、視床下部、下垂体、中脳、橋、延髄、間脳、脊髄）

小脳
- 体のバランス（平衡感覚）を保ったり、運動の習得（自転車の運転など）を行う。

脳幹が障害されると…
- 錐体路や脊髄視床路の障害
    → 運動や感覚障害が出現
- 脳神経の核の障害
    → それぞれの脳神経機能障害に応じた症状が出現
- 上行性網様体賦活系の障害
    → 意識障害が出現
- 自律神経の障害
    → 呼吸、循環を含む生命維持に必要な内臓機能の異常

小脳が障害されると…
- ふらついてまっすぐ立つことも困難になる。
- 酩酊歩行が出現する（足を広げてふらつきながら何とかバランスを保ちながら歩く）。　｝小脳失調
- スムースに話したり、巧緻運動（細かで繊細な動き）の障害も見られる（半球の障害）。

四肢の小脳失調は、小脳の障害側と同側に出現する！
- 小脳からの情報が大脳皮質に伝わる前に交叉して対側の大脳皮質に伝わる。
- 大脳皮質からの指令は、再び交叉して脊髄、脊髄神経に伝えられるので、小脳障害と同側の四肢に症状が出現することになる。

脳の機能

Point 4　12対からなる脳神経は、脳から直接さまざまな部位に伸びている

脳神経は末梢神経で左右12対あり、脳から出る高さで上からⅠ〜Ⅻの番号がついています。大部分の脳神経が、脳幹から出ています。

番号では脳神経のはたらきがイメージできないので、名前を覚えましょう。こんな覚え方もあります。

嗅いで視る動く車の三の外、顔聴く咽は迷う副舌
Ⅰ　Ⅱ　Ⅲ　Ⅳ　Ⅴ　Ⅵ　Ⅶ Ⅷ　Ⅸ　Ⅹ　Ⅺ Ⅻ

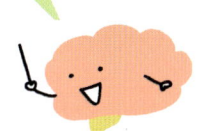

図6　脳神経のはたらき

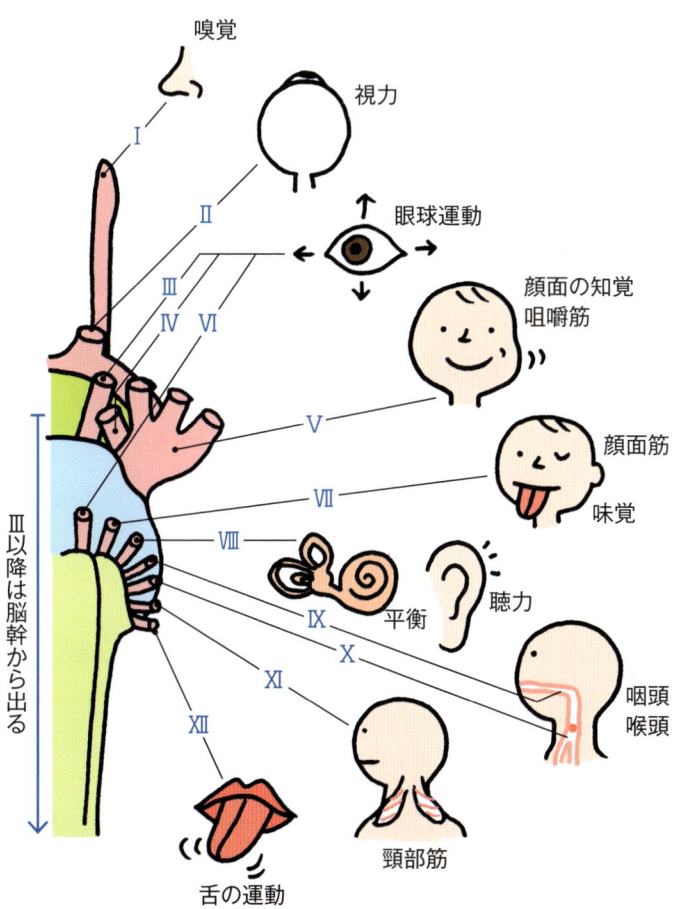

	名前	機能	障害
Ⅰ	嗅神経	においを嗅ぐ	嗅覚障害
Ⅱ	視神経	見る	視力・視野障害
Ⅲ	動眼神経	目を動かす まぶたをあげる 縮瞳	複視 眼瞼下垂 散瞳
Ⅳ	滑車神経	目を動かす	複視
Ⅴ	三叉神経	顔の感覚を伝える 噛む筋肉を動かす	顔の感覚障害
Ⅵ	外転神経	目を外側に動かす	複視
Ⅶ	顔面神経	顔の筋肉を動かす （表情） 舌（前2/3）の味覚	顔面麻痺 味覚障害
Ⅷ	聴神経 （内耳神経）	聴く 平衡感覚	聴力障害、めまい、平衡機能障害
Ⅸ	舌咽神経	咽頭の運動、感覚 舌（後1/3）の味覚	嚥下障害、構音障害、味覚障害
Ⅹ	迷走神経 副交感神経	咽頭、喉頭の運動	嚥下障害、構音障害 嗄声（声帯麻痺でかすれ声になる）
Ⅺ	副神経	胸鎖乳突筋、僧帽筋の運動	首、肩の運動障害
Ⅻ	舌下神経	舌を出す運動	舌を出すと麻痺のある方に舌が曲がる

脳の機能

Point 5　症状が発生→脳の障害部位を推測する ①視神経

　図7は、目に見えるものが網膜に映り、その情報が後頭葉視覚野に伝わる経路を示しています。

図7　視野の障害

【視覚情報の伝わり方】
1. 右目の右側の網膜には、左視野の情報（■）が映され、左側の網膜には、右視野（■）が映る。
   ↓
2. これらの情報は、視神経で眼窩から頭蓋内に入る。
   ↓
3. 視交叉で左右の目の内側網膜に映った情報が交叉して伝えられる。
   ↓
4. 視索を通り、伝えられた視覚情報は、外側膝状体で中継され、視放線を通り、最後は、後頭葉の視覚野に伝わる。
   ↓
5. 視放線は、側頭葉、後頭葉の白質を側脳室の外側を包むように広がる。

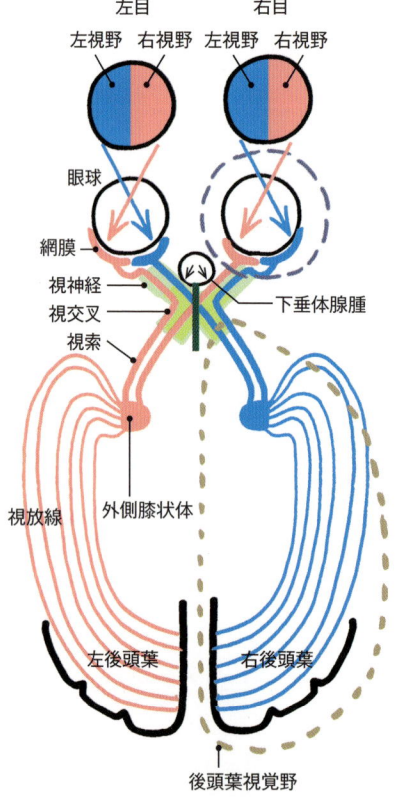

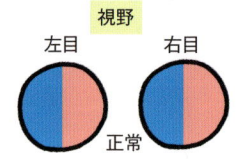

右眼球や右視神経の障害では、障害側の目の視野視力障害が出現する。

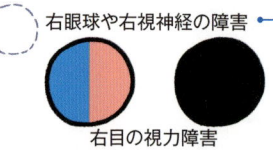

視交叉部の障害では、障害部によりさまざまな視野障害が出現する。視交叉内側で左右交叉する神経線維のみが障害されると、両目の内側網膜から伝わる情報（両視野の外側）が遮断され、視野が外側から狭くなる（両耳側半盲）。

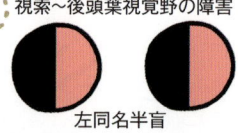

視交叉で神経線維が交叉した後の視覚路の障害では、脳の障害部位と反対の両眼片側の視野が欠損する同名半盲が出現する。

視野障害を起こす疾患の例

頭部外傷
- 視神経管（視神経が眼窩内から頭蓋内に入るときの通路）の骨折→視神経が障害され、障害側の目の視力視野障害が出現する。
- 頭蓋内圧亢進→視神経障害が出現することがある。この場合、ほとんどは両側の視神経障害となる。

脳腫瘍
- 下垂体腺腫（比較的頻度の高い脳腫瘍）の増大→しばしば視交叉の正中が圧迫され、両耳側半盲が出現する。

脳梗塞
- 内頸動脈から分岐する前脈絡叢動脈の閉塞による脳梗塞→外側膝状体が障害され、反対側の同名半盲が出現する。
- 中大脳動脈や後大脳動脈閉塞による脳梗塞→側頭葉や後頭葉が障害され、反対側の同名半盲が出現する。

どの部位でも、障害範囲によって視野障害の範囲が変化します。

脳の機能

Point 6　症状が発生→脳の障害部位を推測する ②動眼神経

眼球運動は、動眼神経（Ⅲ）、滑車神経（Ⅳ）、外転神経（Ⅵ）によって、眼球周囲の外眼筋が動くことで行われています（図8）。

眼球の上下方向と内側（鼻側）への動きは、動眼神経を介する指令で行われます。眼球の外側への動きは、外転神経で指令が伝えられます。

図8　眼球運動の障害

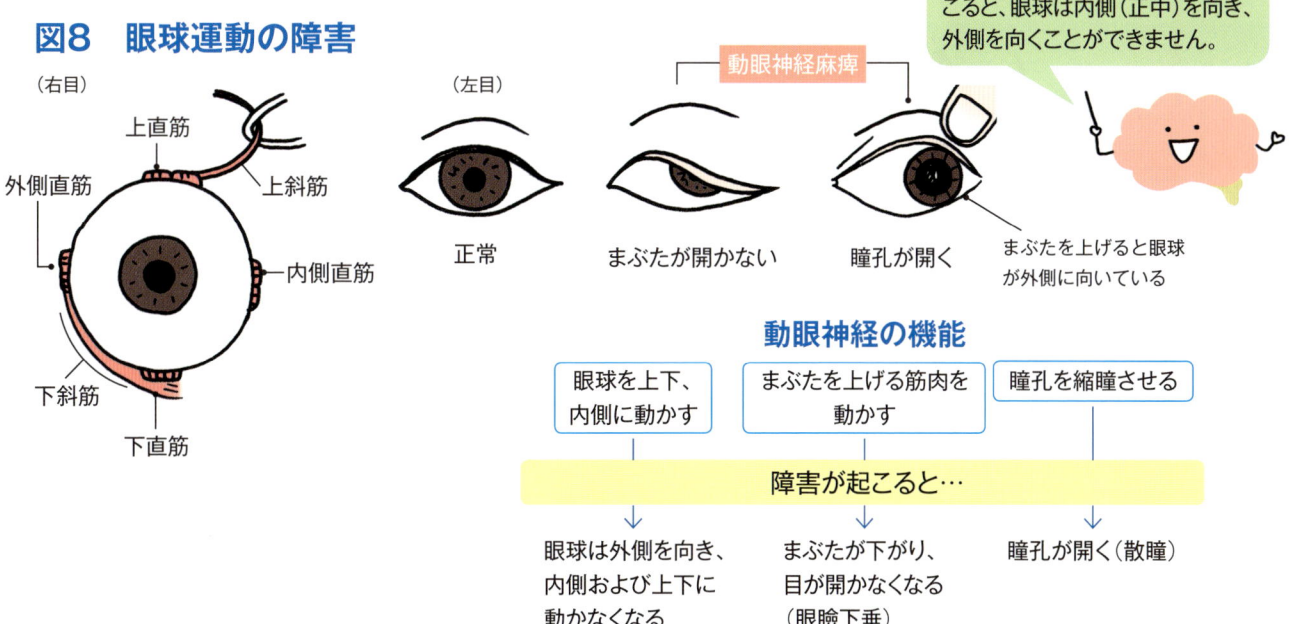

外転神経の障害では、障害が起こると、眼球は内側（正中）を向き、外側を向くことができません。

動眼神経の機能

| 眼球を上下、内側に動かす | まぶたを上げる筋肉を動かす | 瞳孔を縮瞳させる |

障害が起こると…

- 眼球は外側を向き、内側および上下に動かなくなる
- まぶたが下がり、目が開かなくなる（眼瞼下垂）
- 瞳孔が開く（散瞳）

動眼神経麻痺を起こす重大な疾患

脳ヘルニア
- テント切痕ヘルニア → 瞳孔散大が出現

（なぜ？）動眼神経はテント切痕に存在する中脳から出ているため、圧迫され症状が出やすい（→p.4、121）。

脳動脈瘤
- 特に内頸動脈－後交通動脈分岐部の動脈瘤 → 瞳孔散大、眼瞼下垂、眼球運動障害が出現

（なぜ？）瞳孔の調節を行う神経線維は、動眼神経の外側に存在し、眼瞼や眼球運動を支配する神経線維は、動眼神経の内側を走る。動脈瘤の圧迫では、動眼神経は外側から圧迫されるため、瞳孔散大が起こりやすく、さらに圧迫が強くなると眼瞼下垂や眼球運動障害が出現する。

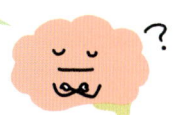

瞳孔散大は、動脈瘤が増大して破裂の危険性が高くなっている状態を破裂前に見つけることのできる唯一の徴候です。注意して見る必要があります。

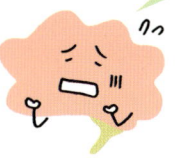

さまざまな疾患で動眼神経麻痺が起こります。脳神経外科関連で知っておく必要があるのは、脳ヘルニアと脳動脈瘤の圧迫による動眼神経麻痺です。
糖尿病に伴う動眼神経麻痺では、眼球運動障害、眼瞼下垂といった症状が先行する場合が多くなります。

動眼神経のもう1つの大切な役割は、瞳孔を縮瞳させることです。そのため、動眼神経が障害を受けると瞳孔が開きます(散瞳)。

対光反射とは、瞳孔の大きさを調節する反射です(図9)。

明るいところでは、瞳孔は縮瞳し、網膜に届く光の量を制限します。逆に暗いところでは、瞳孔は大きくなり、光を多く網膜に届けようとします。

図9　対光反射のしくみ

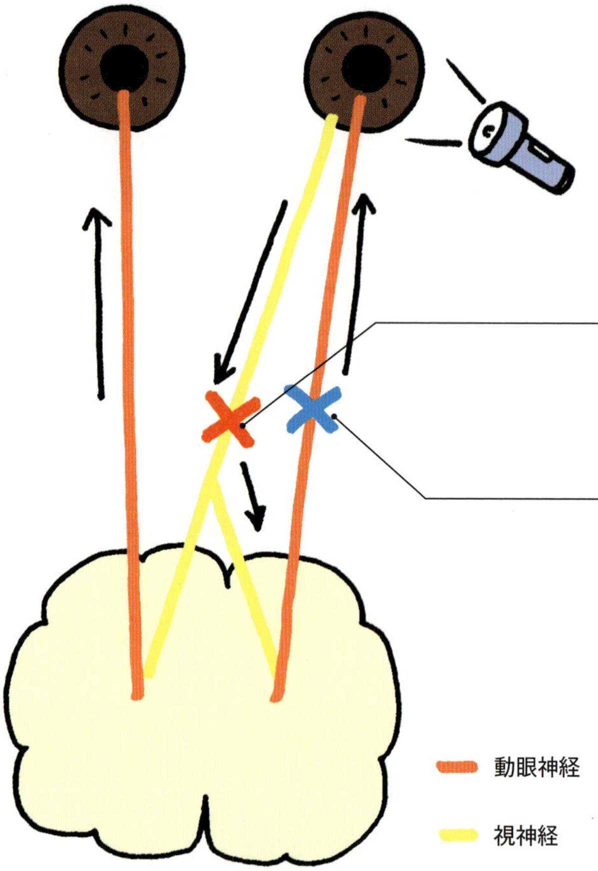

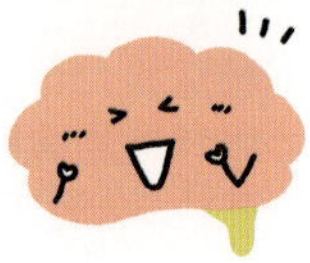

一側の目に光を当てると…

正常　両方の目が縮瞳する。

異常　縮瞳(対光反射)が起こらない。

原因1
"目や視神経の障害"で、光の情報が脳に伝えられない。

原因2
"動眼神経の障害"で、脳からの指令が瞳孔に伝えられない。

■ 動眼神経
■ 視神経

網膜に当てられた光の情報が、視神経で脳に伝えられ、脳からの指令が動眼神経で瞳孔に伝えられ瞳孔が縮瞳する。

【2つの原因を見分ける方法】
もう一度、同じ目に光を当てて、反対の目を観察する。

原因1
視神経の障害

原因2
動眼神経の障害

光の情報が脳に伝えられていないので、反対の目に対光反射は起こらない。

光の情報は脳に届き、両方の動眼神経に指令が出されるため、反対の目に縮瞳が起こる。

光を当てた側の瞳孔が縮瞳→直接対光反射
反対側の目が縮瞳→間接対光反射
と呼びます。

脳の機能

Point 7　症状が発生→脳の障害部位を推測する ③顔面神経

　顔面神経（Ⅶ）は、顔の筋肉を動かす神経です。脳幹から出た後の顔面神経が障害されると、顔全体に麻痺が起こります。一方、脳幹より上の脳の障害による顔面麻痺の場合、おでこには麻痺が起こりません（図10）。

　顔面麻痺の診察では、おでこの動き以外に、目と口のまわりを注意して診察します。顔面神経は、目を閉じる眼輪筋を動かしています。そのため、顔面神経の障害による顔面麻痺（末梢性顔面神経麻痺）では、動眼神経麻痺とは逆に眼裂が大きくなり、目をしっかり閉じることができなくなります。また、顔面神経は、口をすぼめたり、口角を上げる筋肉（口輪筋、笑筋など）を動かすため、障害されると口角が下がり、鼻唇溝が浅くはっきりしなくなります。

図10　顔面麻痺の見分け方

末梢性
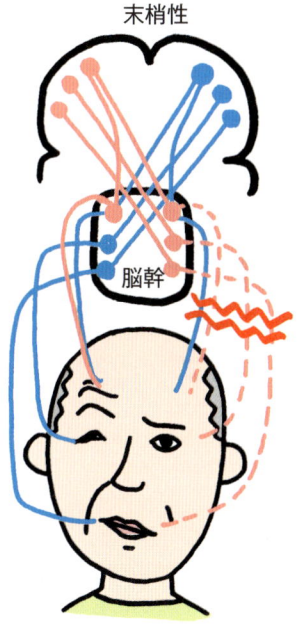

脳幹から出た後の顔面神経が障害されると…
- 顔全体の麻痺が起こる

中枢性
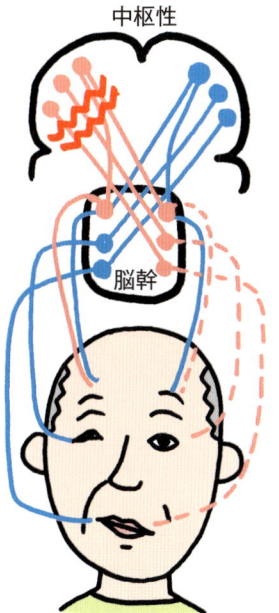

脳幹より上の脳が障害（図は左の脳障害）されると…
- おでこには麻痺が起こらず、目や口のまわりに麻痺が起こる

　なぜ？　前頭筋（おでこに横しわを寄せる）を支配する顔面神経は、左右両方の脳からの指令を受けている。そのため、脳幹より上の片側の脳障害による顔面麻痺の場合、おでこには麻痺が起こらない。

もっと知りたい！
球麻痺と仮性球麻痺

　嚥下に関する指令は、（前述の額の顔面神経の指令のように）脳幹までは左右両方の大脳から指令を受けています。そのため片方の大脳や脳幹より上の脳障害では、明らかな症状は出現せず、両側が障害されてはじめて症状が出現します（仮性球麻痺）。

　一方、脳幹（延髄）や脳神経（Ⅸ、Ⅹ、Ⅻ）の障害では、片側のみの障害でも、咀嚼・嚥下障害や構音障害が出現します（球麻痺）。球麻痺の「球」は、延髄が球に似ているのでそう呼ばれたようです。

脳の機能

Point 8 症状が発生→疾患（脳で何が起こっているか）を推測する

　ここまで学んできた皆さんは、患者さんを診察したときに「どこに病変があるか」を、ある程度推測できると思います。障害部位を推測することも大切ですが、治療を行うためには同時に「脳で何が起こっているか」を推測することも重要です。

　症状の起こり方から、疾患を予想することができます。特に発症と症状悪化の様式は重要です（図11）。

　頭部外傷であれば、受傷直後または数時間の間に症状が出現・進行します。症状がある日突然に出現し、急速に進行したのであれば第一に脳卒中（脳の血管の病気）を疑い、数か月から数年と長期にわたり徐々に進行してきたのであれば脳腫瘍などを疑います。

図11　主な脳疾患の症状出現と進行

頭部外傷　受傷直後〜数時間

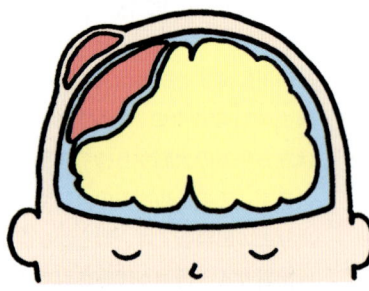

- 受傷時に脳挫傷など脳損傷や出血が起こり、出血は数時間以内に増大する。
- 受傷時の脳損傷による症状に加え、出血による圧迫により症状が悪化する。

各疾患の詳細は、Part2（p.37〜112）で解説しています。

脳卒中　〜数時間

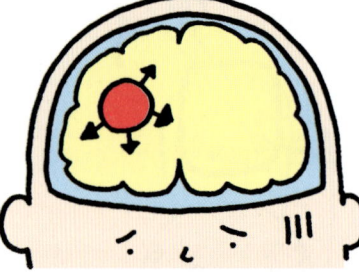

- 脳卒中の1つである脳出血では、出血は周囲の脳組織を圧迫し、壊しながら増大する。通常、数時間で症状が完成する。
- 脳梗塞では、脳に栄養や酸素を運ぶ動脈が詰まり、脳に血液が流れなくなる。脳細胞は、血液が流れなくなってからの時間的余裕が非常に短く、完全に血液が行かない状態では数十分で死んでしまう。そのため、脳出血と同様に発症して数時間以内に一気に症状が悪化する。

脳腫瘍　数か月〜数年

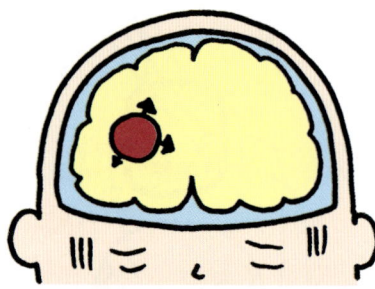

- 非常に悪性の腫瘍でも、腫瘍細胞が増殖し大きくなるには時間がかかり、症状が出現するには数か月程度はかかる。
- 良性腫瘍であれば、ある程度まで大きくなるのに数年以上かかり、腫瘍が大きくなるのに合わせて、脳が変形する時間的余裕もあるため、なかなか症状が出現しない。

脳神経外科で扱う頭部外傷、脳卒中、脳腫瘍などの疾患では、疾患自体による脳障害のみではなく、周囲の脳浮腫が病状をさらに悪化させます。

脳浮腫とは、脳が腫れてむくんでいる状態で、起こり方によって大きく2つに分けられます（図12）。さまざまな疾患で出現し、頭部外傷や脳卒中では、受傷、発症後数時間から脳浮腫は進行し、数日後に最も強くなるため、受傷や発症後1週間程度は注意が必要です。

図12　脳浮腫とは

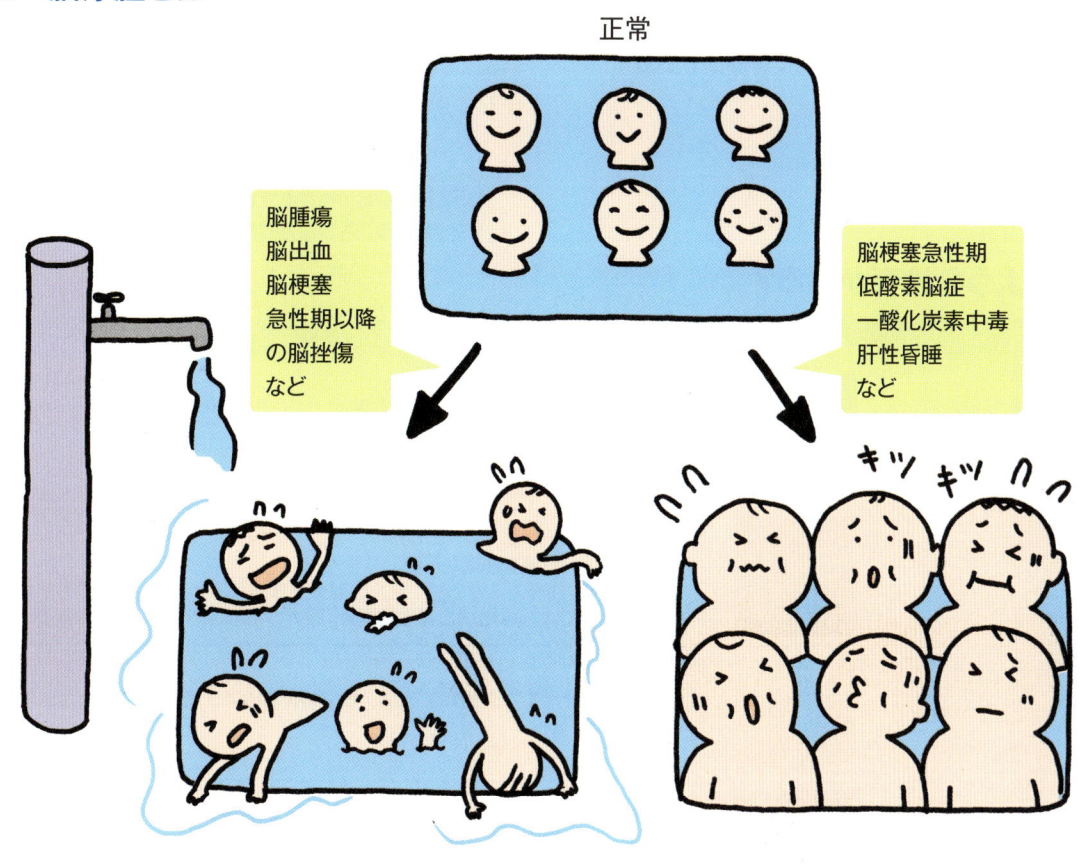

正常

脳腫瘍
脳出血
脳梗塞
急性期以降
の脳挫傷
など

脳梗塞急性期
低酸素脳症
一酸化炭素中毒
肝性昏睡
など

血管性脳浮腫
脳血管の障害で、血管内の血液成分が水と一緒に血管外に漏れ出し、脳細胞がおぼれている状態。

細胞毒性脳浮腫
脳細胞自体が障害され、細胞がむくんだ（細胞内の水が増えた）状態。

血管性脳浮腫と細胞毒性浮腫は、いずれも同じ数の細胞または周囲の水が占める体積が増加するため、強く広範に起これば、頭蓋内圧が亢進します（→p.119）。

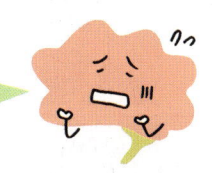

脳の画像の見かた

Point 1　脳画像検査の種類と特徴をおさえる

症状や病歴により、ある程度、脳の疾患や障害部位が推測できます。しかし、診断を確定するためには画像検査が重要です。外から見えない障害部位を画像で確認するのです。

脳の形態を見るCTやMRI、脳の血管を見るMRAなどが代表的な検査です（表1）。どのような検査があり、画像で脳はどのように見えるのか、基本をおさえておきましょう。

> 脳画像は病巣がわかるだけではなく、ケアの根拠にもつながります。

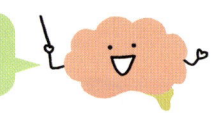

表1　どのような検査がある？

分類	検査名	特徴
脳形態画像検査	CT検査	・短時間（数分程度）で検査できる ・緊急時やスクリーニング検査に有用 ・頭蓋骨評価にも適している ・脳出血や頭部外傷で特に有用 ・造影剤を使用すれば、脳腫瘍の診断や血管の評価も可能
脳形態画像検査	MRI検査	・少し時間がかかる（10〜20分） ・脳や神経の詳細な評価が可能 ・いろいろな撮影方法があり、見たい部分や疾患により、適した撮影方法が異なる ・造影MRIでは、脳腫瘍や炎症性疾患（脳炎、脳膿瘍など）の詳細な評価が可能
脳血管画像検査	CTA検査	・造影剤を使用する必要があるが、検査時間が短く、低侵襲で詳細な血管の評価ができる
脳血管画像検査	MRA検査	・造影剤なしで動脈や静脈の検査が可能
脳血管画像検査	超音波検査（エコー）	・主に頸部頸動脈の評価に用いる ・簡便に頸動脈の狭窄、プラークの性質、血流の速さ、方向が評価できる
脳血管画像検査	脳血管撮影検査	・カテーテルを動脈内に挿入する必要があるため、患者にかかる負担は大きいが、脳血管の最も詳細な評価が可能 ・緊急時にはそのまま血管内治療（カテーテル治療）を行うことができる
核医学検査	脳血流シンチグラフィー（SPECT）	・いろいろな放射性同位元素を静注して、断層写真を撮影する ・使用する放射線同位元素の種類により脳血流や代謝を評価できる

脳の画像の見かた

Point 2 　正常な脳では何がどう見えるのか

正常な脳が画像ではどう見えるか、基本をおさえておきましょう（図1、2）。

> 脳をよく見ると、同じ灰色でも外側は白っぽく、内側は黒っぽく写ります。外側の白っぽく写る部分が大脳皮質、内側の黒っぽい部分が白質です。

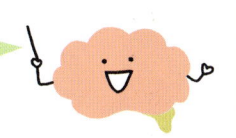

図1　CT　正常な脳

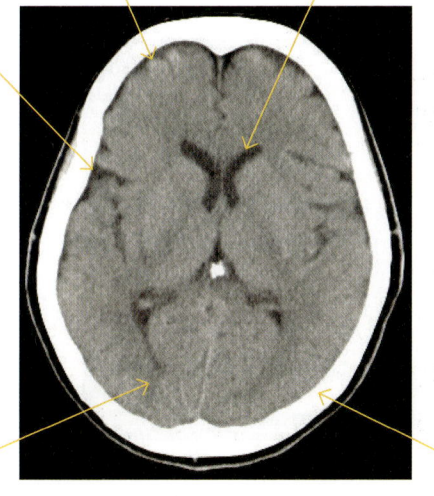

脳条件

- 脳槽
- くも膜下腔
- 脳室
- 脳（灰色）
- 頭蓋骨（白）

- 脳を撮影する条件のCTでは、頭蓋骨（白）で囲まれた内部に脳（灰色）が存在する
- 髄液（黒）が、脳内部の脳室と脳周囲のくも膜下腔に存在する。くも膜下腔の一部は広く、脳槽と呼ばれる

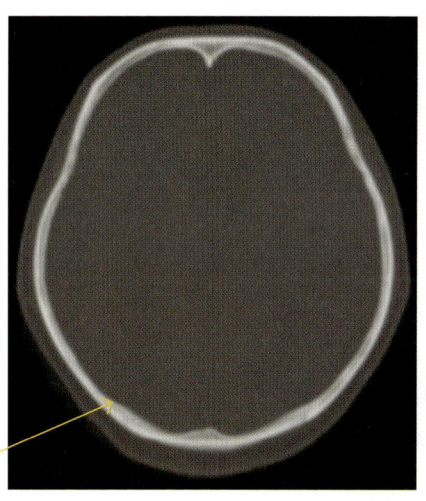

骨条件

- 骨折や骨腫瘍など骨を見たいときは、骨を撮影する条件（骨条件）で撮影する

> CT、MRIでは通常、水平断面図を表示しています。
> これは頭を下から見る図であるため、
> 「画像の上＝頭の前、画像の下＝頭の後、画像の右＝頭の左、画像の左＝頭の右」
> という対応になります。

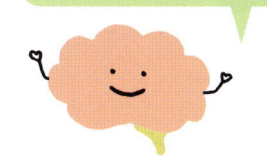

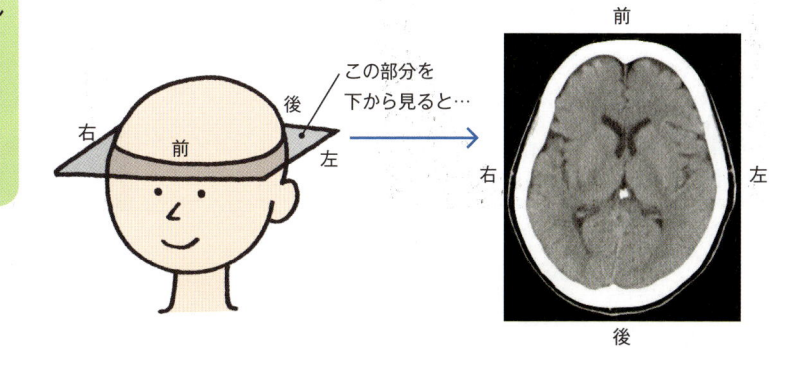

この部分を下から見ると…

前／後／右／左

図2　CT　画像で見る脳の基本構造

1 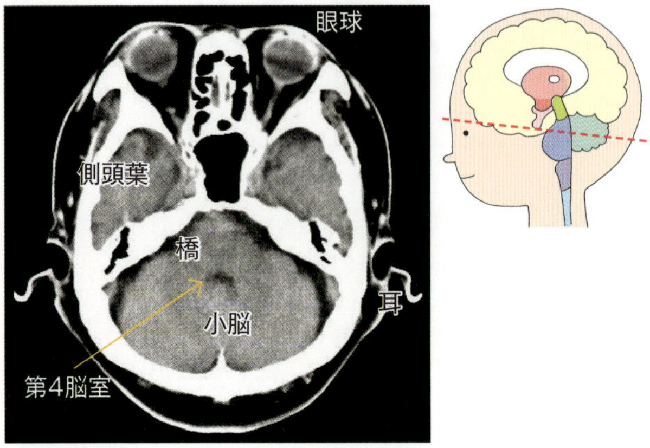
- 眼球
- 側頭葉
- 橋
- 小脳
- 耳
- 第4脳室

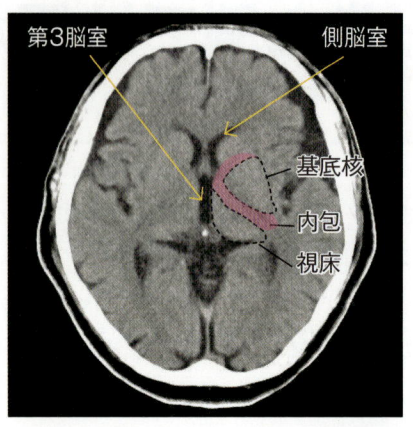

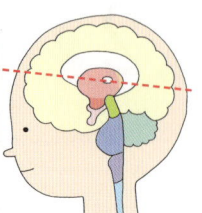

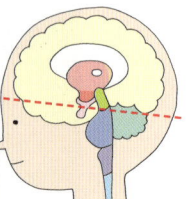

2 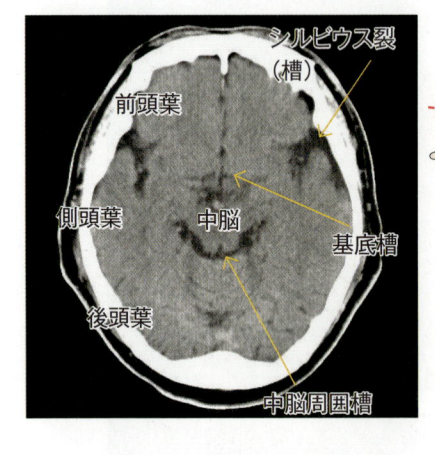
- シルビウス裂（槽）
- 前頭葉
- 側頭葉
- 中脳
- 基底槽
- 後頭葉
- 中脳周囲槽

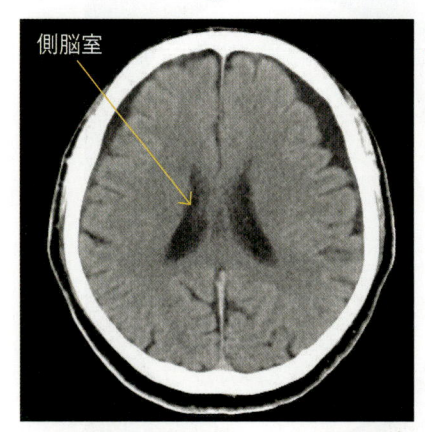

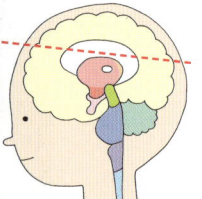

3
- シルビウス裂（槽）
- 前頭葉
- くも膜下腔
- 側頭葉
- 後頭葉

4
- 第3脳室
- 側脳室
- 基底核
- 内包
- 視床

5
- 側脳室

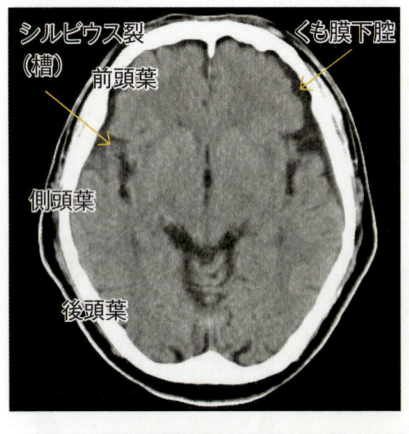

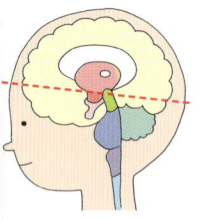

6
- 大脳半球間裂
- 中心溝
- 大脳鎌
- 前頭葉
- 頭頂葉

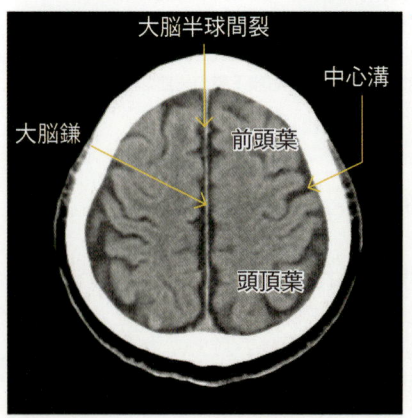

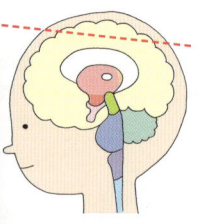

図2にCTでの脳や脳室、脳槽など基本的な構造を示しました。1から6にかけて、少しずつ横断面が下から上に上がっています。

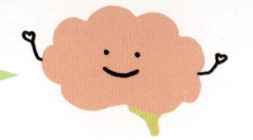

脳の画像の見かた

Point 3 脳で左右対称ではない場所は、病変のある場所

脳は左右対称です。左右対称ではない場所を探せば、多くの場合、病変を見つけることができます（図3）。

また、年齢によって、脳は画像の見え方が異なります（図4）。脳の萎縮は、正常な場合でも30歳以降少しずつ進みます。

頭蓋骨の大きさは、年齢を重ねても変わりませんが、脳は萎縮するため、骨と脳の間に隙間が開いてきます。この空いたスペースは、くも膜下腔が拡大し、髄液で埋められます。

高齢者の脳は、くも膜下腔や脳溝の低吸収域がはっきりと確認できます。脳室のサイズも若い人に比べて大きくなります。

図3　CT　出血部位と梗塞部位

脳出血
被殻出血

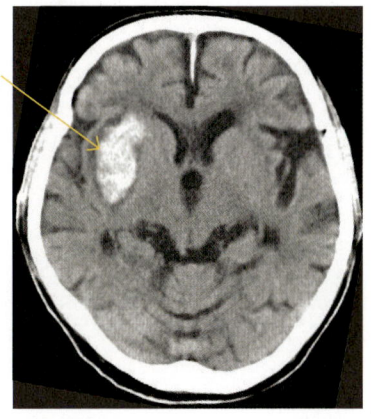

新しい出血は、高吸収域（high density）として白く描出される。

脳梗塞
梗塞部位

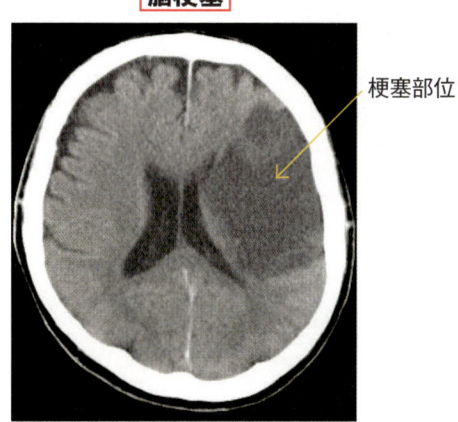

脳梗塞は、低吸収域（low density）として黒く描出される。

図4　CT　若い脳と歳を重ねた脳

10歳代の脳

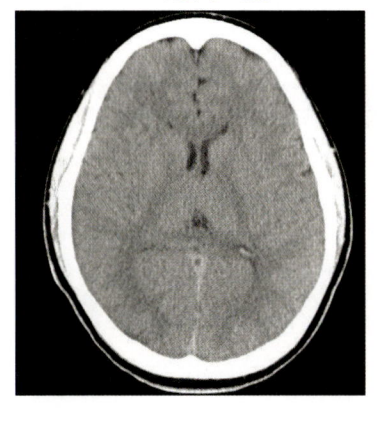

70歳代の脳
くも膜下腔

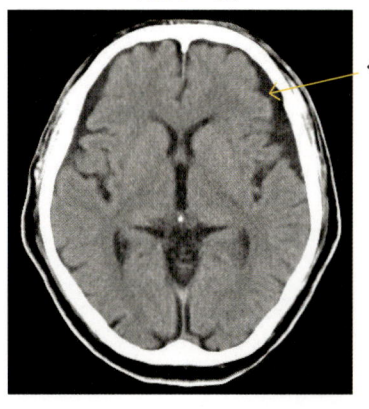

脳の画像の見かた

Point 4　迅速・簡便、診断の第1選択→CT

　CTとは、computed tomographyの頭文字をとったもので、X線を当てて行う検査です。X線を吸収しやすい部分（高吸収域）ほど白く、X線を吸収しにくい部分（低吸収域）ほど黒く写ります（**図5**）。

　造影CTでは、脳腫瘍や炎症が造影され、高吸収域として描出されます。

　CTA（CT angiography、**図6**）は、脳動脈瘤や動静脈奇形、動脈狭窄病変などの診断に用いられる検査です。造影剤を使用するため侵襲的であり、アレルギーや腎機能のチェックが必要です。

図5　CT　頭部外傷

脳条件

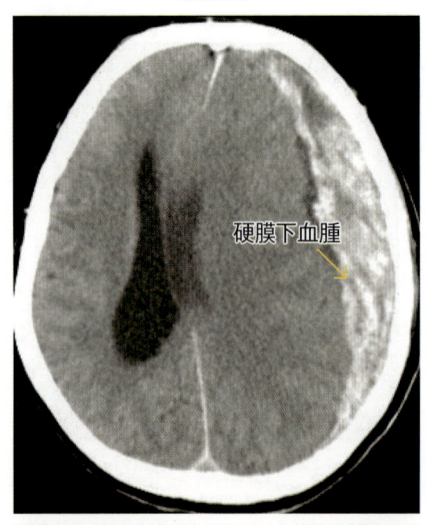

硬膜下血腫

硬膜下血腫で脳が圧迫されている状態を観察できるが、骨の状態ははっきりしない。

骨条件

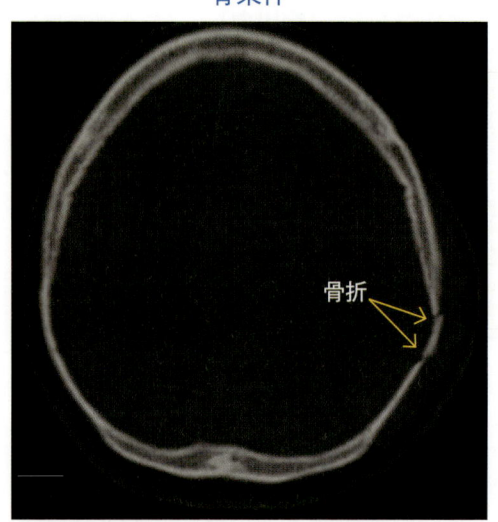

骨折

脳の状態は不明だが、骨の状態はよくわかる。

> 頭部外傷の患者さんのCTでは、脳条件と骨条件の両方を見る必要があります。

脳における濃淡の見え方

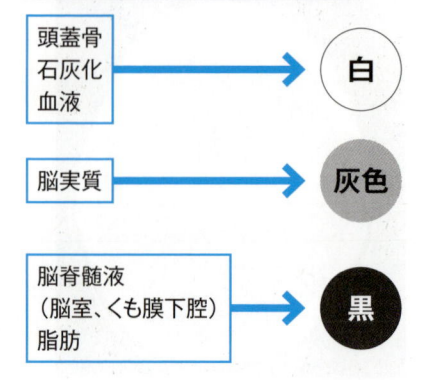

頭蓋骨／石灰化／血液	→	白
脳実質	→	灰色
脳脊髄液（脳室、くも膜下腔）／脂肪	→	黒

図6　3D-CTA　造影剤を使用

正常脳動脈

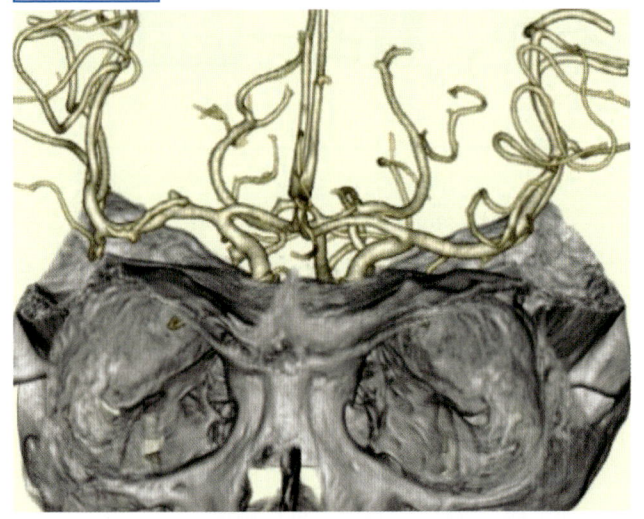

脳動脈を描出している。骨を同時に描出することも可能である。

正常脳静脈

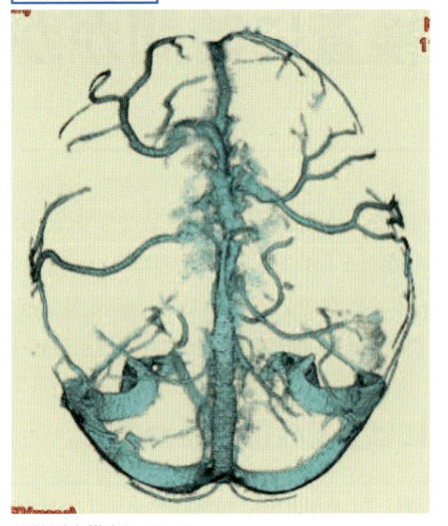

脳静脈を描出している。

動脈硬化のある大動脈

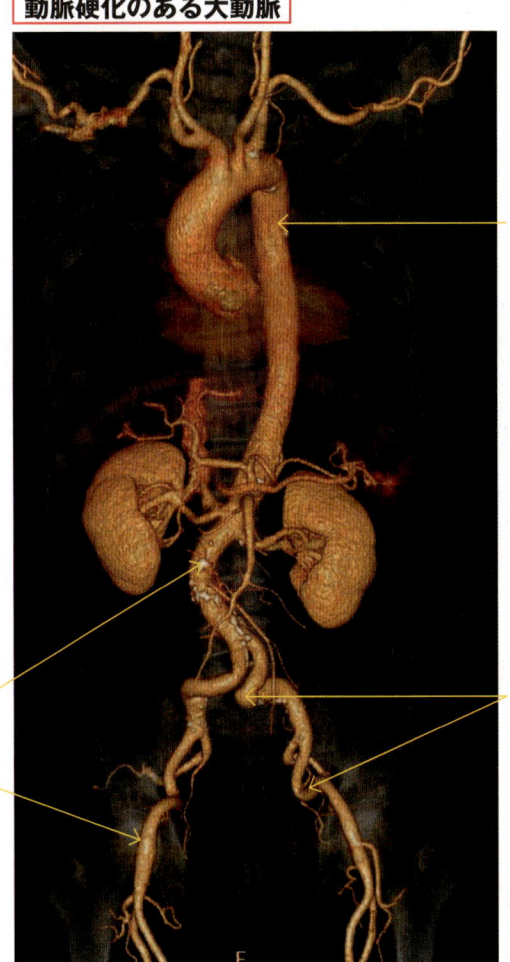

- 大動脈
- 動脈硬化による屈曲蛇行
- 動脈硬化による石灰化
- 通常の血管撮影での動脈穿刺部

> 3Dとは3次元、CTAとはCT血管撮影という意味です。脳のみではなく広い範囲の血管を一度に撮影できます。

脳の血管撮影検査や血管内治療でカテーテルを動脈内に挿入する前にカテーテルを進める経路上の動脈の状態（屈曲や石灰化など）を把握することができる。

脳の画像の見かた

Point 5 検査に時間がかかるが、精密 → MRI

　MRIはmagnetic resonance imagingの頭文字をとったもので、大きな磁石を用いて脳の画像処理を行います（**表2**、**図7**）。CTで異常がない場合でも、脳梗塞などを疑うときに必要に応じてMRIを撮ります（**図8**、**9**）。

　MRA（MR angiography）は、造影剤を使用することなく脳血管（動脈、静脈）を描出できます（**図10**）。3次元的な画像をつくることもでき、脳動脈瘤や脳動脈閉塞など血管病変の診断が可能です。

表2　MRIには多くの撮像法がある

T1強調画像（T1WI：T1 weighted image）
T2強調画像（T2WI：T2 weighted image）
T2＊強調画像（T2＊WI：T2 star weighted image）
拡散強調画像（DWI：diffusion weighted image）
水抑制画像（FLAIR：fluid attenuated inversion image）
脳槽撮影（FIESTA、CISS）
など

> MRIは磁気の力を利用する検査であるため、検査前に十分に体内・体外に金属がないかチェックする必要があります（ペースメーカー、補聴器、入れ歯など）。

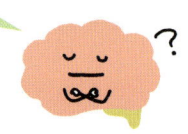

図7　MRI　正常

T2強調画像
- 脳溝
- 脳回
- 脳室

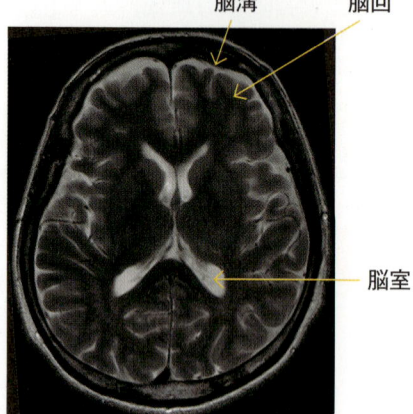

- 脳は黒っぽく、髄液は白く見える。
- 脳浮腫や脳梗塞の描出にすぐれる。
- 脳梗塞や脳浮腫はいずれも高信号（白）となる。

脳槽撮影 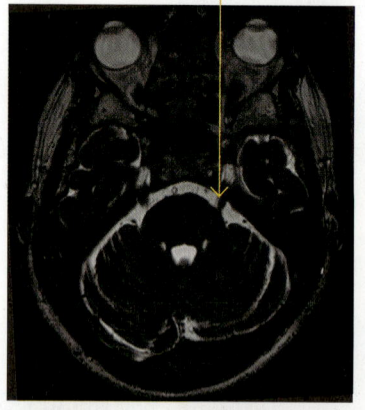
- 脳神経（三叉神経）

- 脳槽撮影では、くも膜下腔（髄液：白）に存在する神経や血管を明確に描出することができる。

FLAIR

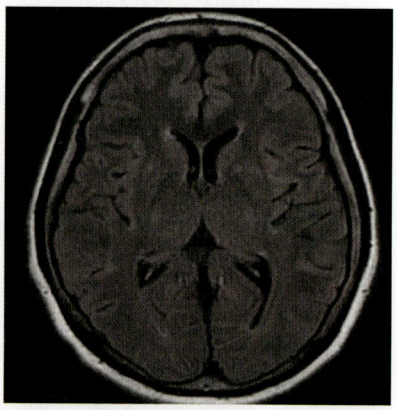

- CTと同じように、脳が灰色、髄液が黒に見える。
- 脳浮腫や出血の診断に有用。
- 脳浮腫も脳出血も高信号（白）となる。

図8　MRI　脳腫瘍

T1強調画像

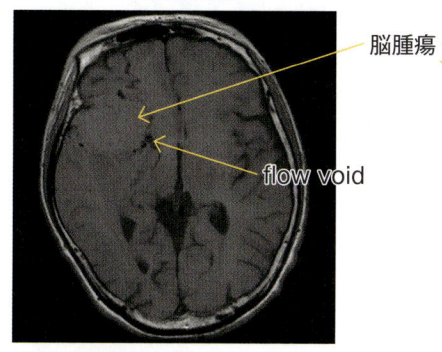

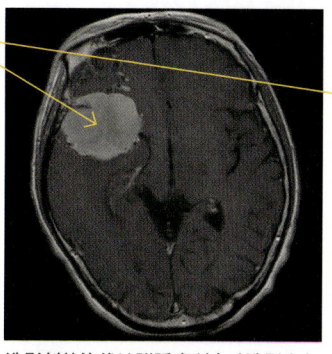

脳腫瘍
flow void

- 脳は灰色で、髄液は黒く映る。
- T1強調画像は、脳腫瘍や感染症の診断で最も用いられる。
- 腫瘍周囲にflow void（動脈が脳や髄液より低信号（黒）に描出される）を認め、腫瘍の周囲に比較的太い動脈が走っているのが確認できる。

T1造影画像

脳腫瘍

- 造影剤静注後は脳腫瘍が白く造影され、脳腫瘍の存在がひと目でわかる。

T2強調画像

flow void
脳浮腫

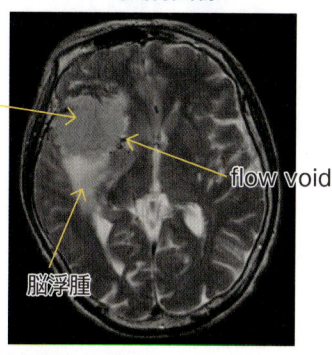

- 腫瘍周囲の脳浮腫が、高信号（白）として、はっきりと描出されている。

図9　MRI　脳梗塞

脳梗塞急性期（発症後1時間）の患者の同時に撮影したDWIとT2を並べた。

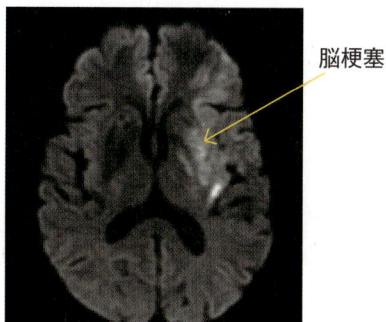

DWI

脳梗塞

- 脳梗塞を最も早く描出する。
- DWIでは脳梗塞は高信号（白）となる。

T2強調画像

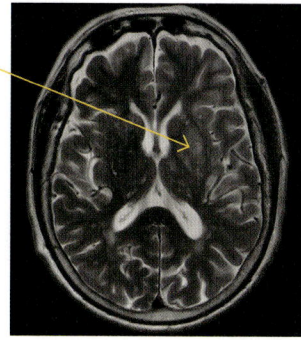

- DWIではすでに脳梗塞部分が白く写ってきているが、T2では、まだ変化が少ない。
- T2でも脳梗塞は、高信号（白）となる。

T2＊強調画像

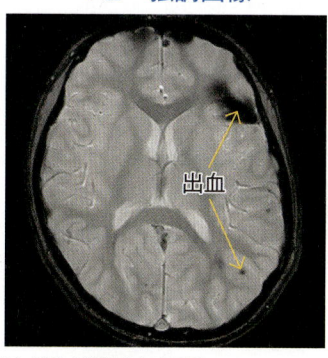

出血

- 出血が黒く強調されて写る。
- 出血性病変の診断に用いる。

図10　MRA

正常

前大脳動脈
中大脳動脈
右内頸動脈
脳底動脈
左内頸動脈

脳動脈瘤

脳動脈瘤

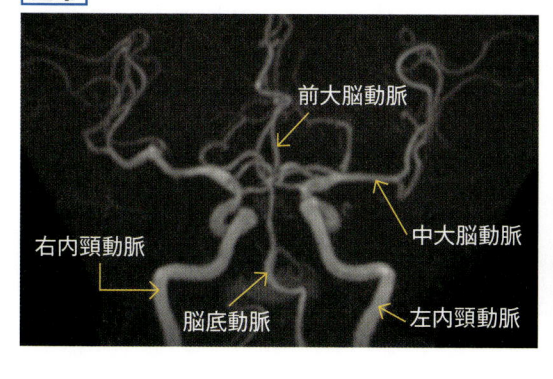

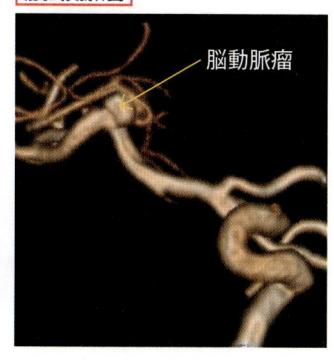

> T2強調画像はDWIよりも少し遅れて変化が現れますが、CTの変化の出現はさらに遅れます。

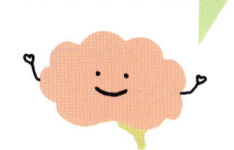

脳の画像の見かた

Point 6 脳血管・脳血流がより詳細にわかる → 脳血管撮影 SPECT

　MRA、CTAによる血管描出能は向上していますが、脳に関しては、脳血管撮影がまだすぐれています。最近は、脳血管撮影装置でもCT様の画像撮影が可能になり、3次元画像はもちろん、骨との同時描出や血管撮影室でのCT撮影が可能になっています（**図11**）。

　脳血流シンチグラフィー（single photon emission computed tomography：SPECT）は、核医学検査の1つです（**図12**）。脳神経外科領域では、脳虚血の診断やバイパス手術の適応決定などに用います。

図11　3D脳血管撮影　脳動脈瘤

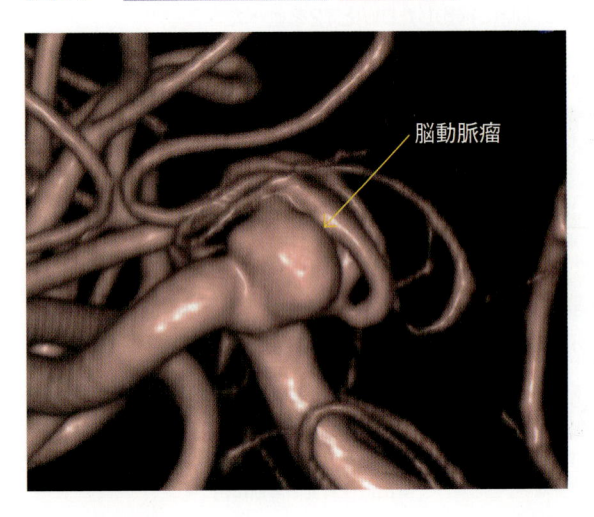

脳動脈瘤

図12　脳血流シンチグラフィー（SPECT）　正常

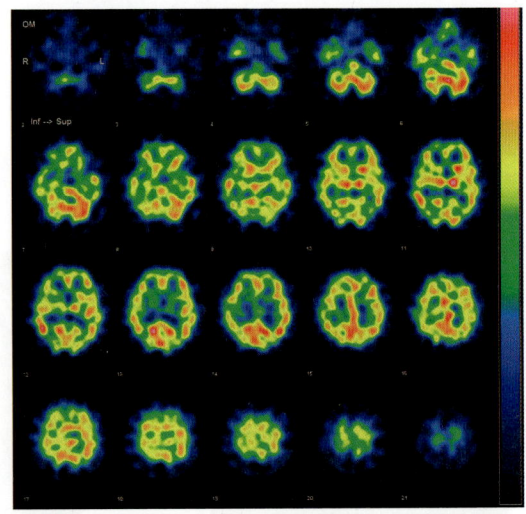

大脳皮質の血流が多く、赤っぽく描出されている。深部の青い部分は脳室（髄液で満たされているので血流はない）。

血流が多い部分は赤く、血流が少ない部分は青く描出されます。

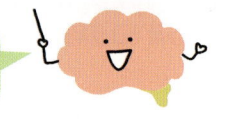

ピックアップ　頸動脈エコー

　動脈硬化は、脳梗塞の原因として近年注目されています。プラークとは、動脈硬化で動脈の内部にたまるカスのようなもので、増加すると血液が流れる部分が狭くなっていきます。

　動脈硬化を生じやすい部位の代表が頸部頸動脈です。頸部頸動脈狭窄は、頸動脈エコーによって無侵襲に発見することが可能です。

エコー　動脈硬化性頸部頸動脈狭窄　内頸動脈横断面

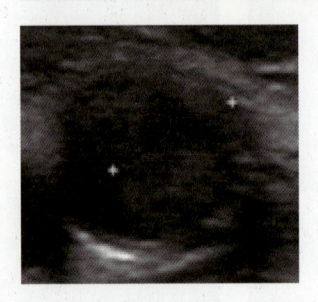

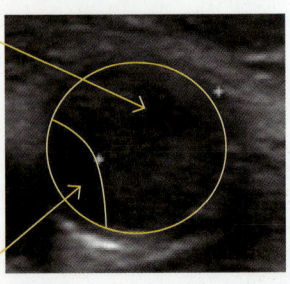

プラーク
残存血管腔

Part 2

脳疾患を理解する

脳卒中　頭部外傷　脳腫瘍

　Part 2では、脳の代表的な疾患である脳卒中（脳梗塞、脳出血、くも膜下出血）、頭部外傷、脳腫瘍について学びます。

　Part 2を読み進めていくうえで、Part 1で学んだ脳の解剖・はたらきや画像の見かたが、さっそく役に立つはずです。まず、疾患を理解し、そのうえで見るべきポイントや重症度・スケールを知り（最初は全部覚える必要はありません）、異常画像の見かたに慣れましょう。

　急速に進む高齢化に伴い、多くの病院・施設で脳卒中を診察する機会が急増しています。また、治療内容も大きく変貌しており、以前は積極的な治療が行われなかった急性期脳梗塞が現在では最もマンパワー（知識を有する多くの人材）が必要な疾患の1つとなっています。そのため、ここでは脳卒中の解説に最も多くのページを割きました。

脳卒中の全体像

> **Point 1** 脳卒中は**脳の血管障害**で、**虚血性**と**出血性**がある

　脳卒中は、脳の血管障害が原因で症状が突然出現する疾患の総称です。突然起こるため、患者さんや家族は「ついさっきまで元気だったのに、突然手足が動かなくなった」というような急性発症のエピソードを訴えます。

　脳卒中は血管が詰まる"虚血性"と、血管が破れる"出血性"に大きく分けられます（図1）。脳梗塞（→p.43〜58）、脳出血（→p.59〜65）、くも膜下出血（→p.66〜75）が、その代表疾患です（図2）。

図1　脳卒中とは

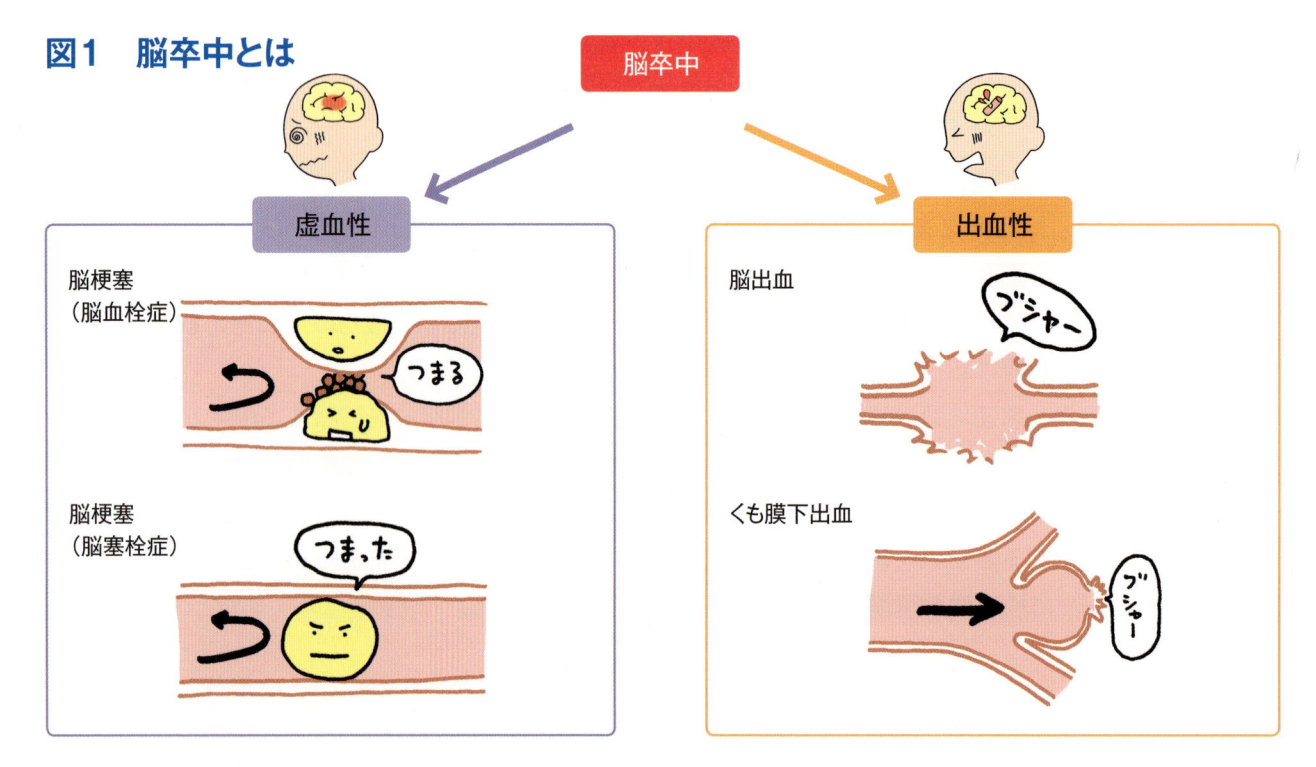

虚血性
- 脳梗塞（脳血栓症）：つまる
- 脳梗塞（脳塞栓症）：つまった

出血性
- 脳出血：ブシャー
- くも膜下出血：ブシャー

図2　脳卒中による死亡数の内訳

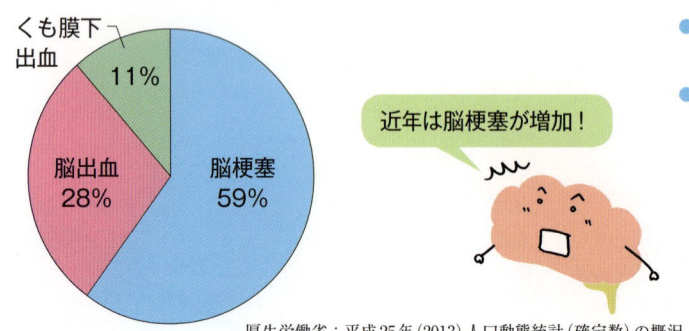

- くも膜下出血　11%
- 脳出血　28%
- 脳梗塞　59%

近年は脳梗塞が増加！

- 1970年代までは脳出血が1位だったが、2013年は脳梗塞が約60%を占めている。
- 以前は、脳梗塞は内科的治療しかないと考えられがちだったが、近年は血管内治療（カテーテル治療）の進歩などにより、外科的治療が行われることも多い。

厚生労働省：平成25年（2013）人口動態統計（確定数）の概況.より

脳卒中の全体像

Point 2 脳卒中の主な原因は生活習慣病

脳卒中は、わが国の死因の第4位です（1位：悪性新生物（がん）、2位：心疾患、3位：肺炎）。女性の死因では第3位です。寝たきりの原因の中では第1位で、寝たきりとなった患者さんの約40％は脳卒中が原因です。医療に携わるうえで避けてはとおれない疾患です。

脳卒中には、高血圧症、脂質異常症、糖尿病、喫煙などいわゆる生活習慣病が大きく関係しています。
また、食生活の欧米化などにより、日本人の脳卒中は増加しています。

図3　脳卒中と生活習慣病

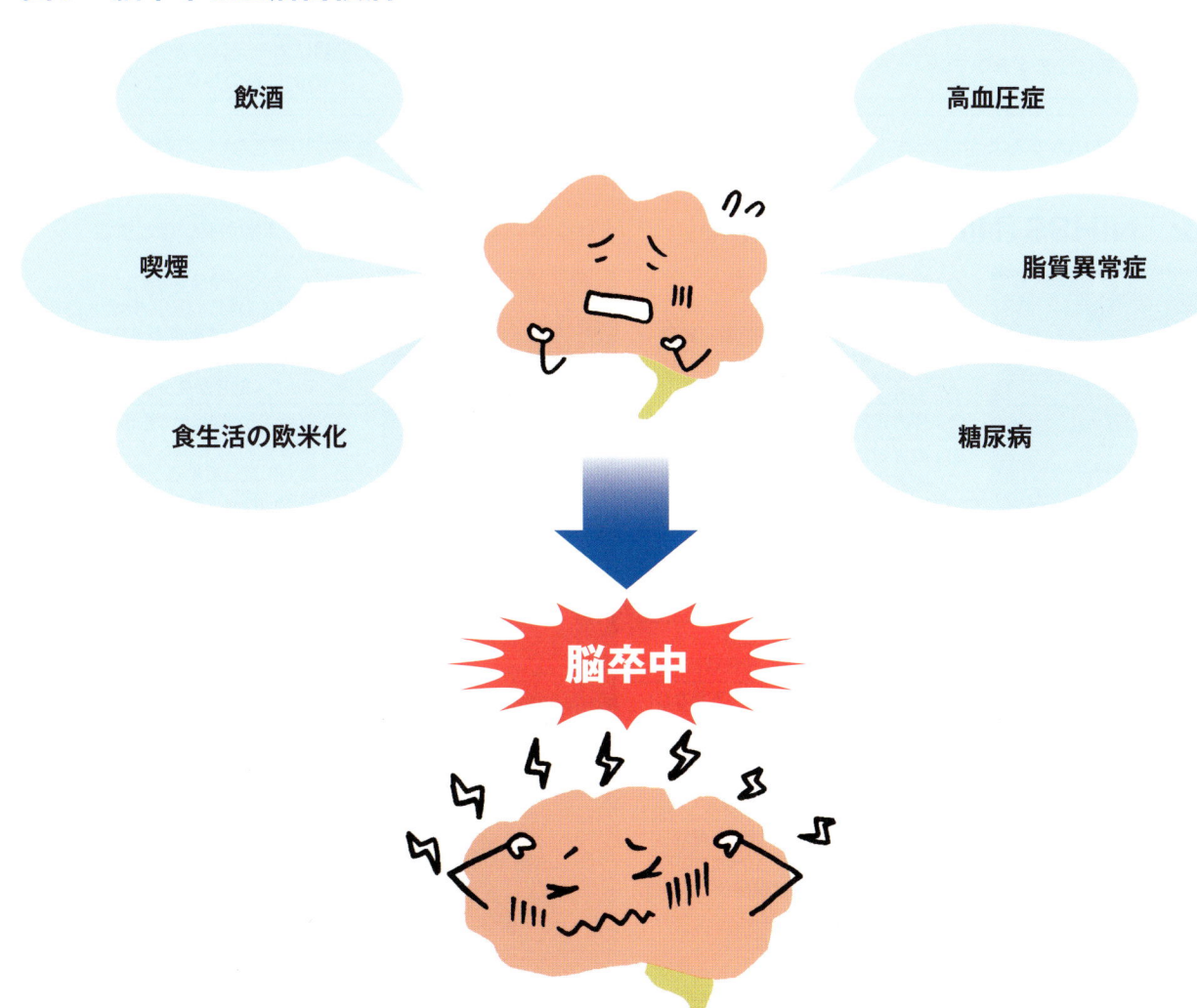

- 飲酒
- 喫煙
- 食生活の欧米化
- 高血圧症
- 脂質異常症
- 糖尿病

↓

脳卒中

脳卒中の全体像

> **Point 3** 脳卒中の疑いがあれば、まずスケールで重症度を評価する

　脳卒中では、障害された脳の場所に応じて、さまざまな神経症状が出ます（**表1**）。

　脳卒中が疑われる患者さんには、まずNIHSS（National Institutes of Health Stroke Scale、**表2**）の全項目を評価します。これにより、どの症状がどれくらいの程度でみられるのか、重症度を体系的に確認することができます（**図4**）。

表1　脳卒中の主な症状

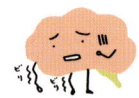

片方の手足がしびれる	急に手足から力が抜ける	片足を引きずっているといわれる
ものにつまずきやすい	フラフラしてまっすぐに歩けない	片方の目にカーテンがかかったように、一時的にものが見えなくなる
急にめまいがするようになった	ものが二重に見える	言葉が出てこない、理解できない

表2　NIHSS（NIH Stroke Scale）

> 合計点にて評価する。0点が正常で点数が高いほど重症

項目	評価
1a. 意識水準	□0：完全覚醒　□1：簡単な刺激で覚醒　□2：繰り返し刺激、強い刺激で覚醒　□3：完全に無反応
1b. 意識障害―質問（今月の月名および年齢）	□0：両方正解　□1：片方正解　□2：両方不正解
1c. 意識障害―従命（開閉眼、「手を握る・開く」）	□0：両方可能　□1：片方可能　□2：両方不可能
2. 最良の注視	□0：正常　□1：部分的注視視野　□2：完全注視麻痺
3. 視野	□0：視野欠損なし　□1：部分的半盲　□2：完全半盲　□3：両側性半盲
4. 顔面麻痺	□0：正常　□1：軽度の麻痺　□2：部分的麻痺　□3：完全麻痺
5. 上肢の運動（右）*仰臥位のときは45度右上肢　■9：切断、関節癒合	□0：90度*を10秒保持可能（下垂なし）　□1：90度*を保持できるが、10秒以内に下垂　□2：90度*の挙上または保持ができない　□3：重力に抗して動かない　□4：まったく動きが見られない
上肢の運動（左）*仰臥位のときは45度左上肢　■9：切断、関節癒合	□0：90度*を10秒保持可能（下垂なし）　□1：90度*を保持できるが、10秒以内に下垂　□2：90度*の挙上または保持ができない　□3：重力に抗して動かない　□4：まったく動きが見られない
6. 下肢の運動（右）　■9：切断、関節癒合	□0：30度を5秒間保持できる（下垂なし）　□1：30度を保持できるが、5秒以内に下垂　□2：重力に抗して動きが見られる　□3：重力に抗して動かない　□4：まったく動きが見られない
下肢の運動（左）　■9：切断、関節癒合	□0：30度を5秒間保持できる（下垂なし）　□1：30度を保持できるが、5秒以内に下垂　□2：重力に抗して動きが見られる　□3：重力に抗して動かない　□4：まったく動きが見られない
7. 運動失調　■9：切断、関節癒合	□0：なし　□1：1肢　□2：2肢
8. 感覚	□0：障害なし　□1：軽度から中等度　□2：重度から完全
9. 最良の言語	□0：失語なし　□1：軽度から中等度　□2：重度の失語　□3：無言、全失語
10. 構音障害　■9：挿管または身体的障壁	□0：正常　□1：軽度から中等度　□2：重度
11. 消去現象と注意障害	□0：異常なし　□1：視覚、触覚、聴覚、視空間、または自己身体に対する不注意、あるいは1つの感覚様式で2点同時刺激に対する消去現象　□2：重度の半側不注意あるいは2つ以上の感覚様式に対する半側不注意

（Lyden P, Lu M, Jackson C, et al. Underlying structure of the National Institutes of Health Stroke Scale：results of a factor analysis. NINDS tPA Stroke Trial Investigators. *Stroke* 1999；30：2347-2354.）

図4　NIHSSの使い方

NIHSSは0～42点で採点します。

実際の患者さんの症状をNIHSSで評価してみましょう。NIHSSの点数のイメージをつかんでください。

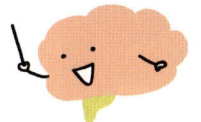

| 0点は無症状 | 点数の高いほうが重症 | 20点以上は非常に重症 |

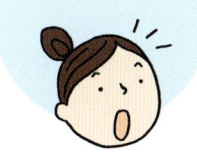

例1
- 左上下肢の運動障害で発症し、自分で歩いて受診
- 左上下肢の挙上は可能だが、だるさを感じ、すぐに下垂してしまう（4点）

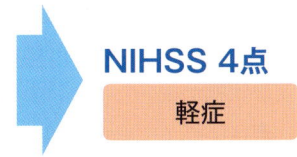

→ **NIHSS 4点**　軽症

例2
- 右顔面麻痺、右上下肢の運動障害、感覚障害、構音障害などの症状を認める
- 右口角下垂がある（2点）
- 上下肢とも平面での移動はできるが挙上させることができず（6点）、触られている感じがわかりにくい（1点）
- 左右の足を一緒に触ると「左だけ触られている」という（1点）
- ろれつが回りにくく、何を言っているのか不明瞭で聞き取りにくい（1点）

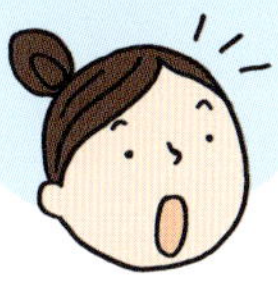

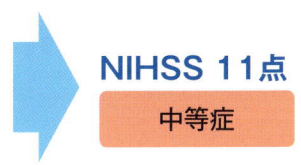

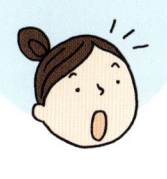

→ **NIHSS 11点**　中等症

例3
- 意識障害、右上下肢麻痺などにて救急搬送
- 疼痛刺激などで手足を動かすことはあるが、反応に乏しい（2点）
- 質問に答えられず（2点）、従命不能（2点）
- 顔をしかめる際に右顔面の動きがみられない（2点）
- 左上下肢は疼痛刺激で払いのけるなどの動作があるが、右上下肢はまったく動かない（8点）
- 左半身は刺激を理解しているようだが、右半身は顔をしかめるなどの反応もなく、感覚障害が推測される（2点）
- 有効な発語がなく（3点）、発声もろれつがまわっていない（2点）

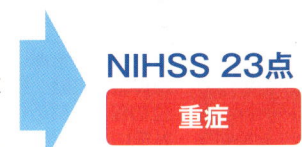

→ **NIHSS 23点**　重症

　脳卒中と診断された場合、超急性期は可能であれば症状を改善させるための治療を行い、急性期は悪化させないための治療を行います。急な発症により患者さん、家族が動揺することも少なくないため、精神的支援も看護の役割として重要となります。
　脳卒中により一度死んでしまった脳細胞はよみがえることはありませんが、早期からリハビリテーションを行い、残っている機能を改善させるための訓練を行います。

発症直後の急性期は、全身状態管理、瞳孔所見、神経症状の悪化などに注意します。

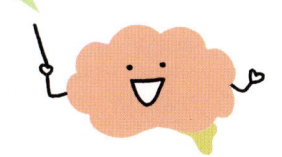

脳卒中の全体像

Point 4 急性期は合併症の予防、慢性期は再発の予防が重要

　脳卒中の急性期においては、合併症の予防が大切です。いわゆる廃用症候群と呼ばれるもので、脳卒中発症後に安静状態が続いたことにより起こります（図5）。

　表3に脳卒中患者に起こりやすい合併症と、その予防法をまとめました。

　日本脳卒中協会では、脳卒中予防10か条（表4）や脳卒中克服10か条を掲げています。

　看護師は患者教育という重要な役割も担っています。患者さんの生活習慣をはじめ、降圧薬、抗血小板薬、抗凝固薬の服薬継続など、急性期からしっかりと指導する必要があります。

図5　廃用症候群

- 起立性低血圧
- 関節拘縮・筋力低下
- 深部静脈血栓症
- 褥瘡
- 肺炎
- 排尿障害
- 便秘
- うつ

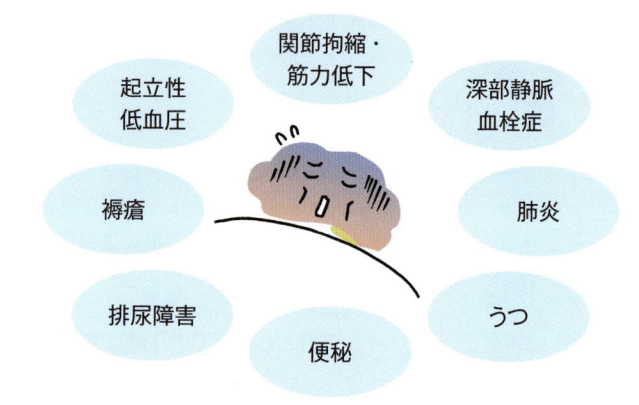

表3　脳卒中の主な急性期合併症と留意点

起立性低血圧	・安静臥床により循環血液量が減り、臥床後4日目から起こるといわれている ・臥床期間をいかに短くするかが重要
深部静脈血栓症	・脳卒中を発症すると臥床安静や麻痺により、下肢の血液が停滞して深部静脈血栓を起こしやすい状態になる ・弾性ストッキングの着用や間欠的空気圧迫法、自動・他動運動で血栓を予防する
関節硬縮・筋力低下	・安静臥床、麻痺により骨、筋肉にも影響を及ぼす ・麻痺側の拘縮、筋力低下が起こらないようにバイタルサインの変動に注意し、早期の自動・他動運動や良肢位の保持に努める ・臥床により健側にも筋力低下が起こる。医師に指示を確認し、早期座位・立位をとり、可能な限り早期離床を図る
褥瘡	・麻痺のある患者は、自力での体動が困難になるケースが多い ・同一体位での圧迫に注意し、適宜体位交換を行う ・感覚障害を伴う場合は、痛みへの自覚が低くなるので注意する ・栄養状態の悪化も褥瘡発生のリスクとなるので、経口摂取が困難な場合は経管栄養を早期から開始する
肺炎	・脳卒中患者は誤嚥性肺炎を起こしやすい。嚥下障害により唾液を誤嚥し、肺炎を引き起こす ・麻痺がある場合は、頸部が後屈しないように体位変換を効果的に行い、口腔内の清潔を保つことが肺炎予防につながる ・早期に離床を進めていくことも重要
その他	・脳卒中を発症すると排尿障害、便秘、うつなどの合併症も起こりやすいので、注意しながら観察を行う

> 早期に離床を開始し、起立性低血圧を予防することが、リハビリテーションをスムーズに進める第一歩といえます。

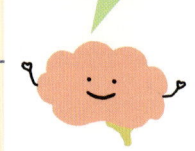

表4　脳卒中予防10か条

1. 手始めに　高血圧から　治しましょう
2. 糖尿病　放っておいたら　悔い残る
3. 不整脈　見つかり次第　すぐ受診
4. 予防には　タバコを止める　意志を持て
5. アルコール　控えめは薬　過ぎれば毒
6. 高すぎる　コレステロールも　見逃すな
7. お食事の　塩分・脂肪　控えめに
8. 体力に　合った運動　続けよう
9. 万病の　引き金になる　太りすぎ
10. 脳卒中　起きたらすぐに　病院へ

日本脳卒中協会ホームページより引用　http://www.jsa-web.org/

> 脳卒中に一度かかった患者さんは再発しやすいといわれています。

脳卒中① 脳梗塞の原因と分類

Point 1 主に脳動脈の閉塞によって起こる

脳梗塞は、脳動脈が閉塞し、脳組織に血液がいきわたらなくなることで起こる疾患です。血液によって運ばれるはずの栄養と酸素が足りなくなり、脳の細胞がはたらかなくなり、最終的には死んでしまいます。

ほとんどは動脈が細くなったり（狭窄）、詰まったり（閉塞）することにより起こりますが、まれに静脈が詰まり血液の流れが悪くなって脳梗塞が起こることもあります（→p.15）。

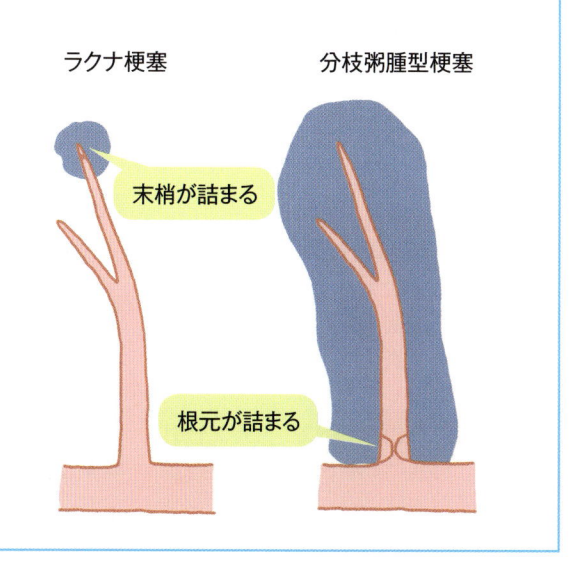

Point 2 臨床的カテゴリー分類と発症機序分類がある

脳梗塞の分類では、NINDS（米国国立神経疾患／脳卒中研究所）の分類がよく用いられます。

この分類では、脳梗塞を①臨床的カテゴリー（おおまかな原因疾患）による分類（図1）、②発症機序（起こり方）による分類（図2）の2つの観点から分類しています。

ピックアップ　BAD（分岐粥腫型梗塞）

BAD（branch atheromatous disease）とは、「太い穿通枝が大きな血管から分岐する入口付近が、アテローム硬化により閉塞したもの」です。

同じ穿通枝の閉塞による梗塞でも、ラクナ梗塞は穿通枝の先端が詰まったもので、脳梗塞の領域は小さいものになります。一方、BADになるものは、血管の根元から詰まります。縦長でジャイアントラクナとも呼ばれ、ラクナ梗塞より大きな脳梗塞になります。

BADは、発症時は症状が軽くても、その後数日にわたって症状が進行することが多く注意が必要です。また、このタイプの脳梗塞は治療に抵抗性で、入院して治療を開始していても進行することがしばしばあります。

ラクナ梗塞　　　分枝粥腫型梗塞

末梢が詰まる

根元が詰まる

図1 臨床的カテゴリーによる脳梗塞の分類

❶ アテローム血栓性脳梗塞
詰まる血管：主幹動脈

- アテローム性動脈硬化が原因で起こる。
- 動脈の内側にアテローム性プラークと呼ばれる脂質やマクロファージなどを含むカスが蓄積し、徐々に血管が細くなったり、詰まったりする。

❷ 心原性脳塞栓症
詰まる血管：主幹動脈

- 心臓から移動してきた血栓が脳動脈に詰まることにより起こる。
- 心房細動など不整脈や心筋梗塞により、心腔内に血液がよどみ血の塊（血栓）ができる。この血栓があるとき心臓から押し出され、脳動脈に移動して詰まる。
- 心原性脳塞栓症の大部分は心房細動が原因である。心房細動を有する人は、2～7倍脳梗塞を起こす危険性が高いといわれている。
- 心房細動患者が脳梗塞を発症する危険性を評価する指標として、CHADS₂スコアがある（表1）。

❸ ラクナ梗塞
詰まる血管：穿通枝

- 「穿通枝」といわれる脳深部を走る細い動脈（→p.14）が主に動脈硬化（細動脈硬化）により詰まって起こる。
- 細い血管が詰まるので脳梗塞の範囲も小さく、15mm以下と定義されている。
- 高血圧と強く関係している。

❹ その他の脳梗塞

- ❶～❸に分類できない脳梗塞。
- BAD（太い穿通枝のアテローム血栓性脳梗塞）、動脈解離、トルソー症候群（悪性腫瘍による凝固異常）、静脈や静脈洞の血栓症、血管炎などによる脳梗塞がある。

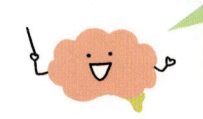

CHADS₂スコアが高ければ心原性脳塞栓症の危険性が高く、抗凝固薬の投与を検討する必要があります。

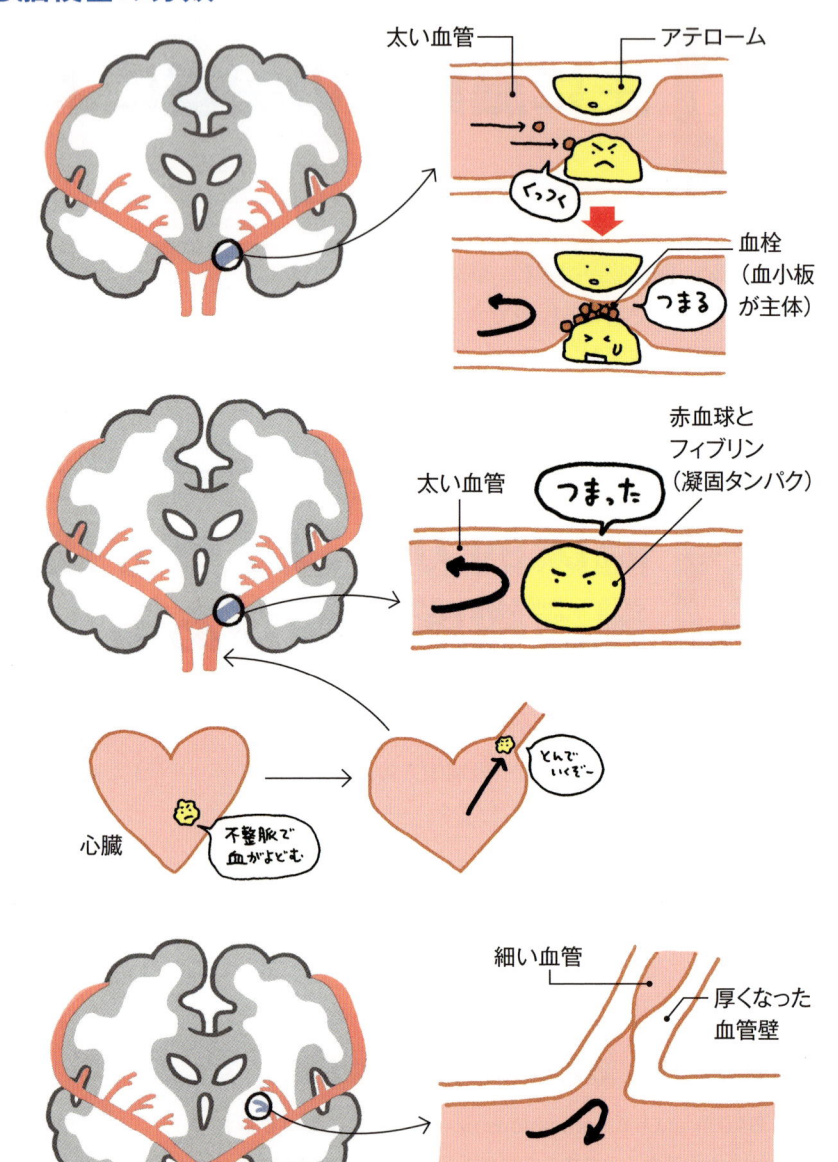

表1 CHADS₂スコア

	危険因子		スコア
C	Congestive heart failure	心不全	1
H	Hypertension	高血圧	1
A	Age≧75	年齢75歳以上	1
D	Diabetes Mellitus	糖尿病	1
S₂	Stroke/TIA	脳卒中/TIA（一過性脳虚血発作）	2
		合計	6

- 合計0～6点で評価し、通常1～2点以上であれば抗凝固薬を開始する。
- 年間の脳梗塞発症率は、0点：1.9%、1点：2.8%、2点：4.0%、3点：5.9%、4点：8.5%、5点：12.5%、6点：18.2%と報告されている。

（Gage BF, Waterman AD, Shannon W, et al. Validation of clinical classification schemes for predicting stroke: results from the National Registry of Atrial Fibrillation. *JAMA* 2001; 285: 2864-2870.）

図2 発症機序による脳梗塞の分類

❶ 血栓性
- 動脈硬化で細くなった動脈に血栓ができ閉塞することで起こる。

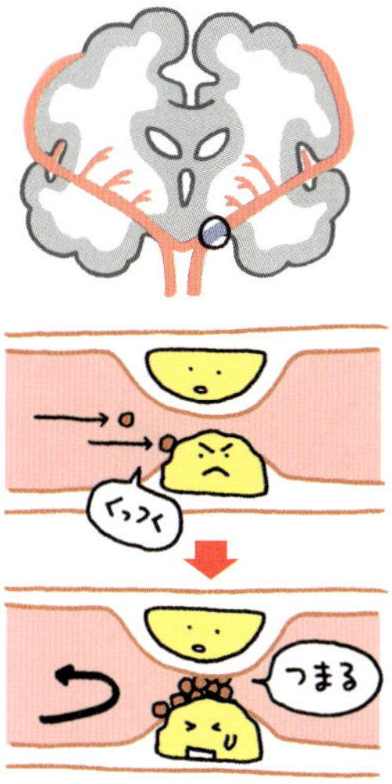

❷ 塞栓性
- 心臓(心原性塞栓症)や、より心臓に近い太い動脈で形成された血栓が飛んで来て、脳動脈に詰まって起こる。

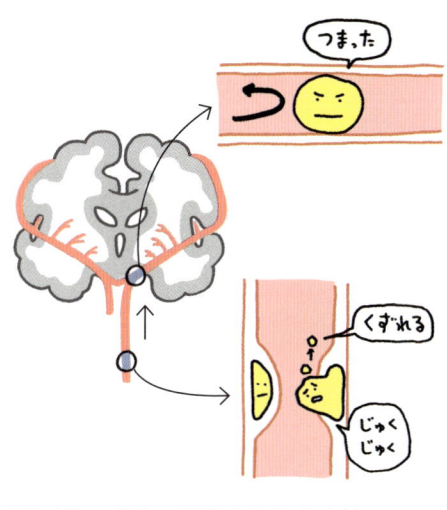

❸ 血行力学性
- 動脈狭窄があり、脳血流が通常より少なくなっている場合に起こる。
- 低血圧・心不全・脱水などの要因が加わることで一部の脳に完全に血液が足りなくなる。

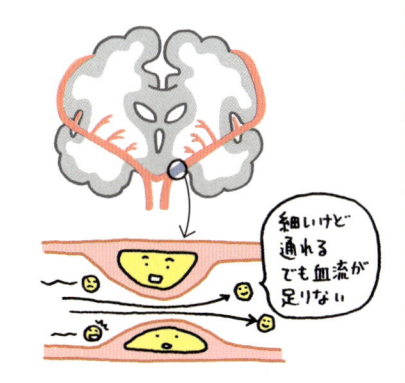

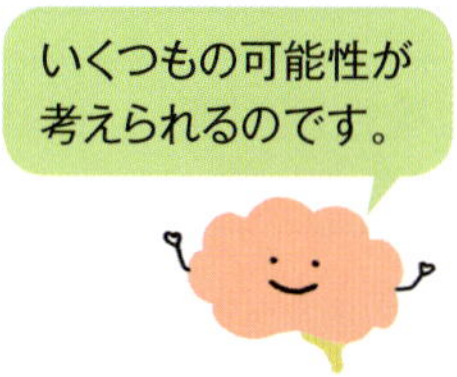

臨床的カテゴリー分類は、その後の再発予防の薬物の選択など治療方法を選ぶうえで重要になります。しかし、患者さん1人1人の脳梗塞の起こり方をより理解し、適切な治療を行うためには、発症機序分類も含めて考える必要があります。

いくつもの可能性が考えられるのです。

例 内頸動脈にアテローム性動脈硬化で狭窄がある高齢者が脳梗塞を発症

臨床的カテゴリーによる分類では?
- アテローム血栓性

シンプルですね! しかし、そう単純ではありません。

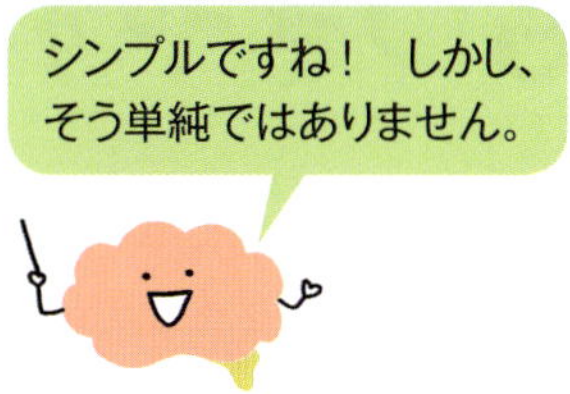

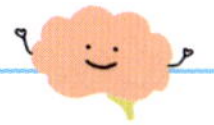

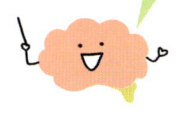

発症機序による分類では?
- 内頸動脈狭窄部が血栓で閉塞して脳梗塞を起こした→血栓性
- 狭窄部にできたプラークや血栓が下流(末梢)の血管に移動し詰まって脳梗塞を起こした→塞栓性
- もともと狭窄部より末梢の血流が減少している状態で、高齢による脱水で血圧が低下し、さらに脳流が低下して脳梗塞を起こした→血行力学性

もっと知りたい! 境界領域の脳梗塞

内頸動脈が非常に細くなっている場合などは脳血流が悪くなりますが、特に動脈の遠位部(心臓から遠いほう)の血流が悪くなります。そのような場合、前大脳動脈、中大脳動脈、後大脳動脈が血液を送っている部分の境目の部分が最も血液が足りなくなり、脳梗塞に陥ります。

CT 脳動脈の境界領域の脳梗塞

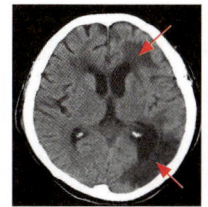

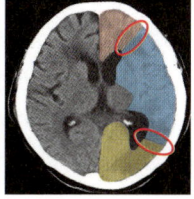

左大脳の黒い部分が脳梗塞(赤矢印)。

- ○ 境界領域
- 前大脳動脈が血液を送る部分
- 中大脳動脈が血液を送る部分
- 後大脳動脈が血液を送る部分

脳卒中① 脳梗塞の症状と検査

Point 1 症状とその程度は、梗塞の範囲と場所によって異なる

脳梗塞による症状とその程度は、梗塞になった範囲と場所によってさまざまです（図3）。症状とその重症度については、前述のNIHSS（→p.40）を参考にしてください。

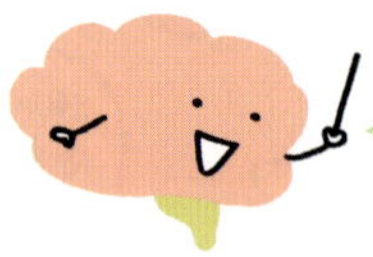

> BADは安易にラクナ梗塞と同様に考えられがちですが、注意が必要です。

図3 脳梗塞の神経症状の重症度

軽症 → 重症

ラクナ梗塞 < アテローム血栓性脳梗塞 < 心原性脳塞栓症

心原性脳塞栓症 最も重症なことが多い（平均NIHSS 14点）	いずれも意識障害や大脳皮質の症状を伴うことが多い。心房細動など心疾患があるか、動脈硬化の危険因子があるかなどが診断の重要ポイント
アテローム血栓性脳梗塞 心原性塞栓症に次いで重症（平均NIHSS 6点）	
ラクナ梗塞 意識障害や皮質症状が見られることはない（平均NIHSS 4点）	**BAD** 最初は症状が軽く脳梗塞も小さいが、入院後治療にもかかわらず数日間症状が進行することが多い

Point 2 脳梗塞の診断が最もつきやすい検査はMRI

　脳梗塞の診断が最もつきやすい検査は、MRIです（図4、5）。

　MRIには多くの撮影方法があります（→p.34）。急性期の脳梗塞では、特にDWI（拡散強調画像、ディフュージョンと呼ばれる）が最もわかりやすく、高信号となります（白く写る）。DWIでは1か月ほどで脳梗塞の場所が白く写らなくなるので、昔の脳梗塞と区別がつきます。

逆に時間が経った脳梗塞はFLAIR（フレアーと呼ばれる）やT2で高信号となります（白く写る）。

　MRAは、MRIによる血管撮影です。ある程度太い血管であればどこが詰まっているのかわかります（図6）。

　CTの場合、脳梗塞は一般にlow density（黒く）に写ります（図7）。ただし、脳梗塞を起こしてから間もない場合には黒さがわかりにくいことが多いです。

図4　各梗塞の見えかた　　MRI　DWI（拡散強調画像）

アテローム血栓性脳梗塞　　**ラクナ梗塞**　　**心原性脳塞栓症**　　**BAD**

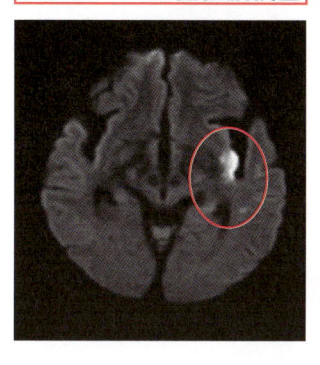

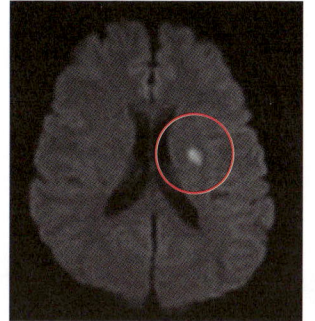

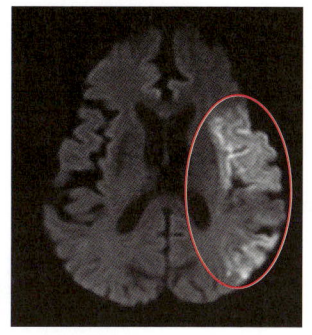

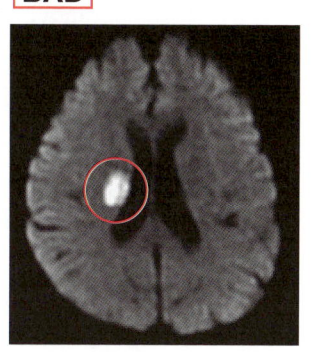

図5　MRI　DWI　脳梗塞

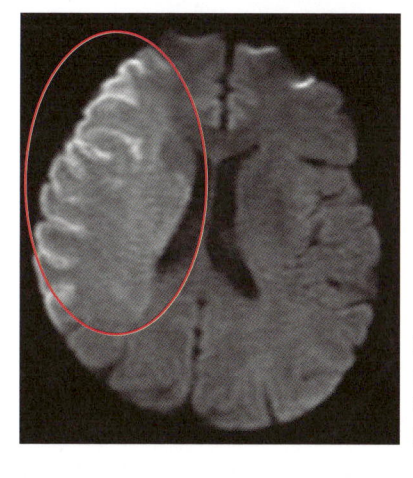

DWIでは高信号に（白く）写った場所が急性期の脳梗塞。

図6　MRA　図5と同一患者

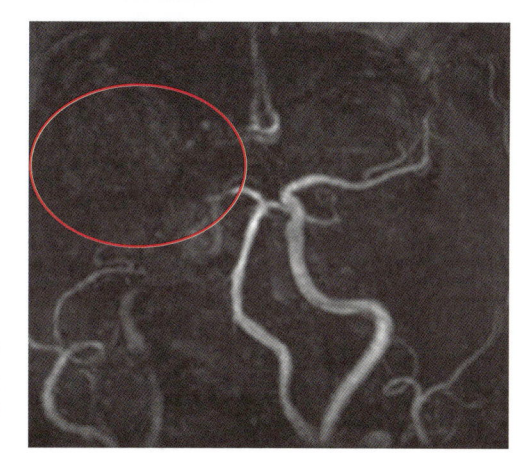

左側（健側）と比較して見てみましょう。

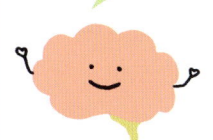

右内頸動脈〜右中大脳動脈の描出が不良（血液の流れが悪い）。

図7　CT　脳梗塞

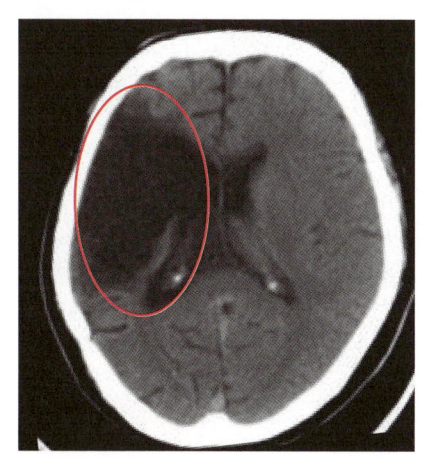

画像では左右逆に写るので、これは右中大脳動脈領域で前頭葉の脳梗塞になります。

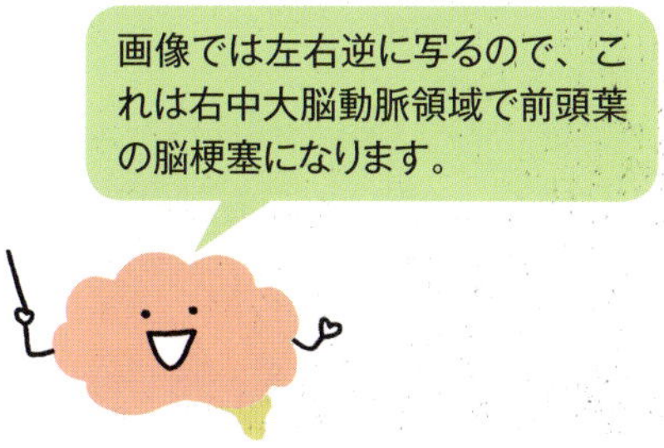

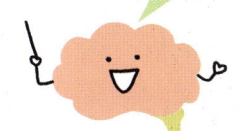

low densityに（黒く）写った部分が脳梗塞になっている部分。

血管の評価という点では、MRAは若干精度に欠ける検査です。血管を正しく詳しく評価するためには、血管造影検査(angiography、図8)や3D-CTA(造影CT、図9)を用います。

造影剤を使用し、血管の情報をわかりやすくします。

脳血流の評価には、一般的にSPECT(脳血流シンチグラフィー)が用いられます(図10)。

血行動態性脳梗塞の評価では、血管がどれだけ細くなっているかを評価するのみでなく、実際にどれだけ脳の血流が足りなくなっているかを評価します。治療方針を決めるうえで非常に重要です。

図8 血管造影検査 内頚動脈狭窄

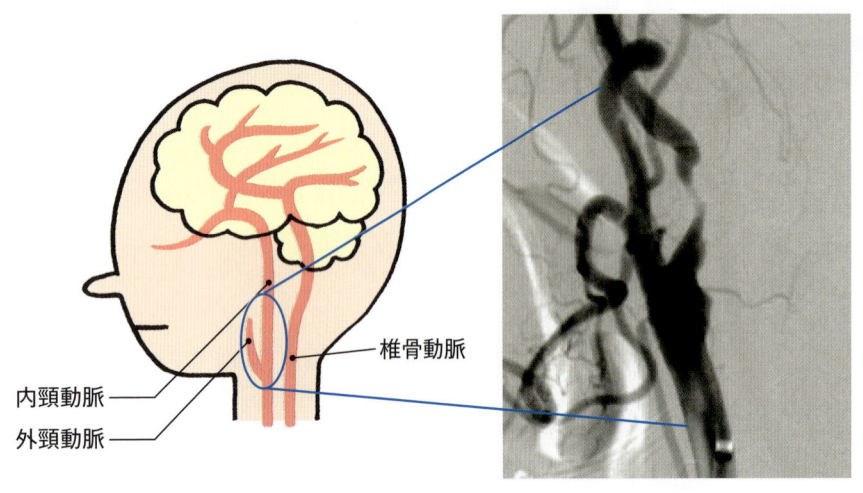

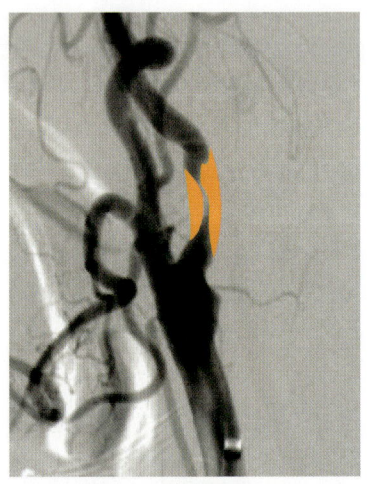

オレンジ色の部分が動脈硬化でプラークのたまった部分。本来は血管内腔として血液の通り道だった。

図9 3D-CTA

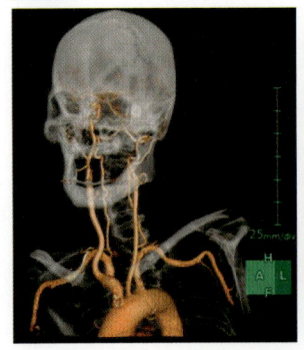

正常 / 左内頚動脈閉塞

3D-CTAでは血管そのものの情報のみではなく、血管と骨組織との位置情報なども得ることができる。

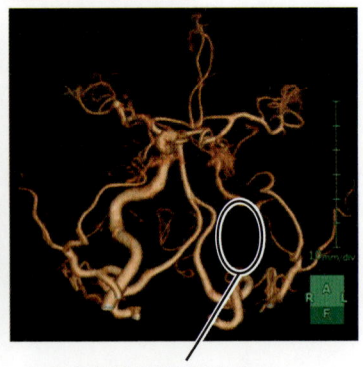

左内頚動脈が描出されない

図10 SPECT 右内頚動脈閉塞

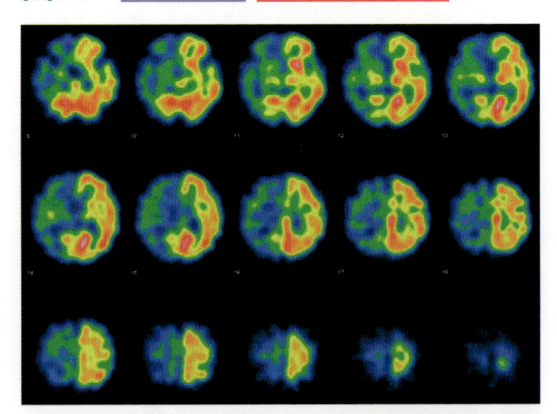

サーモグラフィなどと同じように、血流の多い部分ほど赤く、少ない部分ほど青くなる。右半球のほうが赤みが少なく、右側の脳血流低下がある。

脳卒中① 脳梗塞の治療

> **Point 1** 超急性期は、薬や血管内治療で閉塞血管の再開通をめざす

　脳梗塞の治療では、「いつ発症したのか」がポイントです。発症から4.5時間以内であれば、血栓溶解療法（**図11**）の適応になる可能性があります。脳梗塞による脳の障害と症状を本当に改善することができるのは、超急性期のこの時間帯だけです。

　血栓溶解療法は、rt-PA（recombinant tissue plasminogen activator＝遺伝子組み換え組織型プラスミノゲン・アクチベーター、一般名：アルテプラーゼ、商品名：グルトパ、アクチバシン）という薬を使います。その名のとおり、詰まった血の塊を溶かして、脳梗塞が完成してしまう前に血管を再開通させることを目標とした薬です。

図11　rt-PA静脈注射による血栓溶解療法

❶ 血管が詰まる

血栓
血液
つまった

発症後4.5時間がrt-PA点滴開始のタイムリミット！

❷ アルテプラーゼ投与

アルテプラーゼ
えい
小さくなる

rt-PA（アルテプラーゼ）によって血栓を溶かし、再開通させます。

❸ アルテプラーゼが血栓を溶かす

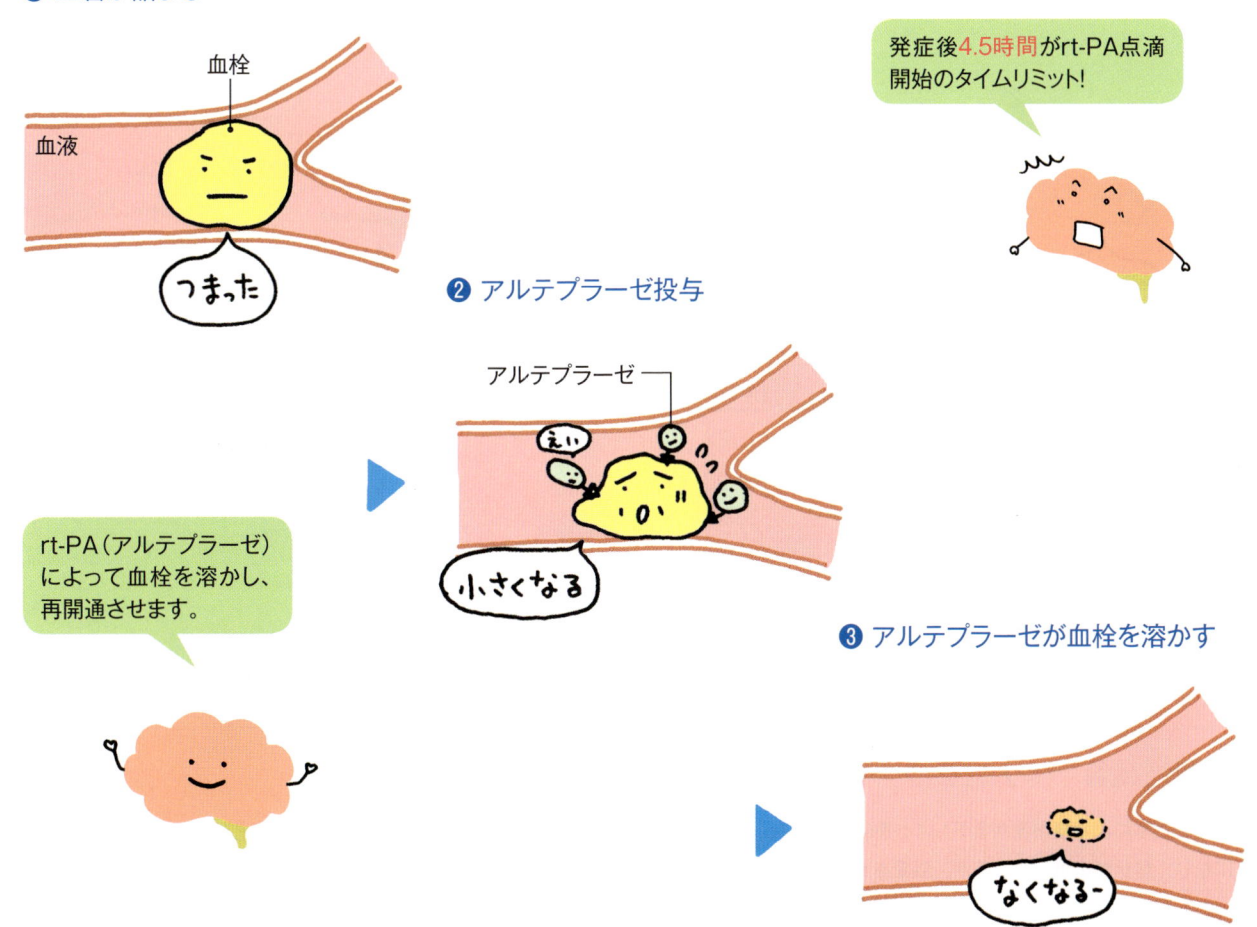

なくなるー

薬のほかに、血管内治療によって血管再開通をめざす方法もあります(図12)。カテーテルを血管が閉塞している場所まで進め、直接血栓を回収し、詰まった血管を通します(図13)。

これらの治療が功を奏して詰まっていた動脈の再開通が得られた場合にも、術後の出血性脳梗塞を含めた脳出血や脳浮腫発生の危険性をふまえて注意して管理する必要があります。

図12　血管内治療

現在使用できる血栓回収機器は、いずれも原則発症後8時間以内が適応となっています。

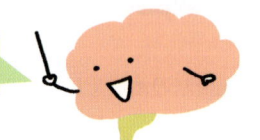

方法①　血栓の手前から血栓を吸引する

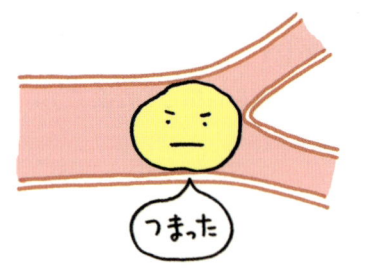

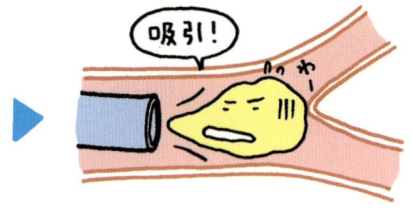

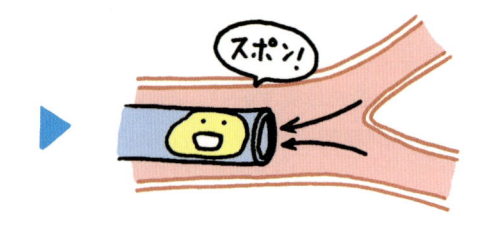

方法②　血栓の中でステントを広げることで血栓を絡めとる

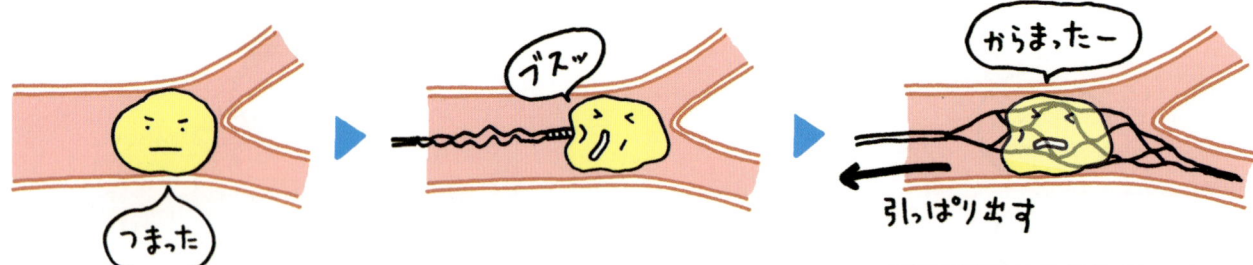

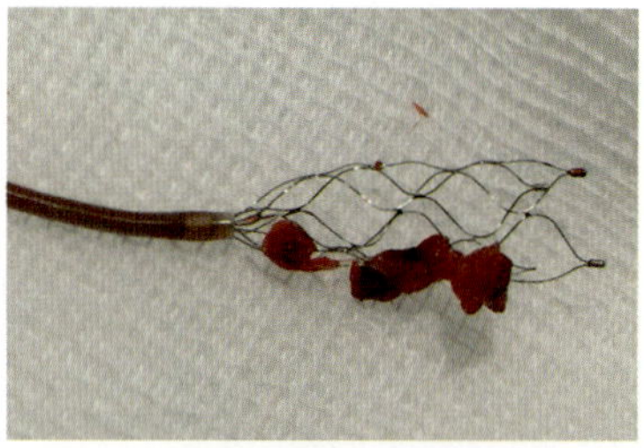

図13　再開通する前後の血管造影検査

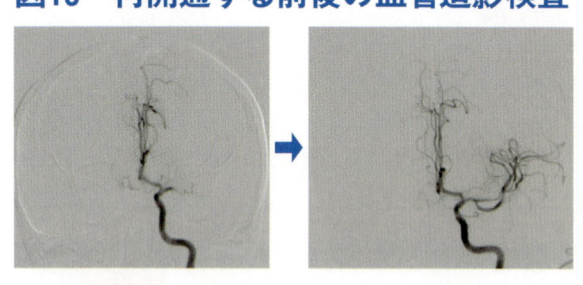

治療開始後30分。中大脳動脈が描出されるようになっている。

ステント型血栓回収機器で回収された血栓。

ピックアップ　ペナンブラ

血管閉塞により脳血流が低下して、脳細胞が機能しない状態になり、症状が出現しているが、脳細胞がまだ死んでない状態にある領域をペナンブラと呼びます。

時間が経過すればこの部分の脳細胞も死んで脳梗塞が完成しますが、それまでに血管閉塞部を再開通させることができれば、まだ脳細胞は生き返る可能性があります。

rt-PAも血管内治療も、脳梗塞が完成した後では、意味がないばかりか、出血性脳梗塞の発症率を高める危険性があります。発症からの時間経過のみでなく、救える脳がどれだけ残っているかの画像診断が重要です（**図14**）。

近年CTやMRIでも、脳血流を評価できます。脳血流低下領域とDWI上で脳梗塞が完成している領域の差が大きければ、救える領域が大きく治療適応があることになります。反対に、DWIで白く写る脳梗塞が完成している領域が広ければ、血行再建術の適応はありません。

図14　虚血の程度と範囲　MRI

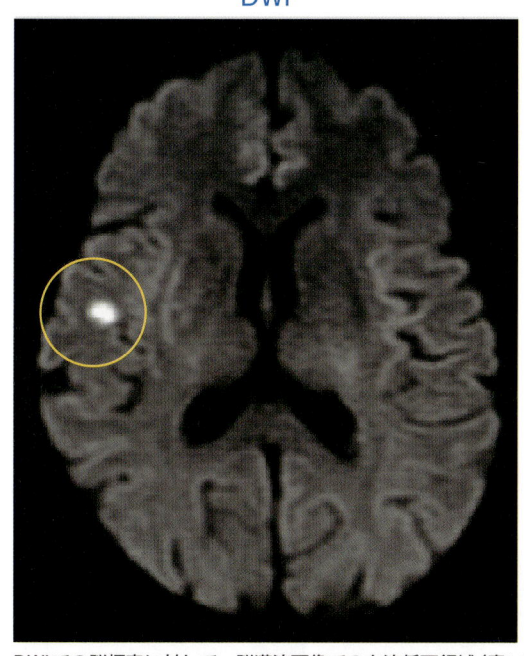

DWI　　　　　　　　　　　　脳灌流画像

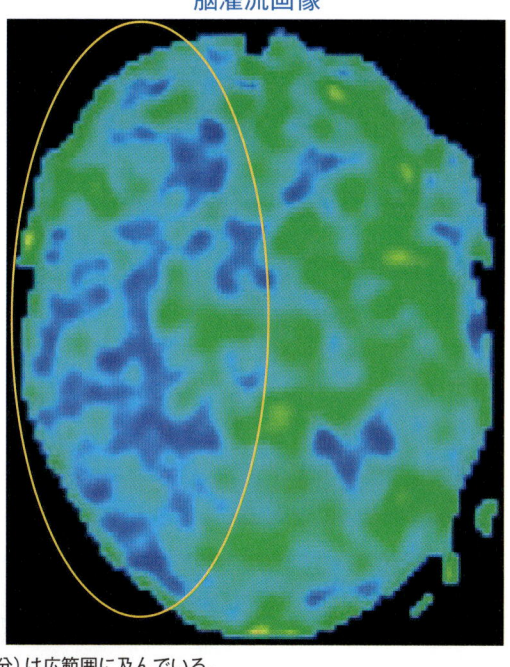

DWIでの脳梗塞に対して、脳灌流画像での血流低下領域（青い部分）は広範囲に及んでいる。

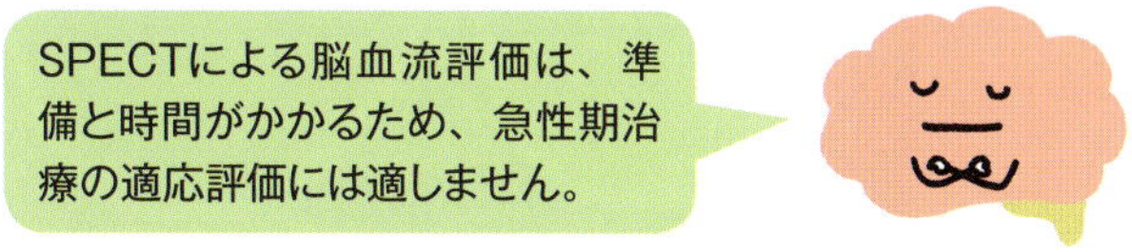

> SPECTによる脳血流評価は、準備と時間がかかるため、急性期治療の適応評価には適しません。

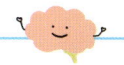

注意！　脳梗塞治療中の脳梗塞悪化と過灌流症候群

脳梗塞の治療中に、脳梗塞の増大や新たな脳梗塞を起こす危険性があります。また、頻度は低いですが治療で狭窄や閉塞がなくなり脳血流が改善されることにより、脳血流が増えすぎる過灌流の状態になることがあります。頭痛、脳局所症状、痙攣などを起こし、重度になれば脳出血を起こし生命に危険を及ぼす危険性もあります。

このような危険性があることを知っておき、術前術後の神経学的評価のみでなく、血圧管理、水分バランスの管理をしっかりと行います。過灌流が疑われれば、絶対安静とさらに厳重な血圧管理が必要になります。過灌流が高度な場合には、全身麻酔管理を行う場合もあります。

脳卒中①
脳梗塞の治療

Point 2　梗塞範囲が広い場合は、外減圧術で救命をめざす

　脳梗塞の範囲が広い場合、死んだ脳細胞が浮腫を起こしたり、出血（出血性梗塞）して、周囲の正常脳を圧迫する危険性があります。腫れが強いと脳ヘルニア（→p.121）を起こし、生命維持が困難になることもあります。それを予防するために頭蓋骨を一部手術で取り除き、頭蓋内の圧を外に逃がす手術（外減圧術）を行うことがあります（図15）。

　しかし、あくまでも命を救うための手術であり、これによって脳梗塞の症状がよくなるわけではありません。

図15　外減圧術の術前・術後　CT

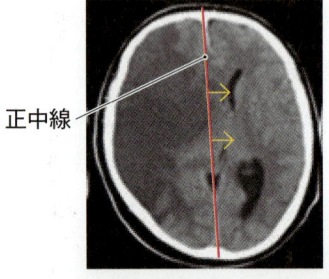

正中線

広範囲な脳梗塞に対して、脳室が押しつぶされ、脳の正中線が偏ってしまっている（黄色の→のとおり）。

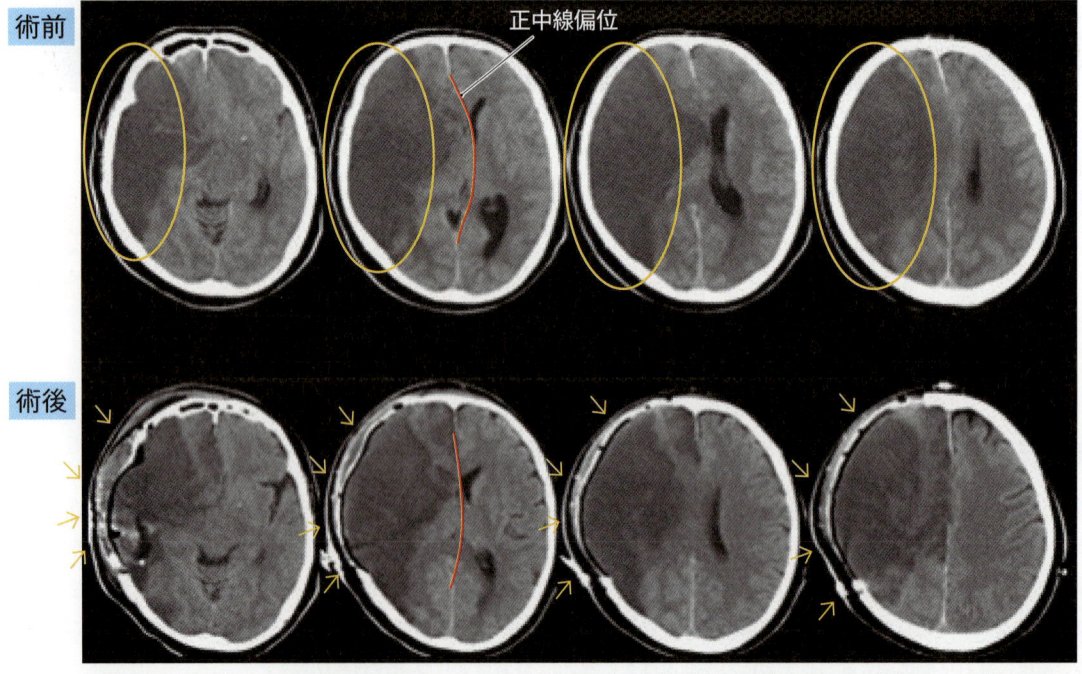

術前　　正中線偏位

術後

外減圧術後（下段）は、脳の腫れた部分が骨のない部分に広がり、正中線の偏位は改善している（黄色の→は手術によって骨除去した部分）。

脳卒中① 脳梗塞の治療

Point 3 急性期〜慢性期は、薬で再発を予防する

　脳梗塞を起こしてしばらくは、脳梗塞が拡大するかもしれない、再発するかもしれない、不安定な時期です。この時期を乗り越えるために、薬による治療を行います（表2）。

　慢性期も、薬による再発予防を行います。急性期の治療と並行して行いますが、その後の脳梗塞をずっと予防していくため、内服薬が基本です（表3）。

> そもそも生活習慣病の結果として起こるのが脳卒中なので、高血圧、糖尿病、脂質異常症の治療、禁煙などは必須です。

表2　脳梗塞の代表的な点滴治療

	抗血小板薬	抗凝固薬	（脳保護薬）
一般名（商品名）	オザグレルナトリウム（カタクロット、キサンボンなど）	アルガトロバン（ノバスタン、スロンノンなど）ヘパリンナトリウム	エダラボン（ラジカットなど）
性質	血小板凝集を抑制するための薬	血栓ができないようにするための薬	脳梗塞により死んだ細胞の酸化的障害を予防する薬
適応	ラクナ梗塞 アテローム血栓性梗塞 ※心原性塞栓症ではオザグレルは禁忌	アルガトロバン→アテローム血栓性梗塞（ラクナ梗塞は除く） ヘパリン→心原性梗塞（心内血栓による再発を予防するため） ※心原性塞栓症ではアルガトロバンは禁忌	発症して間もない脳梗塞
使用上の注意	脳梗塞が広範囲で出血性梗塞になる危険性が高い場合には、急性期に抗血小板薬や抗凝固薬を使用しない		腎機能障害のリスクがある→そもそも腎機能がよくない患者には使用しない

表3　脳梗塞の代表的な内服薬

	抗血小板薬	抗凝固薬	
一般名（商品名）	アスピリン（バイアスピリン） クロピドグレル（プラビックス） チクロピジン（パナルジン） シロスタゾール（プレタール）	ワルファリン（ワーファリン）	
		ダビガトラン（プラザキサ） リバーロキサバン（イグザレルト） アピキサバン（エリキュース） エドキサバン（リクシアナ）	直接作用型経口抗凝固薬
適応	ラクナ梗塞、アテローム血栓性梗塞	心原性脳塞栓症	

もっと知りたい！　非弁膜症性心房細動の治療薬

　非弁膜症性心房細動に対しては、ワーファリンと効果が同等またはそれ以上でありながら出血性合併症の少ない直接作用型経口抗凝固薬が第1選択となっています。

　NOAC（new/novel oral anticoagulant）と呼ばれていましたが、最近はDOAC（direct oral anticoagulant）と呼ぶことが推奨されています。CHADS$_2$スコア1点（→p.44）で推奨されているDOACもあります。

脳卒中①
脳梗塞の治療

> **Point 4** 原因が**内頸動脈狭窄症**などの場合は、**外科治療**を検討する

　脳梗塞の原因が内頸動脈など太い動脈の狭窄や閉塞であった場合、不安定なプラークを取り除いたり、頭蓋内への血流を保つための外科治療が検討されます。
　手術ではCEA（carotid endarterectomy：頸動脈内膜剥離術）やSTA-MCAバイパス術（浅側頭動脈-中大脳動脈吻合術）、血管内治療ではCAS（carotid artery stenting：頸動脈ステント留置術）などです（**図16**）。

図16　外科治療

❶ CEA
血管を切開して、内側の動脈硬化部分を取り除く。
（動脈硬化部分 → 取り除く）

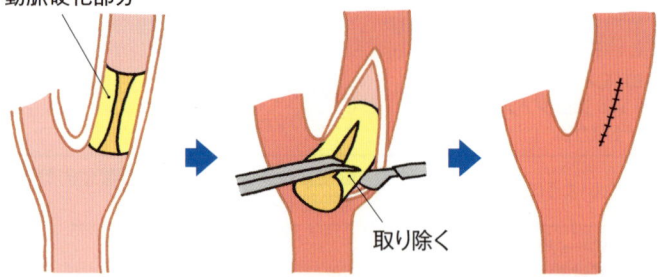

❷ STA-MCAバイパス術
頭皮を栄養する血管（浅側頭動脈：STA）を頭蓋内の血管（中大脳動脈：MCA）の枝に吻合し、外側から安定した血流を頭蓋内に確保する。
（頭蓋骨／頭皮の血管／脳血管／詰まっている部分）

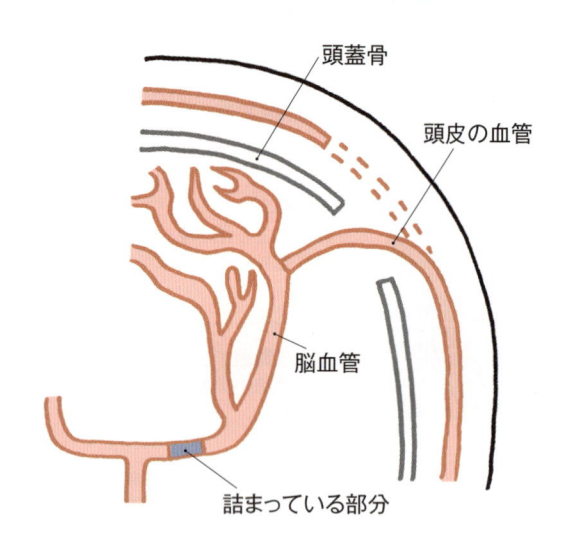

❸ CAS
血管の内側からカテーテルを入れ、ステントを留置することで狭窄部位を押し広げる。
（カテーテル／バルーン／ステント）

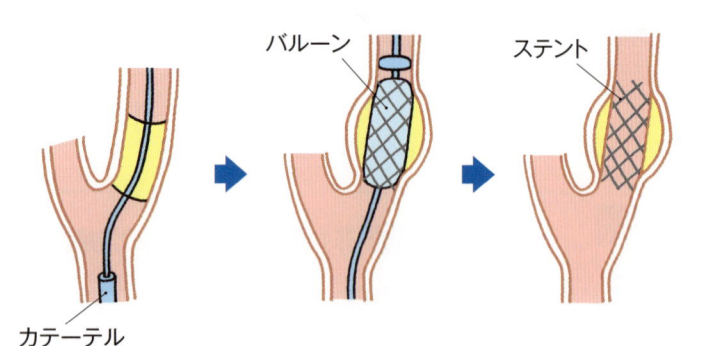

脳卒中① **脳梗塞＋α**

Point 1 もやもや病は脳梗塞につながる可能性も

　脳に栄養を送っている血管は大まかに4本ありますが、それらは前後左右で互いにつながり、脳への血流が途絶えないようにつくられています。その輪のようにつながる血管構造全体をウィリス動脈輪と呼びます（→p.14）。
　ウィリス動脈輪、特に内頸動脈分岐部にゆっくりと血管閉塞が進行し、それに伴って血流を保とうと、細い血管（側副血行路、もやもや血管）がたくさん伸びていくのが、もやもや病です（図17）。

　もやもや病の症状としては、過呼吸を伴う動作（例：啼泣、熱いものを冷ますときのふーふー、楽器などを吹くなど）で虚血発作が起こり、手足の脱力やしびれなどを自覚することがあります。細い血管を介して脳に血流が送られているので、血流が不足しやすく、重症の場合、脳梗塞を起こします。
　成人の場合には、もやもや血管が脆いために破綻し、脳出血を起こすことも半数程度あります。

図17　左内頸動脈　血管造影検査

正常
前大脳動脈　中大脳動脈
内頸動脈

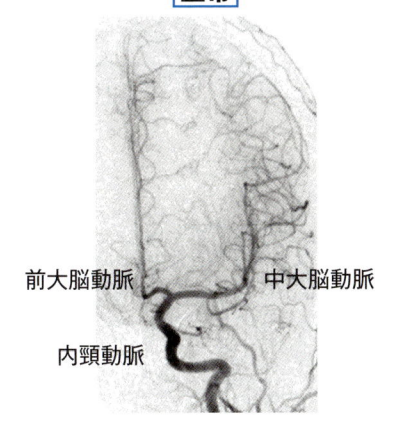

もやもや病
多数の細い血管
内頸動脈

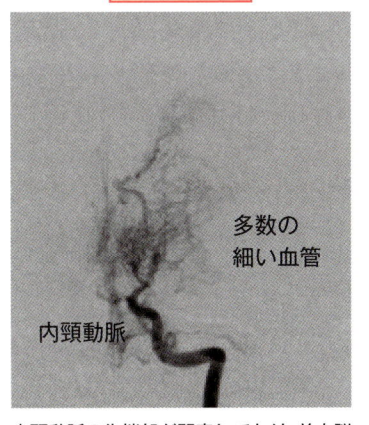

内頸動脈の先端部が閉塞しており、前大脳動脈、中大脳動脈が写ってこない。そのかわり、正常では認められない細かな血管が多数発達している（もやもや血管）。

細い血管がたくさん集まって、煙のような「もやもやした」画像になるため、こう名づけられました。

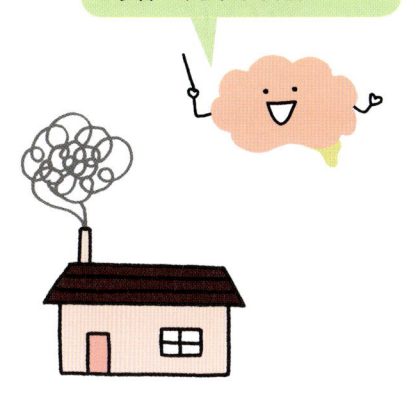

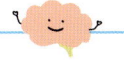

もっと知りたい！　血液の二酸化炭素濃度と脳血管

　血液の二酸化炭素濃度が高くなると脳血管は拡張します。逆に濃度が低くなると収縮します。過呼吸では、血中の二酸化炭素が多く体外に排出されるため、血液中の二酸化炭素濃度が低くなり、脳血管が収縮し、脳に流れる血液量が減少します。
　もやもや病では、安静時でも脳血流量が不足し、ぎりぎりの状態で脳ははたらいているため、過呼吸でさらに脳血流量が減少し不足すると、症状が出てしまいます。
　頭部外傷の場合などで頭蓋内圧が亢進しているような場合には、少し過呼吸気味に呼吸を管理することで、脳血流を減らし、頭蓋内圧を下げるよう治療することがあります。

脳卒中① 脳梗塞＋α

Point 2 一過性脳虚血性発作（TIA）は脳梗塞の一歩手前

一過性脳虚血性発作（TIA：transient ischemic attack）とは、脳梗塞が起こる前ぶれの状態です。

脳梗塞と同じように神経症状が突然みられますが、症状が24時間以内に消失し、MRIを撮っても脳梗塞の所見がみられないような場合を指します（図18）。

そのまま放置していると、その後脳梗塞になる危険性が高いので、来院時に症状がなかったからといって安心してはいけません。

TIAだったと強く疑われるかどうかを判断するための基準として、ABCD²スコアがあります（表4）。中〜高リスク群になった患者さんは基本的には入院となり、早急な原因検索の検査（頸動脈エコーや心電図モニタリング、血管狭窄が疑われれば血管造影検査など）を行う必要があります。必要に応じて脳梗塞に準じた治療を行います。

> TIAは、心筋梗塞の前兆である狭心症と同じような位置づけです。

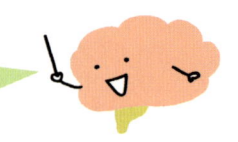

図18 TIAとは

脳血管が詰まりかかったものの、血栓が自然に溶けるなどで脳細胞が死んでしまうまでには至らなかった状態。

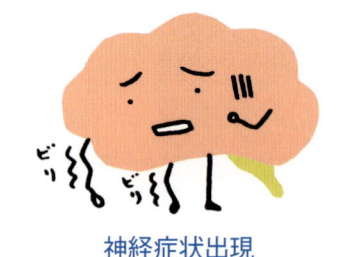

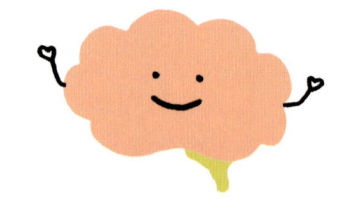

神経症状出現 → 数分〜数時間後 → 症状消失

表4 ABCD² score

臨床所見		カテゴリー	スコア
A	年齢（age）	60歳以上	1
		60歳未満	0
B	血圧（blood pressure）	収縮期>140mmHg and/or 拡張期>90mmHg	1
		その他	0
C	臨床症状（clinical features）	一側の筋力低下	2
		麻痺を伴わない構音障害	1
		その他	0
D	持続時間（duration）	60分以上	2
		10〜59分	1
		10分未満	0
D	糖尿病（diabetes）	あり	1
		なし	0

- A、B、C、Dの合計得点が高いほど、TIAが疑わしい、今後脳梗塞になる可能性が高い。

2日以内に脳梗塞になるリスク
0〜3点（低リスク群） 1.0%
4〜5点（中リスク群） 4.1%
6〜7点（高リスク群） 8.1%

（Johnston SC, Rothwell PM, Nguyen-Huynh MN, et al. Validation and refinement of scores to predict very early stroke risk after transient ischaemic attack. Lancet 2007 ; 369 : 283-292.）

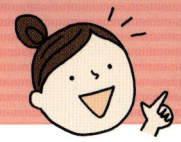

脳梗塞のケアのポイント

Point 1

アテローム血栓性脳梗塞

意識レベル・神経症状の悪化に注意

- アテローム血栓性脳梗塞は、片麻痺、構音障害などさまざまな局所症状が出現します。看護師は、発症直後から意識レベルの悪化、神経症状の悪化に注意しながら、局所症状やバイタルサインの変化を観察することが重要です。
- 症状の悪化を認めた場合は、ただちに医師に報告し対応します。

Point 2

心原性脳塞栓症

梗塞が広範囲にわたる場合は、脳ヘルニア徴候・出血に注意

- 心原性脳塞栓症は、ときに症状が重篤になることがあります。急性期は生命の危機にさらされることもあるので、バイタルサインの変動に注意しながら全身状態の管理、瞳孔所見、神経症状の悪化に注意して観察をします。
- 広範囲の脳梗塞の場合は、脳ヘルニア徴候にも十分な注意が必要です。
- アテローム血栓性脳梗塞と同様に、急性期からの廃用症候群の予防、良肢位の保持、バイタルサインの変動に注意しながらの早期離床も重要です。
- 左心内に血栓があると再梗塞の危険を伴います。離床の際は、心臓超音波検査で左心内血栓の有無を確認し、心拍の変動に十分注意しながら進めましょう。左心内に血栓を認めなくても再発のリスクはあるので、医師の指示を確認して離床を進めていきます。
- 抗凝固薬の点滴、内服が開始になった場合は出血傾向に注意します。

脳ヘルニア徴候
徐脈
血圧上昇
瞳孔不同
対光反射の消失　など

Point 3

ラクナ梗塞　BAD

比較的症状は軽いが、神経症状の悪化に注意（特にBAD）

- ラクナ梗塞やBADは発症時には比較的症状が軽い場合が多いですが、神経症状の進行がないか観察が必要です。
- 病変がどこにあるのかを理解し、脳の局所症状の観察を行います。
- 症状が軽い場合は早期退院が予測されるので、入院時から退院後の生活を意識した指導を進めます。

Point 4

rt-PA治療後は厳密な血圧管理と神経症状の観察を行う

- 血栓溶解療法（rt-PA）は発症から治療開始時間が早いほど転帰がよいとされています。
- rt-PAの管理を行う上で、まず治療開始時間を意識しながら看護にあたることが重要となります。来院から治療開始まで60分以内を目標とし、バイタルサインの測定、採血、血管確保、意識レベル、神経学的症状のチェック、病歴聴取、CT・MRI撮影、説明と同意を迅速に行います。
- SCU（ICU・HCU）や脳神経外科・神経内科病棟の看護師と救急外来との連携も大切です。緊迫した状況において、医師と看護師が連携して治療に臨むことが鍵となります。
- 治療開始後は、血圧管理、神経症状、意識レベル、全身の皮膚状態の観察を行い、出血性合併症を防ぎます。
- 神経症状の悪化があればただちに医師に報告します。再開通によって出血性梗塞が起こる可能性があるということを念頭において看護にあたることがポイントです。

脳梗塞のケアのポイント

モニタリングの基準	
血圧は治療開始から2時間まで	→15分ごと
2～8時間まで	→30分ごと
8～24時間まで	→1時間ごと

神経症状の観察の基準	
治療開始から1時間まで	→15分ごと
1～7時間までは	→30分ごと
7～24時間	→1時間ごと

Point 5　血管内治療により再開通した場合は、出血に注意し、厳重な血圧管理を行う

- 血管内治療で血栓が回収され再開通した場合は、治療中にヘパリンナトリウムを使用することもあり、頭蓋内出血のリスクが高くなるので、十分な観察が必要です。
- 血圧管理においては、rt-PAだけを行った場合は180/105mmHg以下に管理しますが、血管内治療後はさらに厳重な血圧管理が必要になります。閉塞血管の再開通が得られた場合と得られなかった場合とでは、血圧の管理も異なります。
- 治療結果を把握して、看護することが重要になります。再開通が得られた場合には、再灌流による出血を防ぐため正常血圧（<140mmHg）が維持できるよう、必要に応じて降圧治療を行うこともあります。
- 血管内治療では、rt-PAやヘパリンを使用し、脳血管撮影検査よりも太い管（シース）が挿入され、シースが挿入されたまま翌日まで管理されることもあるので、穿刺部の観察も注意深く行います。バイタルサインの変動、意識レベル、神経症状の悪化も看護のポイントです。
- 穿刺側下肢は安静となるので、下肢の深部静脈血栓にも注意が必要です。多くの場合は弾性ストッキングを装着し、血栓予防に努めます。

Point 6　脳卒中の再発が疑われたら、すぐに受診するよう指導する

- 急性期から、再発予防教育を行います。
- 脳卒中は治療の遅れが予後にかかわることがあるため、次のような症状が起こったらすぐに救急車を要請するよう、患者さんと家族に指導します（図1）。

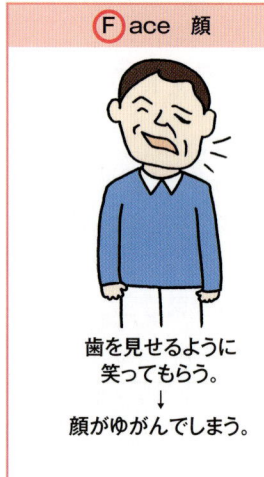

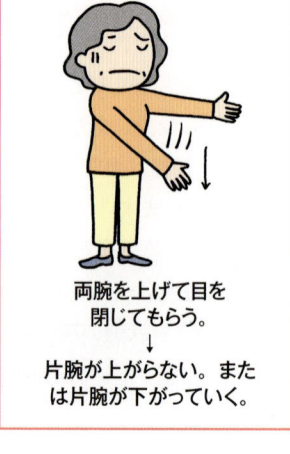

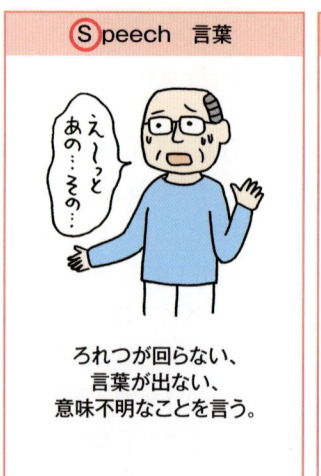

1つでも症状が出ていれば脳卒中の可能性大！

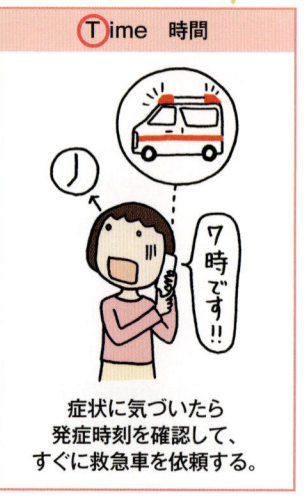

図1　脳卒中を早期発見する方法：FAST

Face 顔
歯を見せるように笑ってもらう。
↓
顔がゆがんでしまう。

Arm 腕
両腕を上げて目を閉じてもらう。
↓
片腕が上がらない。または片腕が下がっていく。

Speech 言葉
ろれつが回らない、言葉が出ない、意味不明なことを言う。

Time 時間
症状に気づいたら発症時刻を確認して、すぐに救急車を依頼する。

脳卒中② 脳出血の原因

Point 1　脳の血管が破裂し、頭の中で出血する

脳出血とは、脳の血管が破れて頭の中で出血した状態です（図1）。出血した場所によって、脳出血、くも膜下出血、脳室内出血などが含まれますが、狭義には脳出血を指します。ここでは脳出血について解説します。

図1　脳出血とは

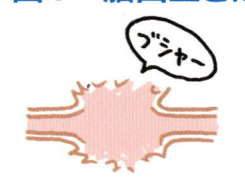

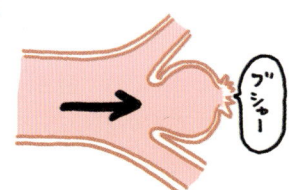

Point 2　出血の主な原因は、高血圧症

最も頻度の高い脳出血の原因は、高血圧症です。高血圧による動脈硬化で細い動脈が変性し、圧力に耐え切れなくなり出血します。

その他に脳動静脈奇形、もやもや病、血管腫、脳腫瘍、アミロイドアンギオパチーなど、脆弱な血管ができる疾患の合併症として脳出血が起こることがあります。

高血圧の早期治療により、脳出血は減少傾向にあります。

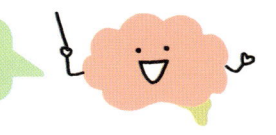

ピックアップ　脳出血につながる疾患：動静脈奇形

動静脈奇形（AVM：cerebral arteriovenous malformation）とは、脳の動脈と静脈が毛細血管を介さずに直接つながったもので、拡張・蛇行した血管の塊（ナイダス）がみられる先天疾患です。

ナイダスは、正常血管と比較すると弱くて破れやすく、脳内出血やくも膜下出血をきたします。その他、痙攣や頭痛などで発見されることもあります。診断は、MRIや血管造影検査でナイダスの確認を行います（→p.62）。

ナイダスの場所や大きさによりますが、開頭摘出術、カテーテルによるナイダスの塞栓術、放射線治療（ガンマナイフ）などが行われます。一般に脳表に近い部分にある出血や症状を呈しているものは手術による摘出、脳の深い部分にあり、小さなものに対してはガンマナイフで治療を行います。

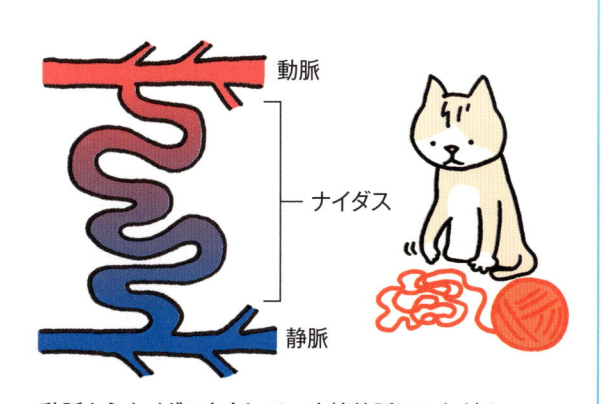

動脈からナイダスを介して、直接静脈につながる。

脳卒中② 脳出血の分類と症状

> **Point 1** 高血圧性脳出血の場合、好発部位は
> **被殻、視床、皮質下、小脳、橋**

高血圧性の脳出血では、いわゆる「出血を起こしやすい場所」として知られる場所が5か所あります（被殻、視床、皮質下、小脳、橋：図2）。このなかで皮質下出血は、高血圧によるものが約30～50％しか含まれないため、他の原因による脳出血の可能性も念頭に置いて診療する必要があります。

被殻、視床、橋は、穿通枝で栄養されています。穿通枝（→p.14）は、高血圧により傷みやすいため、これらの部位が、脳出血の好発部位になります。

図2 脳出血の好発部位

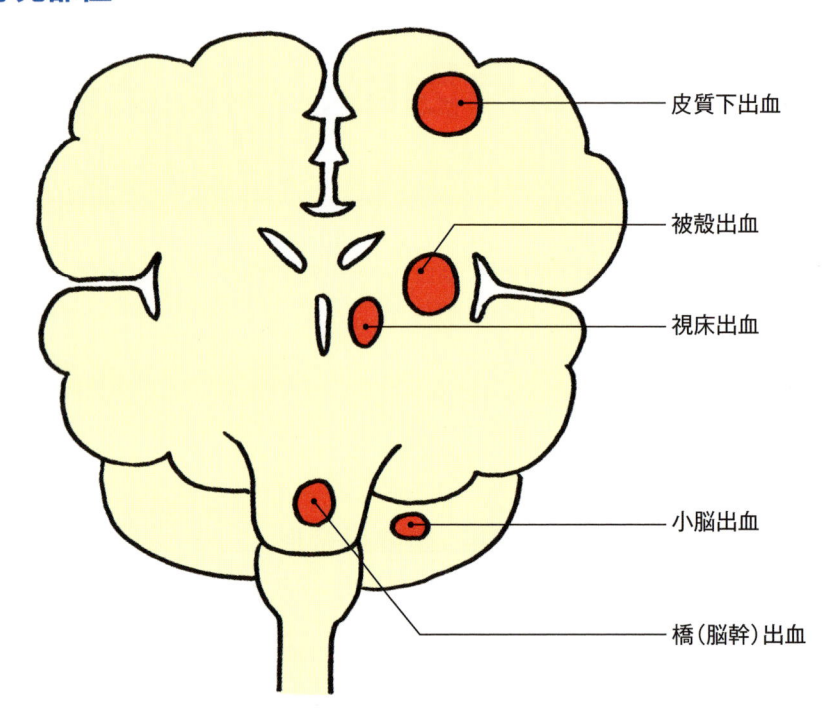

- 皮質下出血
- 被殻出血
- 視床出血
- 小脳出血
- 橋（脳幹）出血

ピックアップ　脳出血につながる疾患　アミロイドアンギオパチー

アミロイドアンギオパチーとは、脳表の小・中動脈にアミロイドタンパクが沈着し、血管が脆弱化する疾患です。沈着が高度になると血管が破綻し、脳出血（通常皮質下出血）を起こします。高齢者で多いのが特徴で、比較的短期間に出血を繰り返す傾向があります。

アルツハイマー型認知症に合併することが多いです。

脳卒中②
脳出血の分類と症状

Point 2 症状は出血の場所によって異なる

脳出血の症状は出血の場所によってさまざまです（**表1**）。重症度は、NIHSSで評価を行います（→p.40）。

> 脳梗塞に比べ、頭痛や嘔吐などを伴うことが多いですが、必ずしも頭痛があるわけではありません。

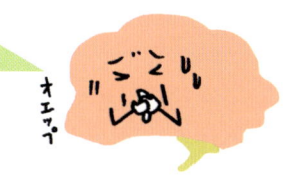

表1 脳出血の種類とその特徴

	被殻出血	視床出血	皮質下出血	小脳出血	橋出血
CT画像					
運動障害	片麻痺（病変と対側）	片麻痺（病変と対側）	片麻痺（病変と対側）	四肢麻痺はないが、小脳失調症（病側）あり	四肢麻痺
感覚障害	病変と対側	病変と対側	病変と対側	なし	両側あるいは対側
瞳孔・共同偏視	病側を向く	内下方を向く（鼻先凝視）縮瞳	視野障害（同名半盲）	健側を向く 眼振あり	Pinpoint pupil（瞳孔の高度縮小）瞳孔正中固定
その他の症状	失語	失語	失語	嘔吐、めまい	意識障害 呼吸障害
特徴	特に運動障害が後遺症として重く残ることが多い	意識障害をきたすことがある	出血する場所によってさまざまな症状が出現 後頭葉→視野異常 頭頂葉→失語・高次脳機能障害 など	水頭症を合併するリスクがある 脳ヘルニアを起こしやすい	
手術の適応	神経学的所見が中等症（症状が軽すぎても重すぎても適応にならない）血腫量が31mL以上で開頭あるいは内視鏡的血腫除去（手術の際、血腫まで比較的到達しやすい）	状況により脳室ドレナージ（視床はかなり奥にあるため、直接血腫を除去する手術は行いにくい。視床は脳室の近くにあり、出血した際に脳室内穿破することがある。そのときは水頭症の予防/改善のため、脳室ドレナージを行う）	状況により検討（手術の際、血腫まで比較的到達しやすい）	血腫径が3cm以上で開頭血腫除去	なし（脳幹部は生命維持に必要な組織であり、手術で正常組織を傷つけるわけにはいかず、手術適応はない）
生命予後	比較的良好	不良	比較的良好	比較的良好	不良

脳卒中② 脳出血の検査

Point 1　迅速で安全なCTが第1選択

脳梗塞と同様に、脳出血の評価は主にCT（図3）やMRIで行います。CTのほうが、迅速で安全です。

図3　脳出血

CT　被殻出血

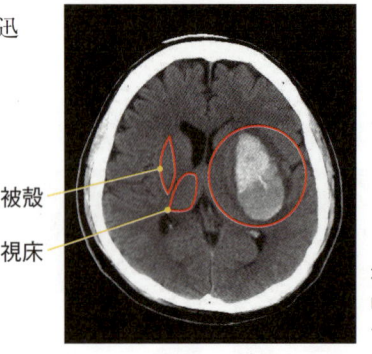

被殻
視床

右被殻を中心に高吸収域（白い）を示す出血を認める。

CT　小脳出血

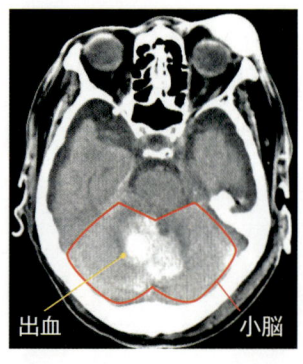

出血　小脳

小脳に高吸収域を示す出血を認める。

Point 2　動静脈奇形や動脈瘤の疑いがあれば、血管の検査を行う

高血圧性脳出血の場合、「どこの血管が破れたのか」を探すための検査は行いませんが、動静脈奇形や動脈瘤などの疑いがある場合には、血管の検査を行います（図4）。

図4　動静脈奇形

MRI　T2強調画像

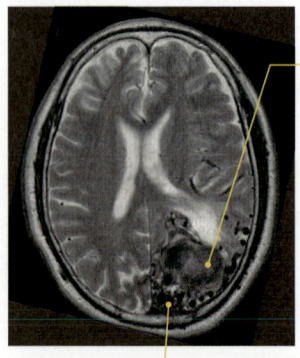

拡張した流出静脈

MRIでは、流れの速い血管は無信号（黒く）で描出される。黒い点の集まりは動静脈奇形の異常血管の集まり（ナイダス）。

ナイダス

脳血管造影

流入動脈
流出静脈

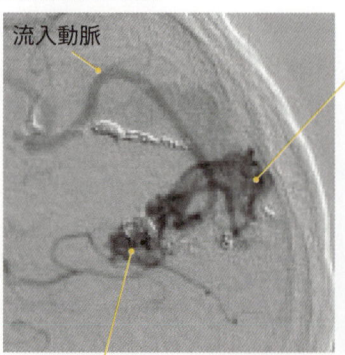

造影剤の流れ方を見て、どの血管が流入動脈で、どの血管が流出静脈かを判定する。手術治療を行ううえで必要な情報となる。

ナイダス

脳卒中② 脳出血の治療

Point 1 高血圧性脳出血は血圧管理が基本

　高血圧性脳出血の血圧管理に関しては、ガイドラインでは140mmHg以下にコントロールするように推奨されています。

　脳出血が大きい場合には、脳圧を下げるため、浸透圧利尿薬(グリセオールやD-マンニトール)を使います。

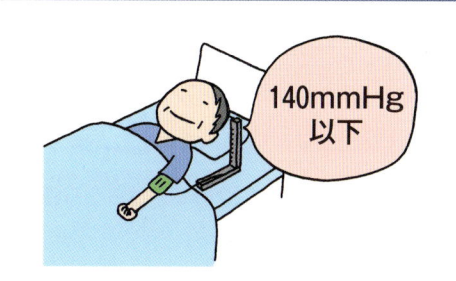

Point 2 適応があれば、手術による血腫除去

　出血の大きさや場所によっては手術（血腫除去術）を考慮することがあります（→p.61表1）。以前は開頭することが多かったのですが、近年は穿頭で内視鏡を用いた手術も増加してきました。

　また、CTやMRIで計測した座標をもとに穿刺針で血腫を吸引する手術（定位的手術）も行われます。

Point 3 急性水頭症が出現した場合は、脳室ドレナージ

　脳室穿破（主に視床出血による）・小脳出血・脳幹出血から、髄液灌流障害による水頭症（図5）を発症することがあります。

　水頭症とは、さまざまな理由で脳脊髄液が脳室などにたまり、頭蓋内圧亢進から意識障害などの症状を呈するものです（→p.11）。また、受け答えがはっきりしない、尿失禁、歩行障害などの症状も出ます。

　急性水頭症が出現した場合には、脳室ドレナージを行います。

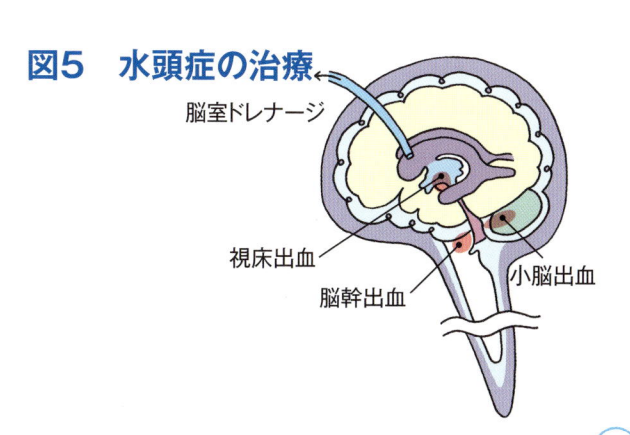

図5　水頭症の治療
脳室ドレナージ
視床出血
脳幹出血
小脳出血

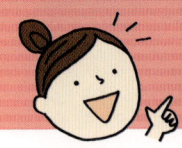

脳出血のケアのポイント

Point 1 発症直後から24時間は再出血に注意して観察する

Point 2 脳室内に血腫が穿破している場合や脳幹、小脳出血では、急性水頭症に注意する

> 脳ヘルニア徴候を見逃さないことが大切です（→p.57）。

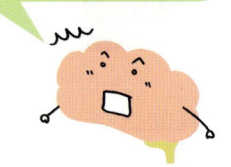

Point 3 抗凝固薬・抗血小板薬を内服している場合、出血の拡大に注意する

- 出血の拡大について、さらなる注意が必要になるので、入院時の病歴聴取の内容を十分に把握しておきます。

Point 4 保存的治療を行う場合は出血の拡大に注意する

- 出血の拡大、脳腫瘍による症状の悪化に注意しながら、意識レベル、瞳孔所見（図1）、神経症状の観察を行います。
- 出血の拡大を防ぐために血圧コントロールを行います。収縮期血圧140mmHg以下になるようにコントロールすることがすすめられます（ガイドライン2015）。
- 脳浮腫の管理として高張グリセロールの静脈内投与が行われることがあるので、点滴管理を行います。
- 出血の拡大がないことを確認し、早期離床を進めます（図2）。

図1 瞳孔所見

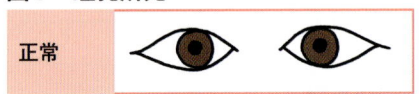

		出血部位
正常	👁 👁	
縮瞳	👁 👁	脳幹（橋）出血
散瞳	👁 👁	脳ヘルニア
不同（散瞳）	👁 👁	脳ヘルニア
不同（縮瞳）	👁 👁	視床出血
位置異常（共同偏視）	👁 👁	被殻出血、小脳出血など
位置異常（内下方偏位）	👁 👁	視床出血

図2 術後はチームで早期リハビリテーションを行う

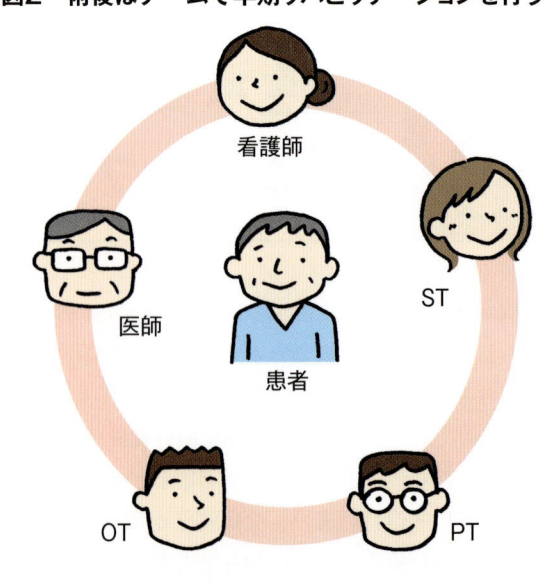

看護師・ST・PT・OT・医師・患者

PT・OT・STなどと協力して、術後から早期にリハビリテーションを進めるように心がけましょう。

Point 5　開頭血腫除去術後は後出血に注意する

- バイタルサイン、意識レベル、神経症状、ドレーン管理、術後痙攣などに注意しながら観察します（**表1**）。
- 特に厳重な血圧管理が必要です。医師の指示に従い、降圧を図ります。
- 術後翌日の画像で異常がなければ、医師に確認し、早期に離床を進めることが機能改善には重要です（**図2**）。

表1　開頭血腫除去術を受ける患者への看護のポイント

術前	1. 病歴聴取と家族の説明	・急激な発症の場合は家族の動揺も考慮し、医師の説明には必ず看護師が同席して、家族が説明を十分に理解しているかを確認する
	2. バイタルサインの確認	・術前からバイタルサインの変動に注意する ・手術を必要とする患者の場合、出血の増大を防ぐため、さらに積極的に降圧する ・術後管理を見すえた術前の状態把握も重要。手術直前まで、意識レベル、瞳孔所見、神経症状、呼吸状態などをしっかり観察しておく
	3. 深部静脈血栓症の予防	・ほとんどが全身麻酔下で手術が行われる。術前、術中、術後にわたり体を動かせず下肢の静脈に血栓ができる危険性が高くなるため、深部静脈血栓の予防も重要となる。術前からどの程度のリスクがある患者かをアセスメントしておく ・弾性ストッキングは患者に合ったサイズを選択して術前から装着する
術後	1. バイタルサインの観察	・術後の後出血を防ぐためには厳重な血圧管理が必要となる ・指示範囲を保つために降圧薬を使用する場合もあるので、シリンジ（輸液）ポンプを使用して微量ずつ増減して血圧を管理する ・脳浮腫により脳幹が圧迫されるとバイタルサインに変動が出たり、呼吸の様子が変わったりするので、神経症状や意識レベルと併せて呼吸状態にも注意する
	2. 意識レベルの観察	・JCSやGCSで評価する。麻酔覚醒と併せて術前に評価したものと比較しながら観察する ・後出血、脳浮腫の悪化などがあると意識レベルが低下するので、注意深く観察する ・脳出血の場合、中枢性の高熱を呈することがあり、高熱による意識障害も考慮する ・電解質異常（高ナトリウムや低ナトリウム血症）による意識障害が出現することもある ・意識障害の原因が鑑別しにくい場合はCT画像で判断する
	3. 神経症状の観察	・術前の状態を把握して、術後の瞳孔所見（図1）、神経脱落症状の悪化はないかを観察する。出血の拡大や脳浮腫、水頭症の悪化などにより脳幹が圧迫されると動眼神経麻痺を起こすため、瞳孔不同の出現、対光反射の消失が見られた場合は医師に報告する ・病変部位により出現する可能性のある症状を考えて、症状の悪化がみられないか十分に観察する
	4. 術後痙攣発作の観察	・特に皮質下出血の場合は痙攣発作に注意が必要となる。痙攣時には（上肢、下肢、顔など）どの部分から始まったか、全身への広がりがないかを観察する ・全身に痙攣発作が起こった場合は気道を確保し、呼吸状態を観察、ただちに医師に報告し、鎮静剤や抗痙攣薬の投与を行う
	5. 創部・ドレーンの観察	・創部のガーゼ汚染、腫脹・発赤などがないかを観察する ・ドレーンの種類、排液の性状（血性～透明）・量などを観察する（→p.90～91）
	6. 早期リハビリテーション	・離床の遅れはさまざまな合併症の原因ともなる。リハビリテーションスタッフだけでなく、看護師も早期座位（可能であれば早期歩行）、食事、排泄、整容など、生活の場面で離床を意識したかかわりをもつ

> 保存的治療、手術治療を受ける患者さんの看護は、基本的には同じです。
> 手術治療が必要な患者さんは重症であるため、より厳重な管理が必要となります。

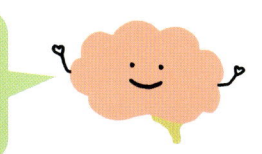

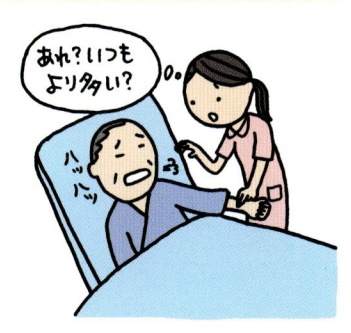

脳卒中③ くも膜下出血の原因

Point 1　くも膜下腔に出血することで起こる

くも膜下腔（**図1**）とは脳の表面とくも膜の間のスペースのことで、ここは脳脊髄液（髄液）で満たされた空間です（→p.2）。脳から脊髄にかけて、中枢神経系のまわりを広く覆っているスペースなので、このくも膜下腔に出血が起こると、脳脊髄液に混ざりながら、広く血液の成分が脳脊髄全体を覆うことになります。

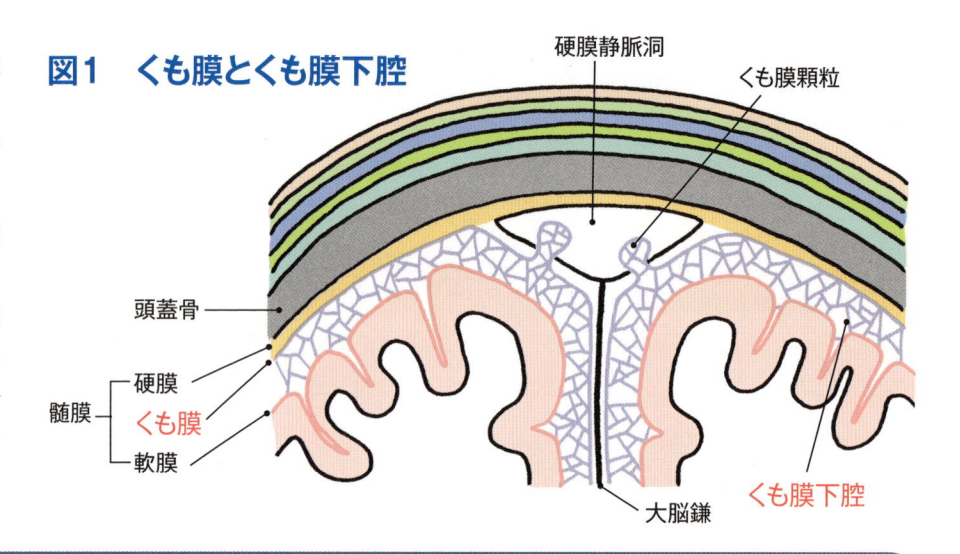

図1　くも膜とくも膜下腔

（硬膜静脈洞／くも膜顆粒／頭蓋骨／髄膜：硬膜・くも膜・軟膜／大脳鎌／くも膜下腔）

Point 2　原因の多くは脳動脈瘤の破裂

くも膜下出血の原因の多くは脳動脈瘤の破裂で、くも膜下出血の7～8割にあたります（**図2**）。

脳動脈瘤は、一般に血管の分岐部に発生することが多く、そのなかでも好発部位としてウィリス動脈輪近傍分岐部（**図3**、→p.14）が挙げられます。

> その他、頭部外傷、脳動脈奇形、もやもや病、脳腫瘍から出血することもあります。

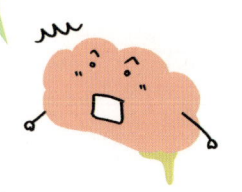

図2　脳動脈瘤とくも膜下出血

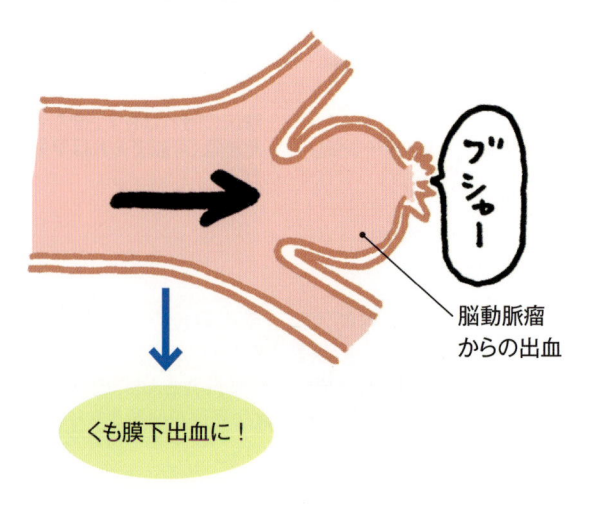

（ブシャー／脳動脈瘤からの出血／くも膜下出血に！）

図3 脳動脈瘤の好発部位と実物の脳動脈瘤

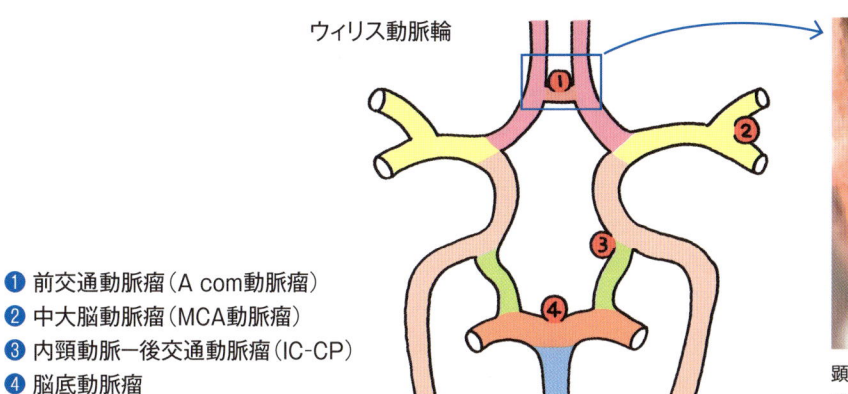

ウィリス動脈輪

❶ 前交通動脈瘤（A com 動脈瘤）
❷ 中大脳動脈瘤（MCA動脈瘤）
❸ 内頸動脈－後交通動脈瘤（IC-CP）
❹ 脳底動脈瘤

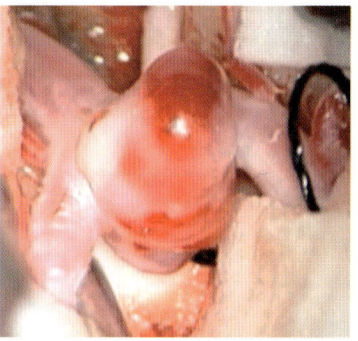

顕微鏡で見たA com 脳動脈瘤。動脈瘤先端部は非常に壁が薄く、内部の血液の流れが透けて見えるほどで、特に赤く見える。

ピックアップ　解離性脳動脈瘤（脳動脈解離）

　解離性脳動脈瘤とは、脳動脈の壁に解離が生じた状態のことです。動脈はバームクーヘンのように数層に分かれた構造をしていますが、解離性脳動脈瘤ではその内側の層と外側の層の間が裂け、血液がこの2層の間に入り込んで血管が裂けていきます。

　日本人の場合、椎骨動脈に発生することが多いのが特徴です。外膜側に膨隆して破裂し、くも膜下出血を起こす場合と、解離部に生じた壁内血栓により、血管の狭窄・閉塞が起こって脳梗塞など虚血症状を示す場合があります。

動脈解離の形成

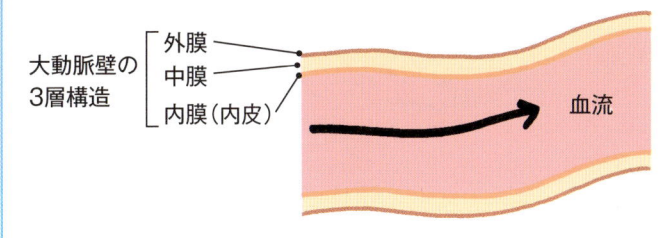

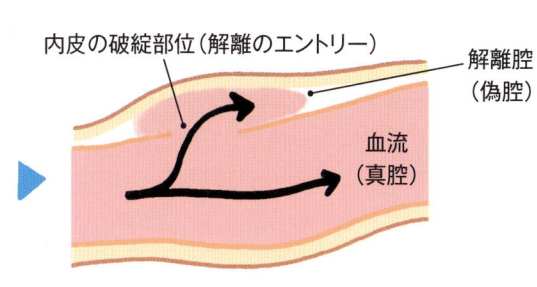

大動脈壁の3層構造：外膜／中膜／内膜（内皮）
血流
内皮の破綻部位（解離のエントリー）
解離腔（偽腔）
血流（真腔）

椎骨動脈　MRI　解離性脳動脈瘤

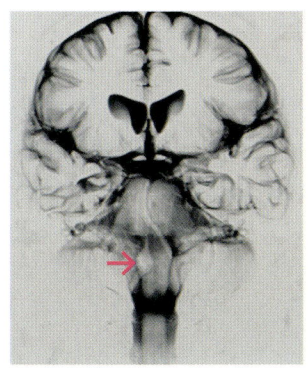

BPAS（広範囲の椎骨動脈－脳底動脈の外観が観察できる撮影法）：右椎骨動脈瘤が確認できる。

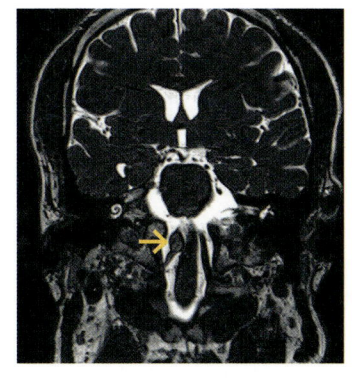

脳槽撮影：血管を外側から見た形がわかりやすく、脳幹などとの位置関係も明瞭。

脳卒中③ くも膜下出血の症状と検査

Point 1 予後が悪く、1/3は死亡、1/3は重大な後遺症を残す

　くも膜下出血は脳卒中全体の10％以下ですが、他の脳卒中と比べてマスコミなどでも話題に上りやすいのは、その予後の悪さからです。約1/3の人は元の社会生活に戻れますが、約1/3の人は重篤な後遺症を残し、残りの約1/3の人は死亡するといわれます。

　くも膜下出血が起こりやすい年齢は50～60歳で、女性に多く（約2倍）発症します。

Point 2 特徴的な症状は、突然の激しい頭痛

　くも膜下出血の最も特徴的な症状は、突然の激しい頭痛です（図4）。嘔気・嘔吐を伴い、最初から意識障害をきたすこともあります。

　歩いて通常外来を受診する患者さんもいるため、注意が必要です。見逃して帰宅させれば、自宅で亡くなったり、昏睡状態で運ばれてくるかもしれません。

図4　くも膜下出血の主な症状

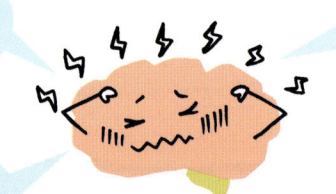

- 嘔気・嘔吐
- 意識障害
- 突然バットで殴られたような、これまで感じたことのない激しい頭痛

Point 3 脳梗塞や脳出血のような明らかな局所症状は示さないことが多い

　多くの場合、血腫はくも膜下腔のみに存在し脳組織を破壊することは少ないため、脳梗塞や脳出血のような明らかな脳の局所症状（片麻痺など）は示さないことが多いです。

> 血腫の量が多い場合や脳内に出血した場合には、神経症状を呈することもあります。

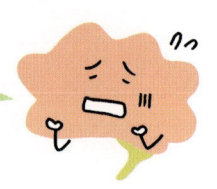

脳卒中③
くも膜下出血の症状と検査

Point 4　意識レベルなどで重症度を把握する

　くも膜下出血の重症度分類は、NIHSSのような細かい神経症状に着目した分け方ではなく、意識障害の程度を基本に分ける分類法が用いられます（**表1、2**）。

　これらの分類は治療法の検討、再出血の危険性、予後の予測などに用います。

表1　Hunt and Kosnik分類（1974）

Grade 0	未破裂の動脈瘤
Grade I	無症状か、最小限の頭痛および軽度の項部硬直をみる
Grade Ia	急性の髄膜あるいは脳症状をみないが、固定した神経学的失調のあるもの
Grade II	中等度から強度の頭痛、項部硬直をみるが、脳神経麻痺以外の神経学的失調はみられない
Grade III	傾眠状態、錯乱状態、または軽度の巣症状を示すもの
Grade IV	昏迷状態で、中等度から重篤な片麻痺があり、早期除脳硬直および自律神経障害を伴うこともある
Grade V	深昏睡状態で除脳硬直を示し、瀕死の様相を示すもの

（Hunt WE, Kosnik EJ. Timing and perioperative care in intracranial aneurysm surgery. *Clin Neurosurg* 1974; 21: 79-89.）

表2　WFNS分類（1983）

Grade	GCS score	主要な局所神経症状（失語あるいは片麻痺）
I	15	なし
II	14-13	なし
III	14-13	あり
IV	12-7	有無は不問
V	6-3	有無は不問

（Report of World Federation of Neurological Surgeons Committee on a Universal Subarachnoid Hemorrhage Grading Scale. *J Neurosurg* 1988; 68: 985-986.）

Point 5　くも膜下出血の画像診断はCTが主流

　くも膜下出血はCTやMRIで診断できます。
　MRIのほうが、少量の出血や発症から時間が経過した出血の診断にはすぐれますが、全身状態の安定しない発症後間もない患者さんには、CTのほうが短時間に行うことができるため適しています（**図5、表3**）。くも膜下出血はくも膜下腔全体に血液が広がるので、CT画像では脳周囲のくも膜下腔や脳槽が血腫で白く見えます。

脳卒中③ くも膜下出血の症状と検査

図5 CT くも膜下出血

脳槽が血腫で満たされ、脳底部に五角形（いわゆる「ペンタゴン（五角形）」「ダビデの星の形」といわれるもの）が白く目立つ。Fisher分類ではgroup3にあたる。

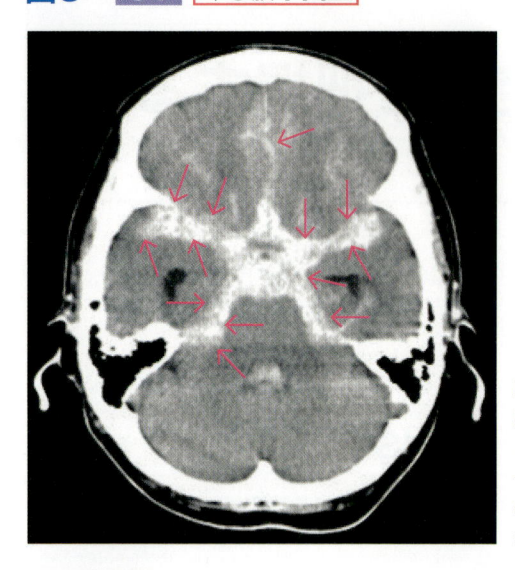

表3 Fisher 分類（CT所見による分類）

group1	CTでは出血なし
group2	くも膜下腔のびまん性の薄い出血（厚さ1mm以下）
group3	くも膜下腔の厚い出血（厚さ1mm以上）、あるいは局所性の血腫
group4	脳内もしくは脳室内の血腫

（Fisher CM, Kistler JP, Davis JM. Relation of cerebral vasospasm to subarachnoid hemorrhage visualized by computerized tomographic scanning. *Neurosurgery* 1980; 6：1-9.）

> 血腫の広がりにより、くも膜下出血後に起こる脳血管攣縮の発生を予測するためにつくられたCT所見による分類です。

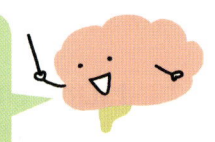

Point 6 手術の際は、CTAや血管造影検査で動脈瘤を確認する

　再出血を予防するために手術を考慮しますが、手術をするためには、原因は動脈瘤でいいのか、どこに動脈瘤があるのかを確認しなければなりません。そのために行われるのが、CTAや血管造影検査（図6）です。

> 動脈瘤の場所・向き・形などを把握します。

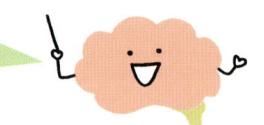

図6 血管造影検査 脳動脈瘤

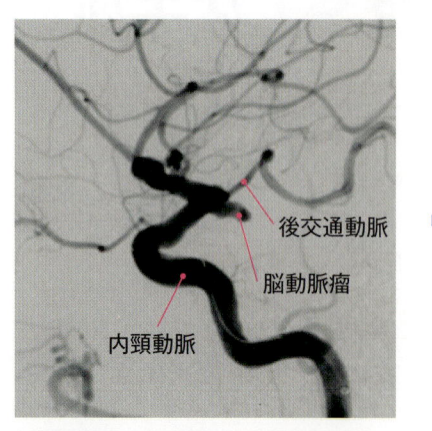

内頸動脈撮影。内頸動脈－後交通動脈分岐部に動脈瘤を認める（IC-PC）。

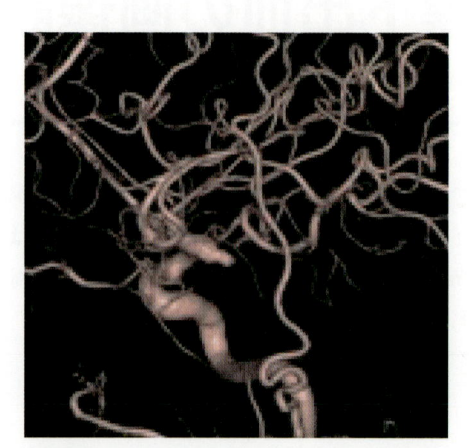

3D表示。

脳卒中③ くも膜下出血の治療

Point 1　発症後の時期によって注意すべき合併症が異なる

　くも膜下出血を発症した患者さんの治療は、合併症をいかに予防するかがとても大切です。くも膜下出血を起こしたときに一命をとりとめても、合併症により死に至ることもあるほか、後遺症がさらに重篤になる可能性もあります。くも膜下出血の合併症は、おのおの発生するリスクが高い時期が知られており、各タイミングごとにその時発生しやすい合併症について、適切な検査、予防策を組み立てる必要があります。(**図7**)。

　まず動脈瘤からの再出血を予防するのが先決です。
　動脈瘤の破裂は急に起こり、血液がくも膜下腔に流れ出て、いったん出血は止まります。ただ、一度出血した部分は壁が弱いため、いつ再出血するかわからない状態です。再出血すれば、さらに後遺症を残したり死亡したりする確率が上がります。

図7　くも膜下出血の合併症

くも膜下出血発症 → 再出血 → 脳血管攣縮 → 水頭症

- 再出血：発症後24時間以内が最多（それ以降も再出血のリスクはある）
- 脳血管攣縮：発症後4～14日
- 水頭症：発症後1か月

Point 2　再出血しないようなるべく早く手術を行う

　降圧を行い鎮静して、不意な興奮で動脈瘤が再破裂するのを防ぐ必要があります。再出血予防としては、早期に動脈瘤に外科的対処を行います(**図8**)。

図8　くも膜下出血の外科的治療

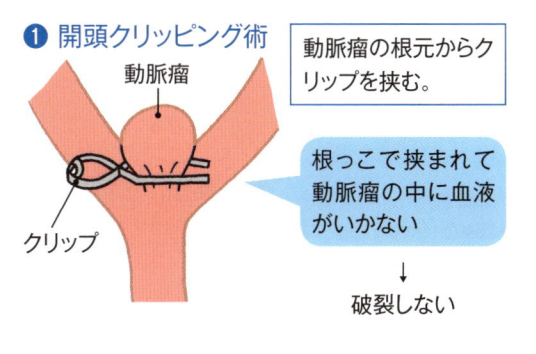

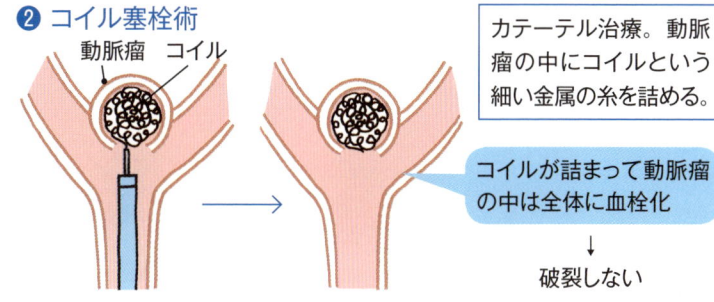

❶ 開頭クリッピング術
- 動脈瘤
- クリップ
- 動脈瘤の根元からクリップを挟む。
- 根っこで挟まれて動脈瘤の中に血液がいかない
- ↓
- 破裂しない

❷ コイル塞栓術
- 動脈瘤
- コイル
- カテーテル治療。動脈瘤の中にコイルという細い金属の糸を詰める。
- コイルが詰まって動脈瘤の中は全体に血栓化
- ↓
- 破裂しない

脳卒中③
くも膜下出血の治療

Point 3 発症後約2週間は脳血管攣縮に注意

　くも膜下出血発症後、数日～約2週間までの間、脳血管攣縮が起こる可能性があります。脳血管攣縮とは脳血管が細くなるもので、血管周囲に出た血腫の刺激によって起こります(図9)。脳血管攣縮は7～8割で起こり、2～3割に症状が出現します。

　脳血管攣縮が高度な場合には、脳梗塞を起こします。脳梗塞によって新たな神経症状が出ることになり、患者さんの生存や後遺症の有無に大きくかかわることになります。

　脳血管攣縮の予防・治療として、"3H(Hypervolemia：血液量を増やす、Hemodilution：血液希釈、Hypertension：血圧を上げる)"が有名です。しかし、3Hが有効であるという証拠は十分ではありません。

　実際には、個々の患者さんに合った正常循環血液量を保ち、心拍出量を増加させるような薬剤で血圧をある程度維持するといった治療を行っています。いずれにしてもバイタルサインのチェックや、水分のIN-OUTバランスには厳重な注意が必要です。

　また、脳血管攣縮を予防する薬剤として、ファスジル塩酸塩水和物(エリル)やオザグレルナトリウム(キサンボン)などを予防的に投与します。

図9　脳血管攣縮の機序

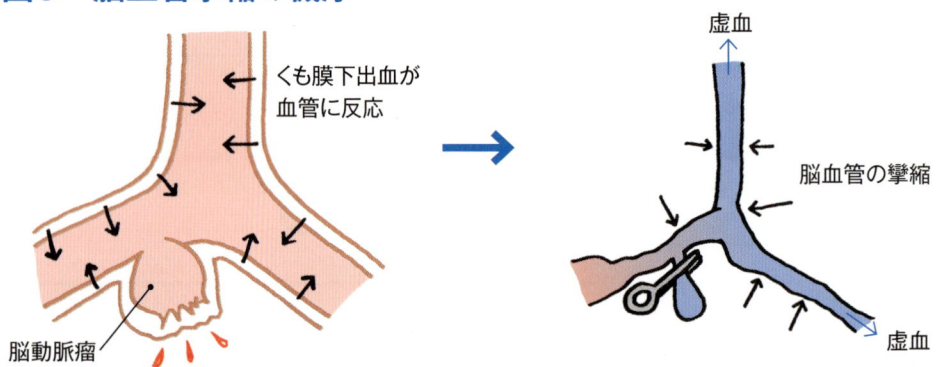

くも膜下出血が血管に反応
脳動脈瘤
→
虚血
脳血管の攣縮
虚血

血管造影　**くも膜下出血後**　左内頚動脈の血管攣縮

発症直後　　　　　発症8日目

前大脳動脈
中大脳動脈

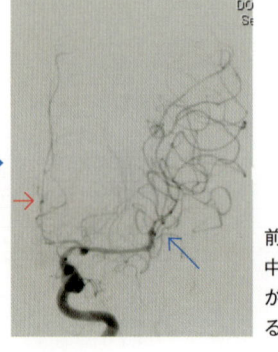

特に前大脳動脈が細くなっており、この患者さんは、脳梗塞になってしまいました。

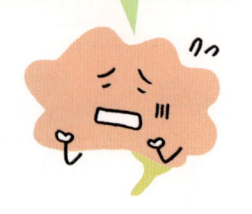

前大脳動脈(→)、中大脳動脈(→)が細くなっているのがわかる。

脳卒中③
くも膜下出血の治療

Point 4 発症2週間以降は水頭症に注意

　くも膜下出血後の水頭症は、本来髄液を吸収するはずの場所（くも膜顆粒）が血液成分によって目詰まりを起こして吸収障害を起こすことで発症します。くも膜下出血発症から2週間後以降に発症するのが一般的です。

　急性期は、くも膜下腔の血液をできるだけ洗い流し、脳血管攣縮や水頭症を予防する目的で腰椎ドレナージや脳槽ドレナージを行います。水頭症が出現した場合、急性期を過ぎて、髄液をくも膜下腔から他の場所に移すシャント術を行います（図10）。

図10　シャント術

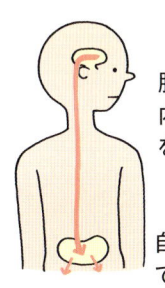

脳室−腹腔シャント
脳室から腹腔内へ管で髄液を逃がす
自然に腹腔内で吸収

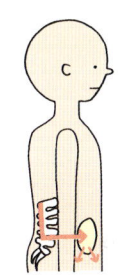

腰椎−腹腔シャント
腰椎レベルのくも膜下腔から腹腔内へ

Point 5 未破裂脳動脈瘤の破裂を防ぐ

　破裂していない脳動脈瘤が増大することにより、近くの神経や脳を圧迫して症状が出現することがあります。その場合も症状悪化を防ぐため、なるべく早期にクリッピング術などの手術処置が必要となります。

　最近はMRIなどの画像の精度向上に伴い、例えばふらつきや頭痛、脳ドックなどでMRI検査をした人に、たまたま無症状の脳動脈瘤が発見されるというケースも増えています。

　手術は、脳動脈瘤がもし破裂すれば重篤な後遺症を残したり死亡する可能性が高いので、破裂の予防が目標です。一方で、手術をすれば合併症で脳梗塞や出血をきたすこともあります。つまり、未破裂脳動脈瘤の手術適応は「動脈瘤を放置して、他の理由で人生が終わるまでの間に動脈瘤が破裂するリスク」と「手術をして合併症が起こり神経症状を残してしまうリスク」を天秤にかけ、勝率の高いほうを選択することになります。

　未破裂脳動脈瘤の年間破裂率はおよそ1％ですが、危険要因によっても破裂率は左右されます（表4）。

表4　未破裂脳動脈瘤破裂の危険要因

- 動脈瘤の場所・形・大きさ
  （形が不整で大きいほうが破裂しやすい）
- 家族性
  （血縁にくも膜下出血や動脈瘤の人がいると破裂しやすい）
- 高血圧
- 喫煙
- 過度の飲酒癖

個々の動脈瘤の手術の難易度とも併せて考え、患者さんごとに一番よい選択肢を一緒に考える必要があります。

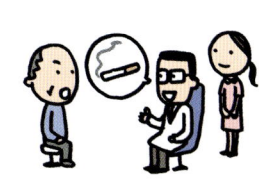

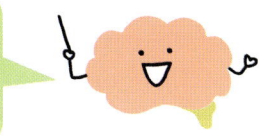

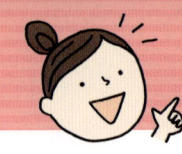

くも膜下出血のケアのポイント

Point 1　発症直後・術前は鎮痛・鎮静、降圧で動脈瘤の再破裂を予防する

- くも膜下出血発症直後の看護で最も大切なことは、動脈瘤再破裂予防のための十分な鎮痛・鎮静、降圧です。再破裂をきたした場合予後不良になることが多いので、術前はいかに再破裂させないかが大事です。医師と協力しながら予防を行いましょう。
- 初期症状として激しい頭痛が起こるので、鎮痛を行い、必要であれば鎮静薬を投与して手術まで待機します。また嘔吐による刺激や外界からの刺激も避けます。
- 意識レベルや神経症状の観察もすみやかに行うことが必要です。鎮静後は意識レベルの観察が困難となるので、バイタルサインの変動により判断しましょう。急激な血圧上昇、頻脈があれば、再破裂を疑います。
- 家族はくも膜下出血という診断を受けると大きく動揺することが予測されます。看護師は十分な説明ができているか、家族が理解しているか、精神的動揺はどの程度かなど、家族のケアも発症直後から考えて行動することが重要です。

Point 2　発症4～14日目までは、脳血管攣縮に注意する

- 脳血管攣縮により脳梗塞が起こると重篤な後遺症を残す可能性があるので、この時期の看護は脳梗塞を起こさないための観察が非常に重要です。
- 脳血管攣縮により脳血流が低下することで意識障害(何かおかしいと気づく)や麻痺、失語などが出現する場合があるため、そのような場合には、すぐに医師に報告する必要があります。梗塞が起こる前に治療を開始できるよう患者さんの観察を厳密に行い、ちょっとした変化を見逃さないようにしましょう。

Point 3　急性期から合併症予防に努め、早期離床を促す

- 脳血管攣縮期は安静になることが多いのですが、絶対安静にする必要はありません。医師の指示があれば積極的に離床を進めていきましょう。ドレーン挿入中でも短時間であれば離床できることもあるので、安静による合併症の予防に努めます。
- 急激に離床することにより血圧が低下し脳虚血を助長することもあります。看護師はリハビリテーションスタッフと協力して観察を行いながら離床を進めましょう。
- 観察するポイントは、離床による血圧の上昇・低下、脈拍の異常(心電図モニター)、意識レベル悪化、神経症状の出現、深部静脈血栓(下腿把握痛、ホーマンズ徴候*など)、肺塞栓の徴候(胸痛、呼吸困難、ショックなど)がないかです。

Point 4　慢性期は水頭症の3大徴候(認知症、歩行障害、尿失禁)に注意する

- 発症後1か月程度から正常圧水頭症(→p.11)の症状が現れることがあります。3大徴候の認知症、歩行障害、尿失禁がみられないかを観察します。
- 水頭症の治療として髄液シャント術が行われます。シャントバルブで設定された圧で髄液の流れを管理するので、術後は症状の改善があるか、髄液の流れすぎによる低髄圧症状(頭痛・嘔気など)がないかを観察します。

*ホーマンズ徴候：足関節を背屈させると腓腹筋(ふくらはぎ)に痛みを感じる。

表1 くも膜下出血の経過別看護のポイント

発症直後・術前	・再破裂の予防（鎮痛・鎮静、降圧） ・刺激を避けながら、バイタルサイン、意識レベル、神経症状の観察 ・家族への精神的援助 ・脳血管撮影の準備・介助（十分な鎮静を得た後）
開頭術・コイル塞栓術後	・再出血に注意しながら、バイタルサイン、意識レベル、神経症状の観察、瞳孔所見 ・全身状態の管理 ・創部の観察 ・ドレーン管理 ・コイル塞栓術後は穿刺部の血腫に注意 ・術後二次的合併症の予防（肺炎、褥瘡、肺塞栓など）
血管攣縮期 （発症4～14日程度）	・バイタルサイン、意識レベル、神経症状の悪化に注意 ・全身状態の管理 ・二次的合併症予防 ・水分出納管理 ・ドレーン管理 （脳槽・脳室ドレナージ、スパイナルドレナージ→p.90～91） ・栄養管理 ・医師、リハビリテーションスタッフと協働し、早期離床 ・高次脳機能障害の出現を見逃さない ・血管攣縮期にあることを家族に十分説明する
回復期・慢性期 （14日以降）	・水頭症症状（認知障害・歩行障害・尿失禁）の出現に注意 ・髄液シャント術後管理 ・身体的後遺症、高次脳機能障害に対するリハビリテーションへの援助 ・ADL拡大に向けた援助

血管攣縮による脳梗塞の予防が最重要！

Point 5 高次脳機能障害を見逃さないように観察する

● 高次脳機能障害が起こることもあるので、急性期から見逃さないように観察をします。高次脳機能障害は見えない障害ともいわれるので注意が必要です（図1）。

図1 主な高次脳機能障害

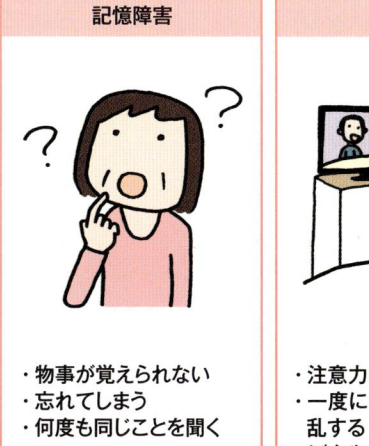

記憶障害	注意障害	遂行機能障害	社会的行動障害
・物事が覚えられない ・忘れてしまう ・何度も同じことを聞く	・注意力が続かない ・一度に2つ以上のことをしようとすると混乱する ・ぼんやりしている	・計画的に行動できない ・優先順位が決められない	・怒りっぽくなる ・人の気持ちを察することができない

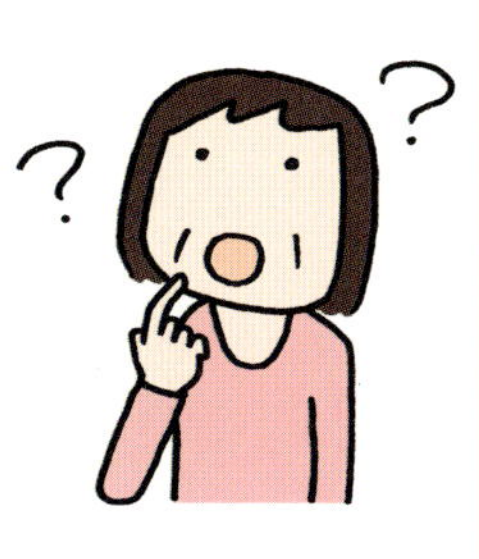

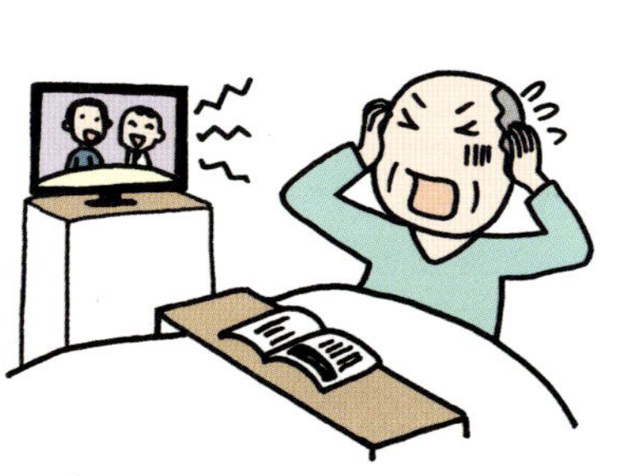

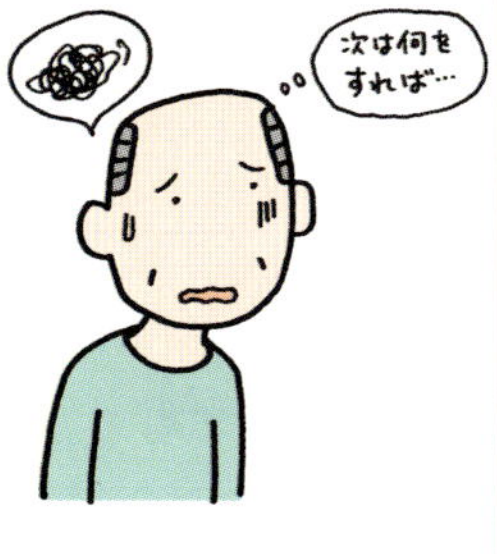

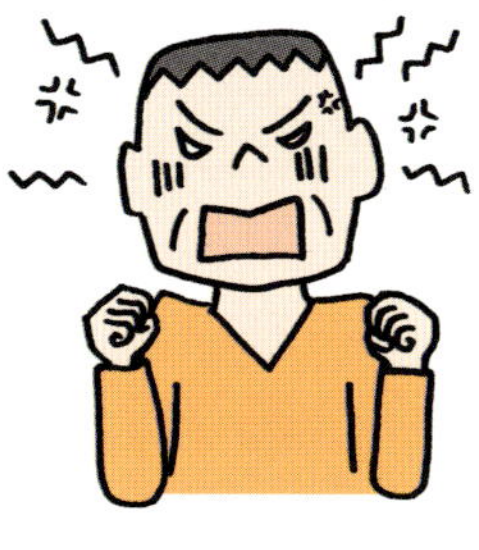

頭部外傷の原因と経過

Point 1 受傷時は大丈夫でも、後から症状が悪化することがある

頭部外傷には、軽微な頭部の打撲から致命的な脳損傷に至るまで、さまざまなものがみられます。

頭を強く打ったとき、そのときは大丈夫でも後から症状が悪化する場合がある（二次性脳損傷）のは、よく知られています（図1）。一見、頭部だけの外傷にみえても、四肢・胸部・腹部にも強い外力が加わっていることもあり（多発外傷）、骨盤骨折や肝臓・脾臓の破裂による出血性ショック、緊張性気胸や血胸が起こると致死的になることもあります。

図1 頭部外傷患者の経過（致死性の場合）

- 一次性脳損傷　外傷そのもの
- 二次性脳損傷　出血や浮腫
- 頭蓋内圧亢進
- さらに悪化すると…　脳ヘルニア

一次性脳損傷は予防するしかありません。

二次性脳損傷って何？

例　胸部外傷を合併→呼吸障害による低酸素血症や高炭酸ガス血症を引き起こす→脳血液量が増加→頭蓋内圧亢進がさらに悪化
（p.55参照）

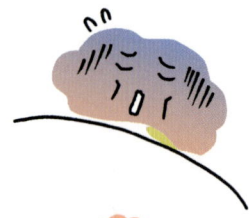

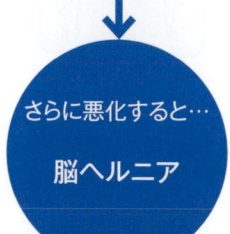

二次性脳損傷を抑え、引き続いて起こる頭蓋内圧亢進、脳ヘルニアへの進行をくい止めることが大切です。

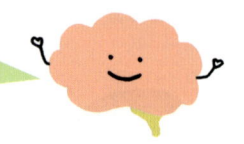

ピックアップ　高エネルギー外傷

体に大きな力（高いエネルギー）が加わって起こった外傷を高エネルギー外傷といいます。スピードの速い交通事故、高所からの落下事故などが該当します。
身体内部の広い範囲で組織が破壊されている恐れがあり、目に見える徴候がなかったとしても生命に危機を及ぼす可能性が高くなります。

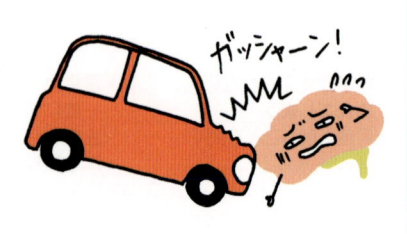

頭部外傷の分類と症状

Point 1 頭部のどこに損傷が生じるかで種類が異なる

　外力による損傷が頭部のどこに生じるかによって外傷の種類が異なります(**図2**)。

> 一見同じように見える受傷でも、その結果生じる頭部外傷はさまざまです。

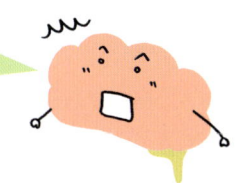

図2　頭部外傷の種類

頭蓋骨骨折

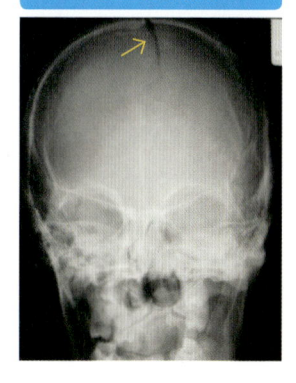

脳挫傷
脳内に出血

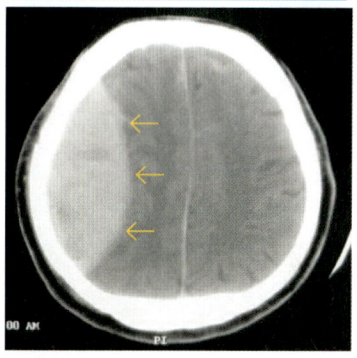

急性硬膜外血腫
頭蓋骨と硬膜の間の出血

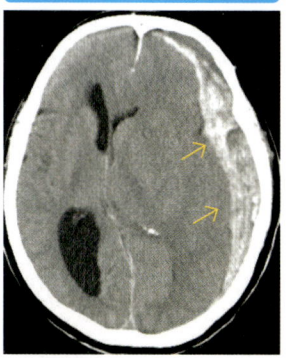

急性硬膜下血腫
硬膜とくも膜の間の出血

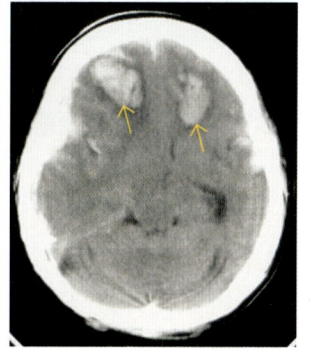

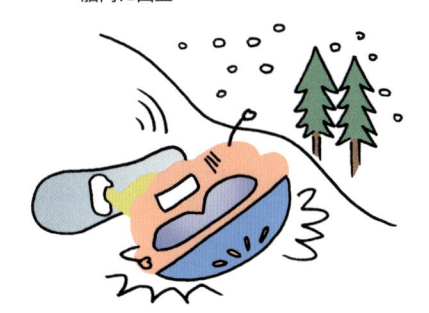

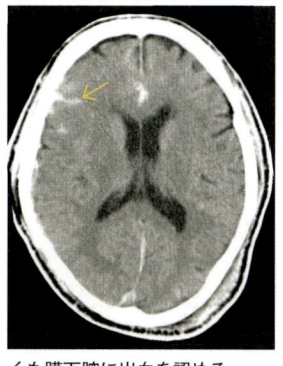

外傷性くも膜下出血
くも膜下腔に出血を認める。

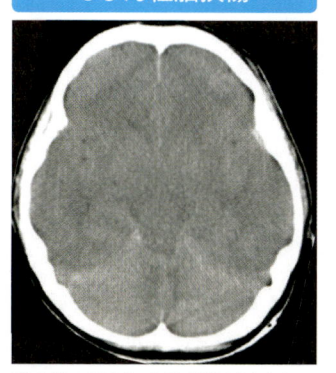

びまん性脳損傷
脳全体の腫脹により脳溝が消失している。

頭部外傷の分類と症状

Point 2　致死性の頭部外傷の多くは、頭蓋内出血

　命にかかわるような重症の頭部外傷の多くは、頭蓋内出血です（図3）。

　小さな血腫であればいずれ吸収されますが、大きな血腫ができてしまうと、脳を圧迫し頭蓋内圧が上昇し、高まった圧によって脳幹が強く圧迫されます。これを脳ヘルニアといいます（→p.121）。脳ヘルニアは早急に解除されないと、呼吸に異常をきたし、死に至ります。

　脳挫傷、急性硬膜下血腫、急性硬膜外血腫、これらはいずれも外傷そのものにより頭蓋内に出血が起こり、適切な治療がなされないと脳ヘルニアを生じうる病態です。

図3　頭蓋内出血の種類

頭を打って出血！　どこから出血しているかの確認が重要！

皮膚から
皮下血腫（たんこぶ）

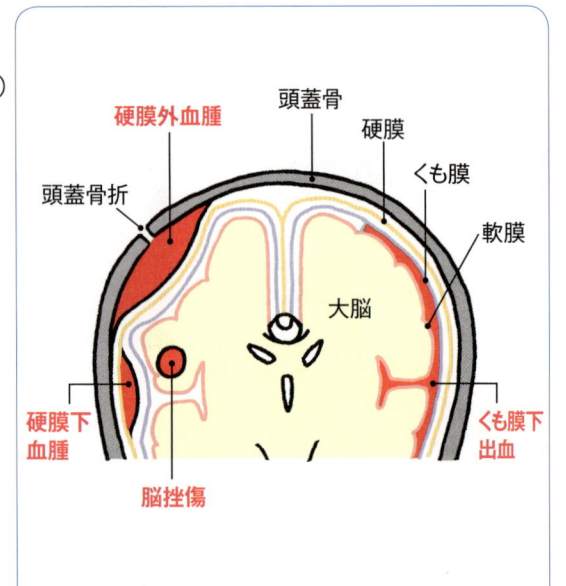

骨・硬膜から
急性硬膜外血腫
（硬膜と骨の間）

脳の表面の血管から
外傷性くも膜下出血
（くも膜と脳（軟膜）の間）

急性硬膜下血腫
（硬膜とくも膜の間）

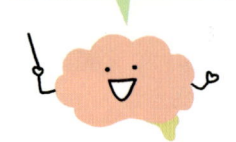

脳の中の血管から
脳挫傷

図中ラベル：硬膜外血腫、頭蓋骨、硬膜、くも膜、軟膜、頭蓋骨折、大脳、硬膜下血腫、脳挫傷、くも膜下出血

違いは出血源と血腫が生じる場所です。これらが同時に起こることも珍しくありません。出血の源、血腫ができる場所を理解しておきましょう。

ここもポイント！　びまん性脳損傷

　びまん性脳損傷（diffuse brain injury）は、頭部CTで出血はないか、あってもわずかで、それ以上に強く脳が腫れている状態です（→p.84）。

　多くは受傷直後から高度の意識障害を認めます。手術の適応はなく、脳全体が強く障害されているため、予後は不良です。

脳挫傷やびまん性脳損傷は、脳そのものへのダメージが強いので、手術で一命を取りとめても、後遺症が残ることが多いです。

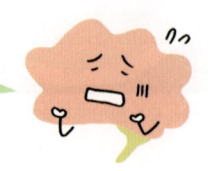

頭部外傷の分類と症状

Point 3 頭蓋骨骨折は、骨折の程度と場所により症状や治療が異なる

　頭部に強い外力が及ぶことによって、頭蓋骨に骨折が生じることがあります。骨折そのものが治療対象になることはあまりありませんが、骨折の種類や場所によって特徴的な症状や合併症があります（**図4**）。骨折により血管や神経が傷つくことが原因です。

　頭蓋骨のなかでも薄い骨からなる部分（帽子で隠れる部分とイメージしてください）であれば円蓋部骨折、眼窩や顔面、耳周囲であれば頭蓋底骨折となります（**図5**）。

図4　線状骨折と陥没骨折

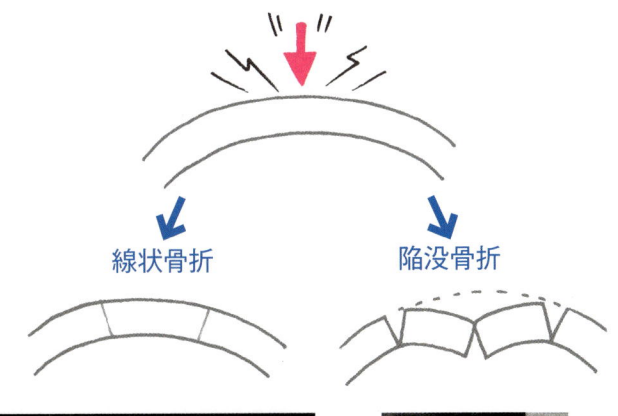

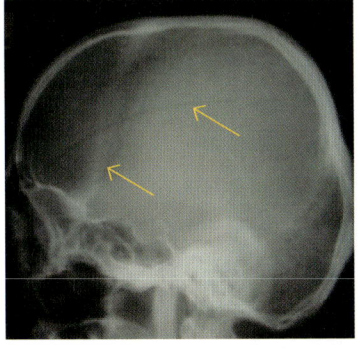

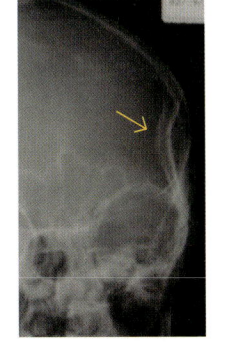

線状骨折　　陥没骨折

治療は？
線状骨折のみでは通常、保存的に治療するが、硬膜を走行する血管の損傷や、頭蓋骨からの出血により急性硬膜外血腫を合併することがある。

治療は？
陥没骨折では外部と交通する開放性骨折が多く、感染予防のために骨片除去や硬膜修復のために手術が必要となることがある。

図5　頭蓋底骨折

前頭蓋底骨折
- 副鼻腔との交通により、髄液鼻漏や鼻出血、嗅覚障害が生じることがある。
- パンダの目徴候が特徴的（→p.80）。

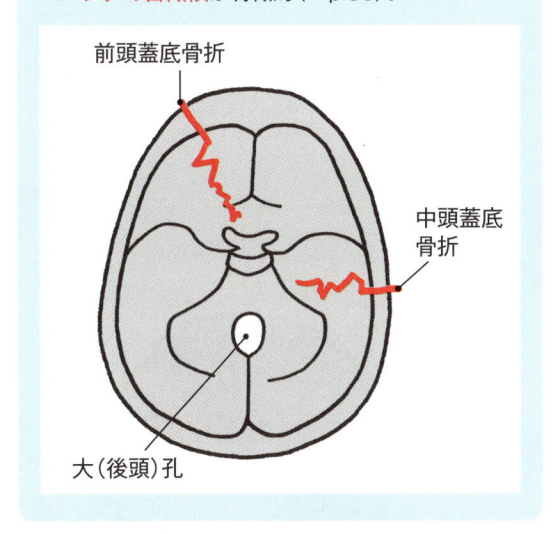

前頭蓋底骨折
中頭蓋底骨折
大（後頭）孔

中頭蓋底骨折
- 錐体骨乳突蜂巣との交通により、髄液耳漏、耳出血が生じることがある。
- 錐体骨の中には内耳があり、顔面神経も走行することから、顔面神経麻痺や難聴が生じることがある。
- Battle徴候がみられることもある（→p.80）。

頭蓋骨骨折の正確な部位は画像検査でもなかなかわかりにくく、気脳症（頭蓋内の空気の存在、CTでわかる）や鼻出血・耳出血、パンダの目徴候やBattle徴候があれば頭蓋骨骨折を疑います（図6）。

頭蓋内の空気は自然に吸収することがほとんどですが、感染の危険があり予防的に抗生物質の投与を行います。

> 頭蓋骨骨折の多くは保存的に治療されますが、髄液漏や気脳症などの合併があると、感染の危険があります。日々の観察がとても重要です。

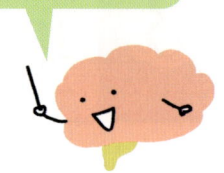

図6　頭蓋骨骨折の特徴的な症状

❶ 髄液漏（髄液鼻漏、髄液耳漏）

- 髄液漏では髄液中に糖が含まれることを利用し、尿定性検査用紙を用いて糖の存在が確認できれば診断できる。
  - **注意!** この方法では、血液の混入があるときには診断を間違える可能性がある。
- 髄液漏の多くは、自然に瘻孔が塞がり治癒するが、髄液が頭蓋内から漏れてくるルートを通って、鼻腔などから頭蓋内に細菌が侵入し、髄膜炎を起こすことがある。頭位挙上と床上安静で多くは治るが、スパイナルドレナージを挿入することもある。
- 鼻栓や耳栓はせず、強く鼻をかんだりすることも控える。

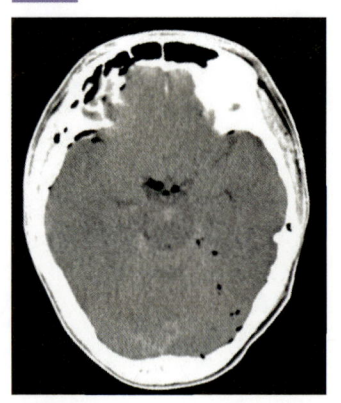

❷ 気脳症

- 頭蓋内に空気（黒）を認める。

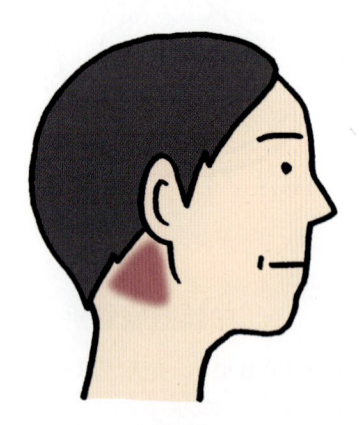

❸ Battle徴候

- 錐体骨骨折からの出血が皮下に広がることで、耳介の後ろ（乳突洞）が赤紫に変色する。
- 頭蓋底骨折の存在を示唆する。

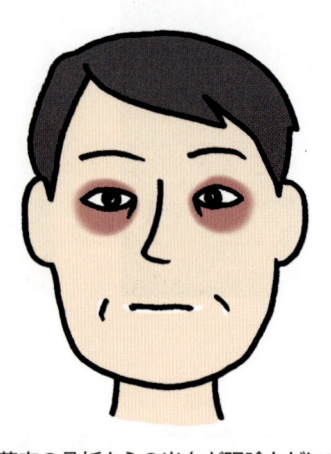

❹ パンダの目徴候

- 前頭蓋底の骨折からの出血が眼瞼などに広がり、赤紫に変色する。
- 特に治療は要さず、通常2～3週間で元に戻る。

頭部外傷の分類と症状

Point 4　頭蓋内圧の上昇、脳の損傷、脳への圧迫による症状に分かれる

　頭部外傷の症状は、①頭蓋内圧の上昇（頭蓋内圧亢進）による症状、②脳そのものの損傷（局所脳損傷）による症状、③局所の脳への圧迫による症状に分かれます（図7）。
　ただし、頭蓋内圧亢進なのか、局所脳損傷なのか、脳への圧迫なのか、症状だけから区別することは困難です。例えば意識障害は、頭蓋内圧亢進、局所脳損傷、脳への圧迫のいずれでも起こりうるため、画像検査が必要となります。

図7　頭部外傷の症状の分類

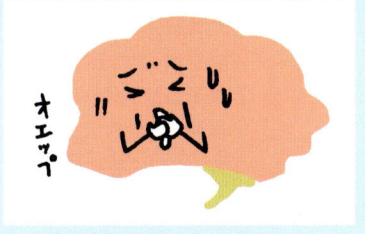

❶ 頭蓋内圧亢進
- 脳圧亢進と呼ぶこともあります。
- すべての頭部外傷に起こりえます。

  - 頭痛
  - 悪心・嘔吐
  - 意識障害、昏睡の順に重症

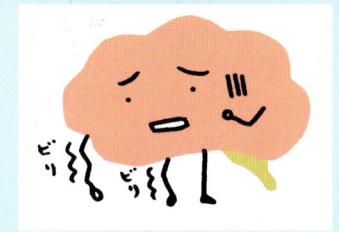

❷ 局所脳損傷
- 脳そのもののダメージによる症状です。
- 主に脳挫傷が原因で、損傷の部位により症状は変わり、後遺症が残ることが多いです。

  - 運動麻痺
  - 失語
  - 視野障害
  - 意識障害

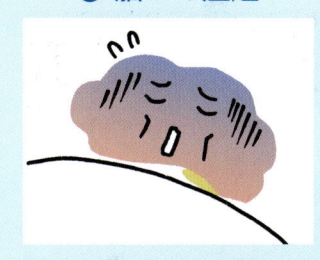

❸ 脳への圧迫
- 血腫や陥没骨折などで脳が強く圧迫されることで起こります。
- 脳自体の損傷が少ないほど、圧迫が解除されれば症状の改善が期待できます。

  - 運動麻痺
  - 失語
  - 視野障害
  - 意識障害

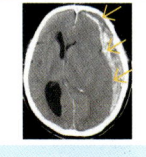

ここもポイント！　意識清明期（Lucid interval）

　受傷直後には意識障害がありますが、その後意識清明な時期が数分〜数時間続き、再び意識レベルが悪化する場合があります。
　急性硬膜外血腫でみられることがあり、受傷直後の意識障害は、受傷の衝撃によるものです。意識清明期の間も徐々に血腫が増大し、脳を圧迫することによる片麻痺、頭蓋内圧亢進による嘔吐などを伴います。緊急に血腫除去術を行い減圧しないと、脳ヘルニアとなって死に至ることもあります。

「意識が回復した」と安心して油断していたら、昏睡状態で発見されたということも。しっかり観察を続けましょう。

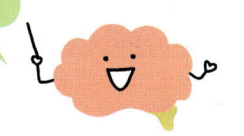

頭部外傷の検査

Point 1 検査は簡便で骨の情報を得られるCTやX線が主流

頭部外傷では、短時間で施行できて脳や出血の評価とともに骨の情報が得られるCT（**図8**、→p.32）がよく用いられます。

頭部外傷に限らず、CTは脳神経外科領域において基本的な検査です。正常ではどういうふうに見えるのかはおさえておきましょう。患者さんの症状と対比させながら画像を見ると、病態をより深く理解することにつながります。

図8 単純CT

正常
- 前頭葉と側頭葉の境界であるシルビウス裂
- 脳溝（脳のシワ） 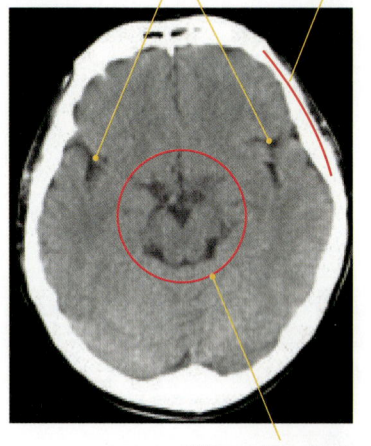 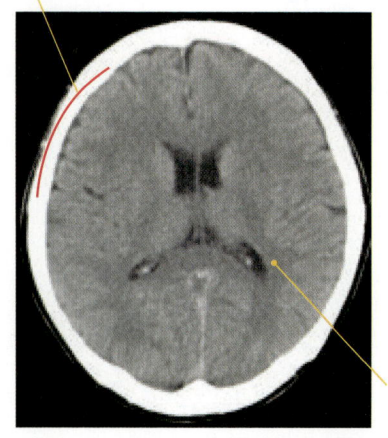
- 脳幹の周囲の脳槽
- 側脳室は左右対称にハの字

> CTは骨が白く、空気が黒く写るように決められています。
> 正常構造では、頭蓋骨は真っ白、脳実質は灰色、脳脊髄液（髄液）は黒く写ります（→p.29）。

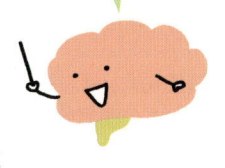

急性硬膜外血腫
- 白い部分が血腫
- 脳溝

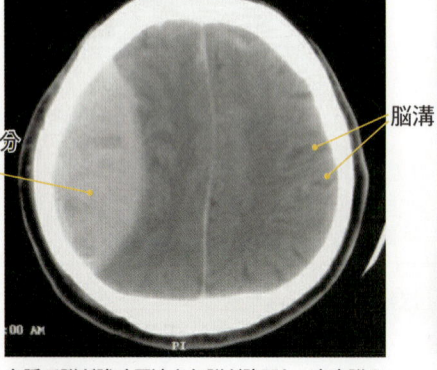

血腫で脳が強く圧迫され脳が陥凹し、右大脳の脳溝の構造が不鮮明となっている。

急性硬膜下血腫
- 白い部分が血腫

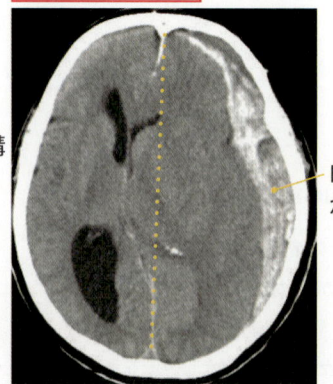

左右の脳のまんなかに1本の線を想定して、それが左右どちらかにずれることを正中線偏位（mid line shift）といい、脳ヘルニアを示唆する。

ポイント 血腫は白く写る。

典型的には…
- 硬膜**外**血腫 → 凸レンズ型
- 硬膜**下**血腫 → 三日月型

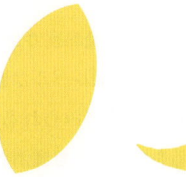

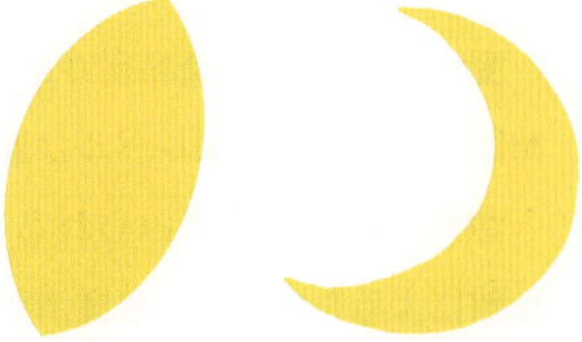

3D-CT（図9）やCT骨条件（図10）では骨折がより明瞭となります。X線検査（図11）は主に骨折をみます。

図9　3D-CT　線状骨折

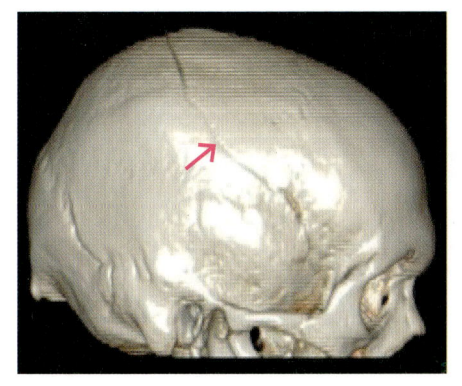

骨折がより明瞭にわかる。

3D-CT　陥没骨折

図10　CT骨条件　陥没骨折

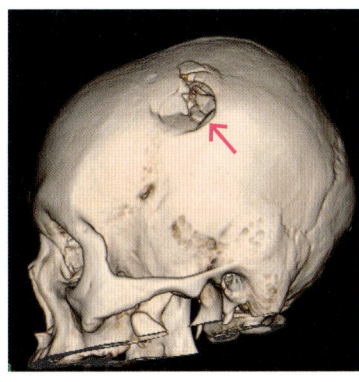

骨を撮影する条件（骨条件）で撮影すると骨折部が明確にわかる。

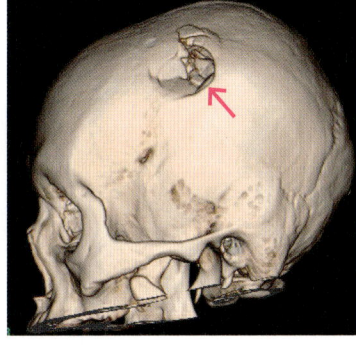

図11　単純X線撮影　線状骨折

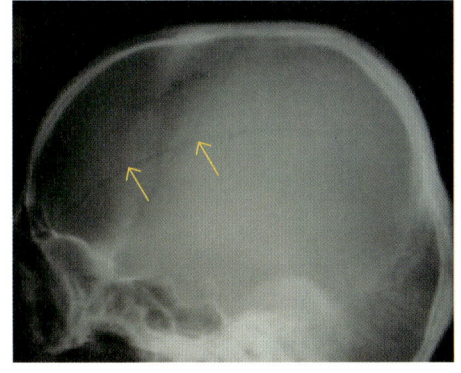

側面像で真横に走る骨折線を認める。

> X線では見逃しを防ぐために2方向以上撮影します。骨折線と紛らわしいものとして、頭蓋骨の内側を走る血管溝があります。

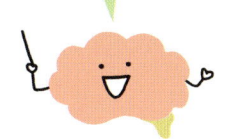

もっと知りたい！　対側損傷

実際に外傷を受けた部分の反対側に起こる脳損傷を、対側損傷（contrecoup injury：コントラクーインジャリー）と呼びます。脳と頭蓋骨が外傷によって揺れた際に、脳が頭蓋骨に当たって起こります。

皮下血腫

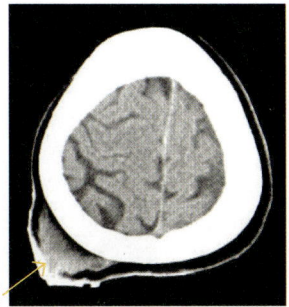

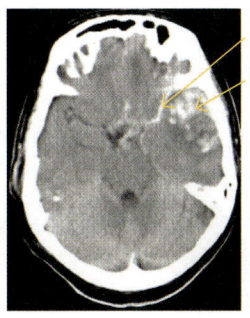

外傷性くも膜下出血
脳挫傷

同一患者のCT。右頭頂部を強く打撲しており、右頭頂部に大きな皮下血腫を認める。しかし、その直下に脳損傷はなく、反対側の左側の側頭部に脳挫傷とくも膜下出血を認める。

頭部外傷の検査

Point 2　CTでは軽症にみえるのに意識レベルが悪い場合などはMRI

　MRIは体動の多い患者さんには不向きで、骨の情報も得られないので、頭部外傷の診断ではあまり使われません。

　ただし、頭部外傷でもMRIが必要という状況もあります。びまん性脳損傷のように、CTでは軽症にみえるのに意識レベルが悪い場合（図12）や、慢性硬膜下血腫のように、血腫がゆっくりたまってCTでは脳との境界がわかりにくい場合（図13）などは、MRIの適応例といえます。

　CTでくも膜下出血を認めた場合、外傷が先か（外傷性くも膜下出血）、くも膜下出血が先か（くも膜下出血を起こして倒れ、頭部に外傷がある）の鑑別が困難な場合があります。MRIを行えば脳損傷の詳細な検討と同時に、MRAで動脈瘤などくも膜下出血を起こす血管病変の有無で上記の鑑別が可能です。

図12　MRI　びまん性脳損傷　T2＊強調画像

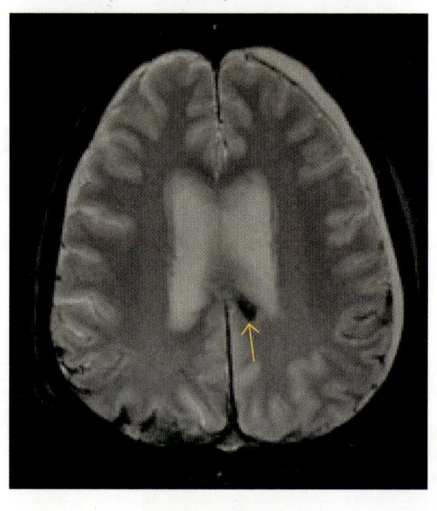

左の脳梁に小さな出血が黒く強調されている。

びまん性脳損傷では、CTで異常が認められないこともまれではありません。

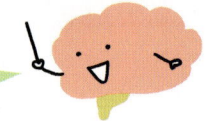

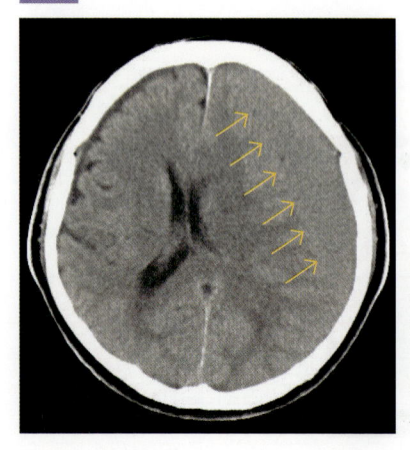

図13　慢性硬膜下血腫

CT

慢性硬膜下血腫はゆっくり血腫がたまってくるため、急性期の血腫のようにCTで高吸収（白）に写らない。そのため、脳との境界がわかりにくく、見逃されることがある。

MRI

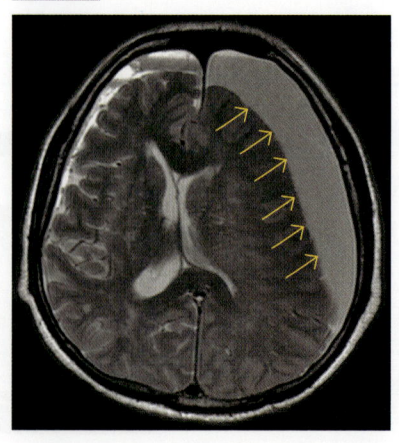

MRIでは血腫の存在が明らかである。

頭部外傷の治療

Point 1 手術する場合と保存的加療の場合がある

頭部外傷の場合、手術をすることもあれば、手術せずに治療することもあります（表1、2）。

単に血腫の量や厚みで手術の適応が決まるわけではありません。意識障害の程度と経時的な変化が、手術適応の決定において最も重要です。

頭蓋内圧を低下させ、脳ヘルニアを解除、あるいは未然に防ぐことで、救命するために手術をします。血腫や傷んだ脳を除去したり、一時的に頭蓋骨を外すことで頭蓋内圧を低下させることができます。

> どのような患者さんに、どのようなタイミングで手術を行うのか、手術適応の考え方を表1にまとめました。

表1 頭部外傷の手術適応

	急性硬膜外血腫	急性硬膜下血腫	脳挫傷	陥没骨折	びまん性脳損傷
手術適応	・進行性に意識障害が悪化する場合 ・脳ヘルニアの所見がある場合	・進行性に意識障害が悪化する場合 ・脳ヘルニアの所見がある場合 ・血腫による圧迫がある（正中線偏位）	・進行性に意識障害が悪化する場合 ・頭蓋内圧のコントロールが困難	・美容上に問題がある場合 ・汚染創を伴う場合 ・骨片による脳の圧迫がある場合 ・硬膜の損傷があり硬膜修復が必要な場合	・通常手術適応とならない
手術時期	・可及的すみやかに行うことが勧められる	・可及的すみやかに行うことが勧められる	・可及的すみやかに行うことが勧められる	・24時間以内 ・48時間を超えると感染の頻度が増加	
手術方法	・開頭血腫除去術	・開頭血腫除去術、外減圧術（→p.52）	・開頭血腫除去術、外減圧術	・整復術 ・硬膜修復 ・デブリドマン	
予後	・比較的良好 ・死亡率7～15%	・不良 ・死亡率50～90%	・不良 ・死亡率10～30%	・感染や脳損傷の程度による	・不良 ・死亡率20～57%

表2 頭部外傷における保存的加療

・浸透圧利尿薬（グリセオール、D-マンニトール）
・過換気療法
・バルビツレート昏睡療法

> いずれの治療も頭蓋内圧を低下させることが目的です。

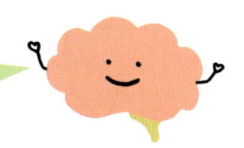

ピックアップ　バルビツレート昏睡療法

強力な麻酔で、脳の代謝を抑制し、脳血流量を減少させることで頭蓋内圧を低下させることができる治療法です。ただし、肺・肝・腎障害を起こす可能性が高く、厳重な全身管理が必要となります。

頭部外傷の治療

Point 2 慢性硬膜下血腫では穿頭ドレナージを行う場合も

　慢性硬膜下血腫は、その名のとおり、**慢性的にゆっくり血腫が増大**するのが特徴です。軽微な外傷を契機に、硬膜下腔に皮膜を伴った血腫がおよそ3週間から数か月の経過で生じてきます。そのため、急性の頭蓋内血腫とは病態も治療も異なります（**図14**）。

　最近では慢性硬膜下血腫の再発予防に、漢方薬の**五苓散**を処方することが増えています。五苓散には体内での水分の分布異常を改善する作用があるといわれており、血腫中の水分を減らすことで再発予防や自然治癒を期待できます。

図14　慢性硬膜下血腫の治療

症状がある場合
- 片麻痺
- 頭痛
- 認知症
- 立てない
- 歩けない
- なんとなく元気がない

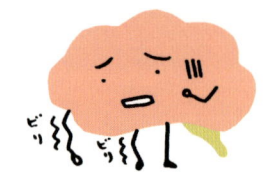

→ CT →

穿頭ドレナージ

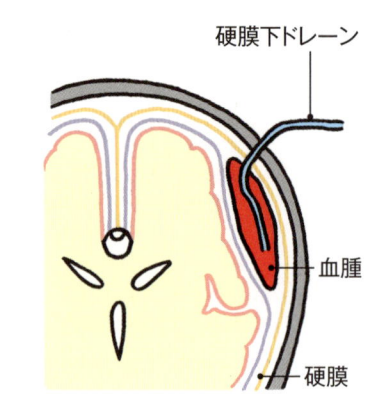

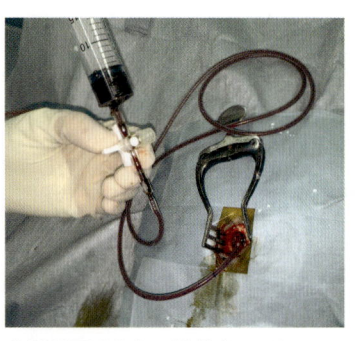

硬膜下ドレーン／血腫／硬膜

血腫は固まらない液体なので、注射器で吸いとる。

ポイント
- 抗凝固薬（ワルファリンなど）や抗血小板薬（アスピリンなど）を内服していないか確認する。
- 認知機能の低下した高齢者に多いので、術後の事故防止に注意。

症状がなく、血腫が少ない場合 → 経過観察　自然に治癒することも多い

慢性硬膜下血腫のリスクが高いのは、「アルコール好き」「高齢者」「3週間以上前に外傷を受けた」患者さんです。外傷の既往がはっきりしないこともあります。

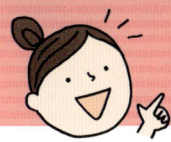

頭部外傷のケアのポイント

Point 1 受傷から搬入・検査まで、無駄なくスムーズに進むように

- 受傷から搬入、問診・診察・処置・検査までの対応は、患者さんのその後の運命を変えてしまうこともありうる重要な局面です（図1）。治療にかかわるスタッフ全員が、自分が今すべきことをしっかり認識しなければなりません。
- 高エネルギー外傷の重症例では、頭部単独の外傷は少なく、胸部外傷（肋骨骨折、肺損傷、大動脈損傷）、腹部外傷（肝臓破裂、脾臓破裂、骨盤骨折）などを合併していることも多いです。二次性脳損傷を防ぐためにも、バイタルサイン、全身状態の観察が重要です。全身をくまなく手短に観察しましょう（図2）。

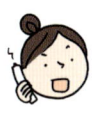

> 患者さんは大丈夫と言っています。

> 本当に大丈夫？ 脊髄損傷、胸部外傷、腹部損傷、四肢の外傷が隠れていることがあります。

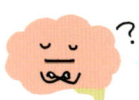

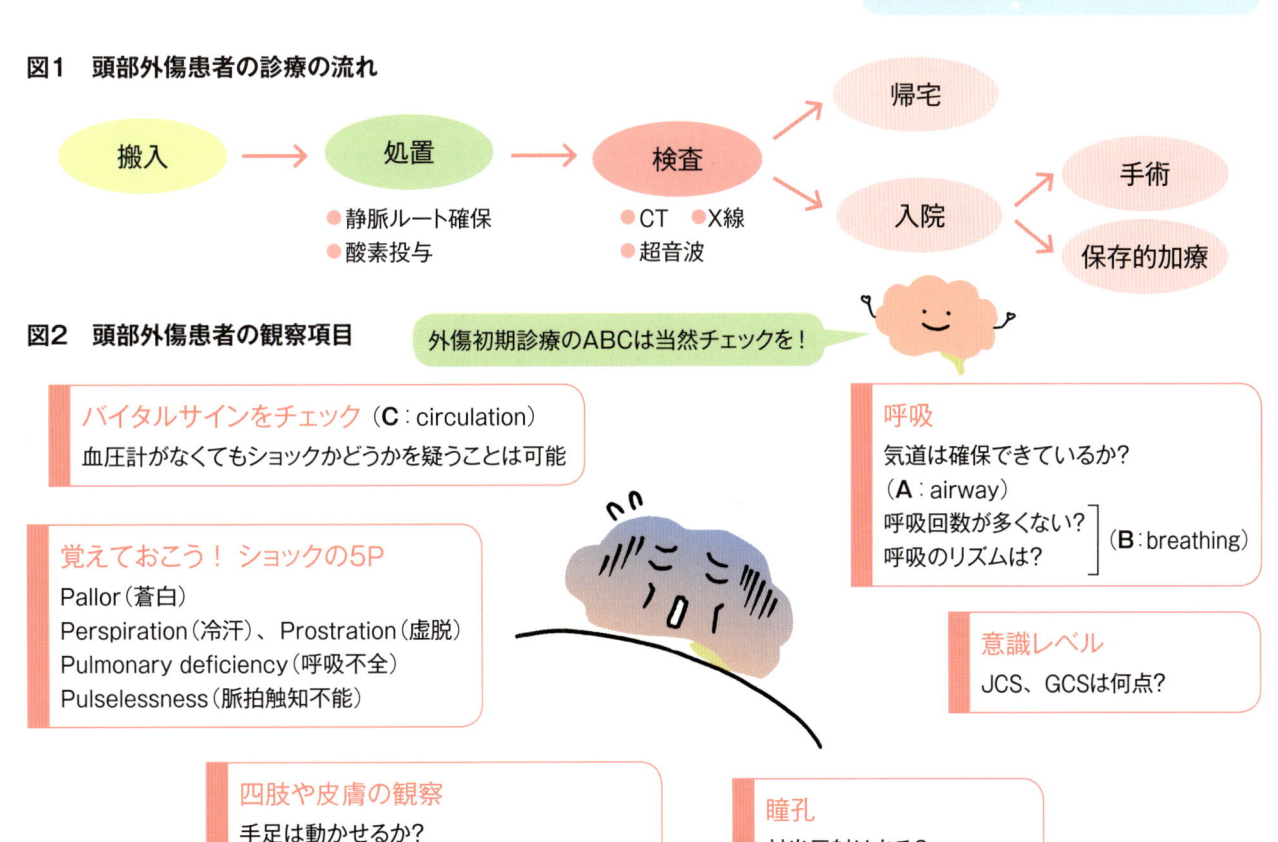

図1 頭部外傷患者の診療の流れ

搬入 → 処置（●静脈ルート確保 ●酸素投与）→ 検査（●CT ●X線 ●超音波）→ 帰宅／入院 → 手術／保存的加療

図2 頭部外傷患者の観察項目

外傷初期診療のABCは当然チェックを！

バイタルサインをチェック（C：circulation）
血圧計がなくてもショックかどうかを疑うことは可能

覚えておこう！ ショックの5P
Pallor（蒼白）
Perspiration（冷汗）、Prostration（虚脱）
Pulmonary deficiency（呼吸不全）
Pulselessness（脈拍触知不能）

呼吸
気道は確保できているか？（A：airway）
呼吸回数が多くない？
呼吸のリズムは？（B：breathing）

意識レベル
JCS、GCSは何点？

四肢や皮膚の観察
手足は動かせるか？
皮膚異常がないか？（創傷、出血などの有無）
手術の痕なども重要な情報
衣服も脱がせてみないと見落としてしまう！

瞳孔
対光反射はある？
瞳孔不同はない？

Point 2 重症度を素早く的確に判断する

- JCS（Japan Coma Scale→p.116）、GCS（Glasgow Coma Scale→p.117）を使いこなせるようになりましょう。

頭部外傷のケアのポイント

Point 3 検査中や処置中も状態の変化に注意する

- 頭部外傷の病態は刻々と変化します。急に容態が悪化することもあるので、特に検査中や処置中も状態の変化に注意が必要です。

Point 4 保存的加療の場合は、意識レベルの変動を見きわめる（表1）

表1 保存的加療後の看護のポイント

症状観察	・意識レベル、神経レベル、瞳孔異常、頭痛の有無など
血圧コントロール	・頭痛や嘔気などで血圧上昇をきたすと、血腫が増大する可能性があるため注意する ・超急性期の場合、降圧薬の持続点滴により血圧コントロールを図ることが多い ・降圧薬投与を行っても血圧コントロール不良の場合には頭蓋内圧亢進を疑う ・過度に降圧を行うと、脳の灌流圧を維持できず脳浮腫を引き起こすことがある
症状コントロール	・頭痛時には鎮痛薬の投与、頭部挙上、療養環境の調整（刺激を避けるなど）を行う ・嘔気・嘔吐時には制吐薬の投与、胃部クーリング、安楽な体位を調整し、吐物誤嚥防止に努める ・眩暈時には事故防止や眩暈が増強しないような安楽な体位を調整する ・低酸素時には必要に応じて酸素療法を行う
創部管理	・創部の観察：創痛の有無、程度、ガーゼ汚染の状態（出血、膿の有無）、感染徴候の有無 ・創部の清潔保持、処置の介助 ※汚染された創部は抗生剤の投与や破傷風ワクチンを予防的に投与し創部の感染に注意が必要
薬物療法	・浸透圧利尿薬（グリセオール、D-マンニトール） 　➡脳浮腫による頭蓋内圧亢進を予防・軽減するため。受傷後3～7日目が脳浮腫のピークとなる ・ワルファリンカリウムの拮抗薬としてビタミンK製剤を使用することがある ・新鮮凍結血漿を投与することがある
早期離床	・廃用症候群予防と回復の促進、褥瘡予防、合併症の予防を行い、日常生活への復帰を支援する 深部静脈血栓症予防として、弾性ストッキングの装着、ベッド上で下肢の運動などを行う 　➡離床時には肺塞栓を念頭に置き援助する ※急性期は患者の病態が不安定なため病態や起こりうる合併症を十分に理解して、離床の判断と実施を適切に行う必要がある
ADLの介助	・安静指示や症状が強い場合などは、必要に応じてADLの介助を行う
事故防止	・脳損傷にて意識障害による理解力の低下が起こり、ベッドからの転落、転倒、チューブトラブルなどの事故が起こる可能性があることをふまえて看護を行う ※入院したことによる環境の変化や障害された脳の部位によってはせん妄が出現することがあるため事故防止が必要
精神面への援助	・突然の受傷により患者や家族は不安を抱いている 現在起こっている状況や今後起こりうることなどを説明することが大切 ・説明内容をどのように理解し受けとめているか確認する

Point 5 緊急手術の場合は、術前〜術後まで、各期で必要なケアを行う

- 入院後も血腫が増大したり、脳浮腫が悪化したりして、緊急手術になることがあります。
- 術前、術直後、術後から抜糸まで、各期において必要なケアがあります。その時々に応じた看護を提供していくことが大切です（表2）。

Point 6 術後は再出血などの合併症に注意する

- 手術を終えたからといって、状態が落ちつくわけではありません。再出血などの合併症に注意が必要です（表3）。

表2　緊急手術時の看護のポイント

術前	・全身状態の観察 　（意識レベル、神経レベル、瞳孔異常、頭痛の有無など） ・輸液管理 ・書類の確認（手術同意書・輸血同意書など） ・肺塞栓予防アセスメントと準備（例：弾性ストッキング着用など） ・術前指示の確認 ・最終飲水飲食時間の確認 ・身長体重確認 ・必要な検査の実施（血液検査・胸部X線・心電図） ・義歯・コンタクト・金属類・マニキュア・化粧の除去 ・精神面への援助（家人・患者への十分な説明） ・既往歴・内服歴・現病歴・キーパーソンなどの情報収集 ・症状コントロール
術直後 （手術直後から翌日CTまで）	・全身状態の観察（麻酔覚醒レベル・意識レベル・神経レベル・バイタルサイン・瞳孔異常など） ・ドレーンの管理（刺入部の状態・排液の量と性状・ドレーンルートの屈曲ねじれの有無・陰圧の設定確認） ・術後出血の場合には術後1～2時間で急激に意識レベルが低下することが多い。また、ドレーンは閉塞することがある 　※排液の性状が無色透明の場合髄液であるためドレーンをクランプする ・創部の観察（創痛・ガーゼ汚染の有無と性状） ・外減圧術を受け骨欠損のある患者は頭蓋内圧が保たれていることを確認するために、骨欠損部の状態（弾力・拍動の有無・形）を観察する ・体位変換時は骨欠損部を下にしないよう注意する。観察時はやさしく触れる ・血圧コントロール（患者の既往症などで異なるが、おおむね収縮期血圧140～160mmHgの範囲でコントロールする） ・輸液の管理　　・酸素管理 ・症状コントロール（疼痛緩和、発熱、嘔気・嘔吐への対処） ・事故防止（術後のせん妄に注意する） ・安静 ・褥瘡予防（体位変換・頭部の褥瘡にも注意する）
術後（抜糸まで）	・全身状態の観察（外傷による脳浮腫のピークは受傷後3～4日であり、術後も進行することがあるため、全身状態の変化に注意する） ・創部観察（感染徴候・創痛の有無抜鉤・抜糸時期の確認） ・症状コントロール ・早期離床（離床時肺塞栓に注意。外減圧術を受け骨欠損のある患者は、移動時ヘッドギアを装着し脳を保護する） ・輸液管理　　　　　　・内服管理　　　　　　・清潔ケア（術後3日目以降洗髪） ・栄養管理（経口摂取が困難な場合には経腸栄養を検討する）　・リハビリテーション ・事故防止（離床に伴う事故）　　・精神面の援助　　・ADL介助

表3　術後に起こりうる合併症やトラブル

	原因	留意点
術後出血	・高齢で脳萎縮が強い ・血液凝固異常を有する	・血腫の増大により神経症状が出現した場合には再手術を行うことがある。症状の悪化に注意し、観察を行う
術後痙攣	・脳挫傷などによる脳実質の損傷	・痙攣の部位・大きさ・持続時間の観察と呼吸状態などの観察を行い医師に報告する ・抗痙攣薬の処方が出た場合には内服管理・服薬指導も十分に行う
術後感染	・創部からの感染 ・術後のドレーン留置（硬膜下膿瘍や髄膜炎、脳炎を合併）	・創部の状態・ドレーン刺入部・バイタルサインの異常に注意する ・創部の清潔保持、安全なドレーン管理に努める

Point 7　術前と比べてADLに変化がみられる場合は、退院調整が必要となる

- 入院時より早期に退院支援を開始することで、円滑な退院調整を行うことができます。
- 退院調整は、ケアマネジャー、ソーシャルワーカー、医師、看護師、リハビリテーションスタッフなどが参加する患者カンファレンスの開催、療養先の決定、退院時指導などを行います。他職種と連携し、患者・家族の思いを尊重した療養先を決定し、退院先に応じた退院時指導を行うことが大切です。

Column おさえておこう！ 脳神経外科のドレーン

脳神経外科で多く扱われるドレーンについて、理解を深めましょう（図1、2）。何を目的としてドレナージするのか、どんなときが危険なのかが理解できていると安心です（表1）。

図1 閉鎖式ドレナージと開放式ドレナージ

閉鎖式ドレナージ

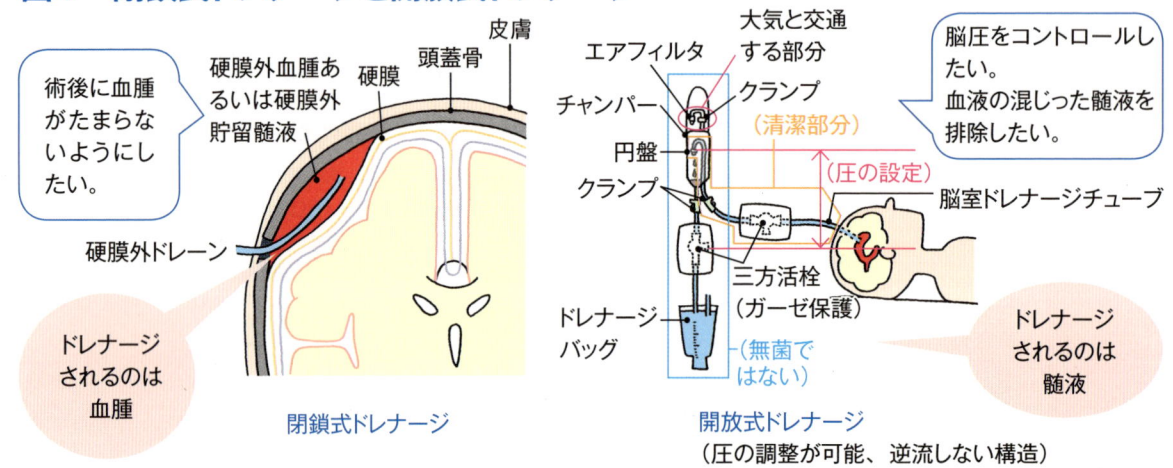

- 術後に血腫がたまらないようにしたい。
- ドレナージされるのは血腫
- 硬膜外ドレーン
- 硬膜外血腫あるいは硬膜外貯留髄液
- 硬膜
- 頭蓋骨
- 皮膚

開放式ドレナージ（圧の調整が可能、逆流しない構造）

- 脳圧をコントロールしたい。血液の混じった髄液を排除したい。
- ドレナージされるのは髄液
- エアフィルタ
- 大気と交通する部分
- チャンバー
- クランプ
- 円盤
- クランプ
- 三方活栓（ガーゼ保護）
- ドレナージバッグ
- 脳室ドレナージチューブ
- （清潔部分）
- （圧の設定）
- （無菌ではない）

図2 脳神経外科で扱うドレーン

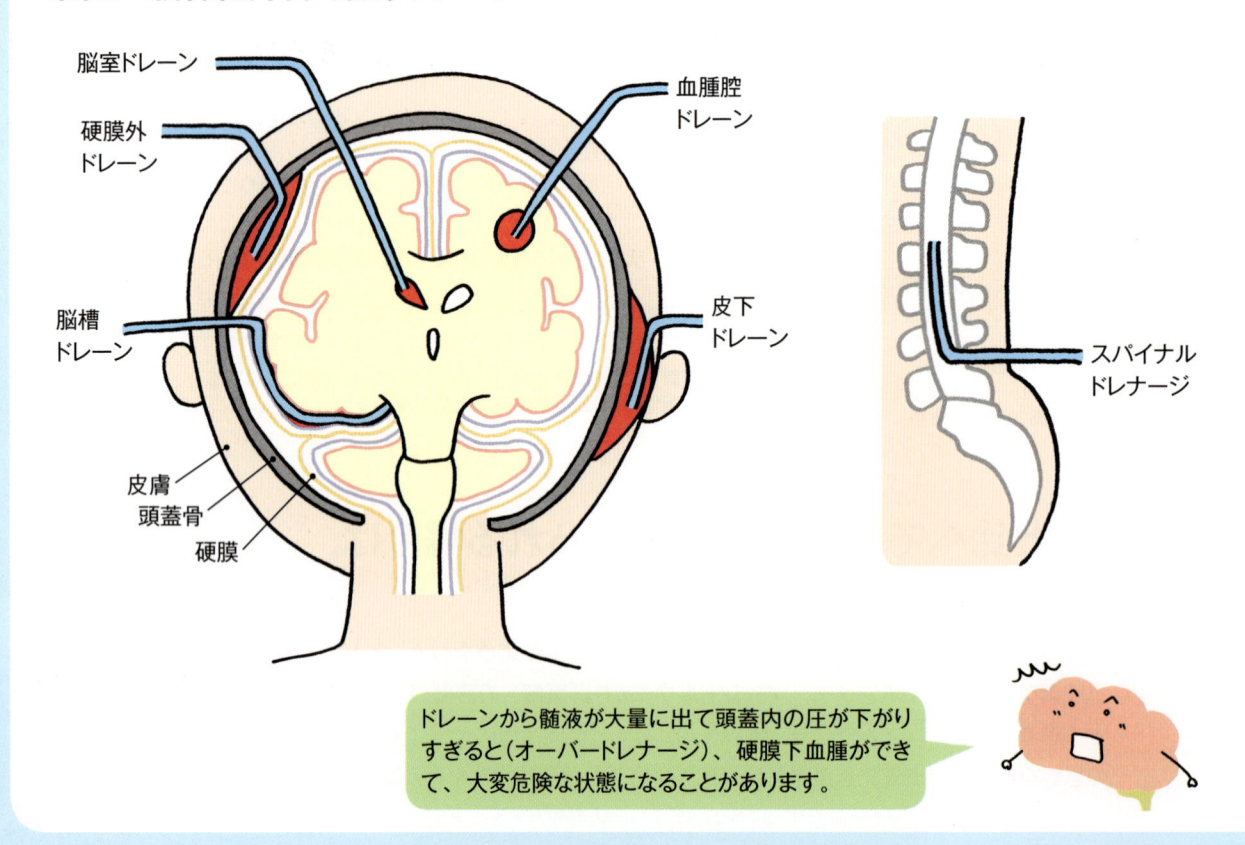

- 脳室ドレーン
- 硬膜外ドレーン
- 脳槽ドレーン
- 皮膚
- 頭蓋骨
- 硬膜
- 血腫腔ドレーン
- 皮下ドレーン
- スパイナルドレナージ

ドレーンから髄液が大量に出て頭蓋内の圧が下がりすぎると（オーバードレナージ）、硬膜下血腫ができて、大変危険な状態になることがあります。

> ドレーンの長期留置により感染の危険性が増すため、通常、ドレーンは2週間以内に抜去、または入れ換えます。

表1 脳神経外科のドレーンの特徴

	皮下ドレーン 硬膜外ドレーン	血腫腔ドレーン	脳室ドレーン	脳槽ドレーン	スパイナルドレナージ
排液の特徴（色）	血性〜淡血性	暗赤色、赤紫色	脳室内に血腫がなければ無色透明。血腫があるときはキサントクロミー（黄色）〜淡々血性（ピンク）	キサントクロミー（黄色）〜淡々血性（ピンク）	無色透明、もしくはキサントクロミー（黄色）〜淡々血性（ピンク）
何のために入れる？	開頭術後に血腫の排出を促し、硬膜外血腫の形成を防ぐ	慢性硬膜下血腫の術後に血腫や空気の排出と圧排されていた脳の膨張を促す	脳室内の血腫あるいは髄液を排出し脳圧管理を行う（安全弁）	くも膜下出血術後、血性髄液の排出を促し、スパズムを予防脳圧管理を行う	くも膜下出血の術後、コイル塞栓術後など血性髄液の排出を促し、スパズムを予防する
先端はどこ？	皮下、硬膜外腔	血腫腔（硬膜下）	脳室	脳底槽	腰椎のくも膜下腔
閉鎖式？開放式？	閉鎖式	閉鎖式がほとんど	開放式	開放式	開放式
いつまで入れる？	多くは翌日に抜去	多くは翌日、2〜3日留置することもある	数日から数週間	数日から数週間	数日から数週間
排液がないけれど大丈夫？	排液がほとんどないこともある むしろ多すぎる（200mL以上）ときは髄液が混じっていることもある	排液がほとんどないこともある	排液がなくても、液面を観察して拍動や呼吸性の変動があれば大丈夫	排液がなくても、液面を観察して拍動や呼吸性の変動があれば大丈夫	排液がなくても、液面を観察して拍動や呼吸性の変動があれば大丈夫
注意点	バッグが低い位置にあるほど、陰圧が強くかかり、髄液の過剰排出が起こることがあり要注意	慢性硬膜下血腫の患者は高齢者が多く、自己抜去されることがあるので要注意	排液が少なすぎても（ドレーン閉塞→水頭症）多すぎても（オーバードレナージ）危険		チューブが細いため、液面の拍動がわかりにくい

> ドレーンの排液が突然に血性となった場合には出血が疑われるため、患者さんの状態（意識レベル、血圧、頭痛など）を観察し、すみやかに医師に報告することが必要です。

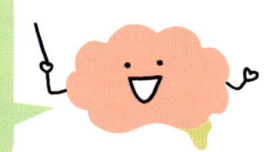

脳腫瘍の分類

Point 1　脳腫瘍には原発性と転移性がある

　脳腫瘍(頭蓋内腫瘍)とは、頭蓋内にできるすべての腫瘍を指します。

　頭蓋内の組織から発生するものを原発性脳腫瘍といいます(図1、2)。原発性脳腫瘍は、脳組織そのものからできる脳実質内腫瘍と、頭蓋内を構成するさまざまな組織(脳神経、硬膜、頭蓋骨など)から発生する脳実質外腫瘍に分かれます。

　また、全身の臓器に発生する悪性腫瘍(がん)が脳に転移してくることがあり、転移性脳腫瘍といいます(図1)。

図1　脳腫瘍とは

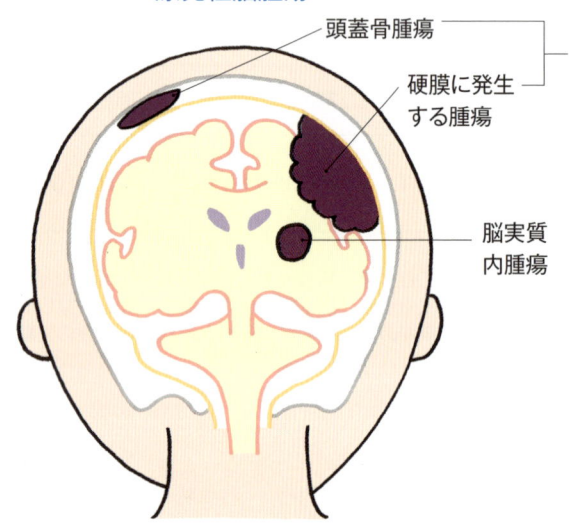

原発性脳腫瘍
- 頭蓋骨腫瘍
- 硬膜に発生する腫瘍
- 脳実質外腫瘍
- 脳実質内腫瘍

転移性脳腫瘍
- 他臓器からの脳転移

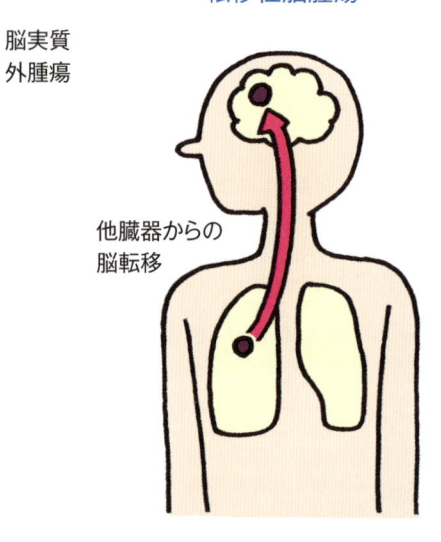

図2　原発性脳腫瘍の頻度(成人)

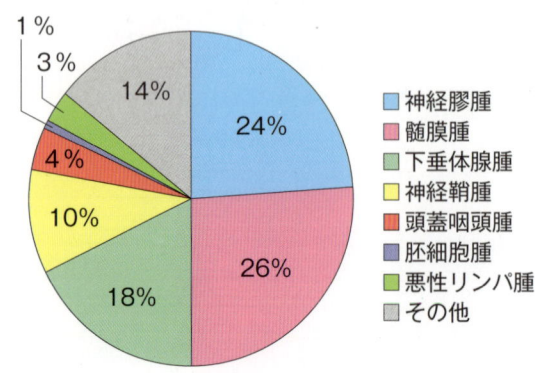

- 神経膠腫　24%
- 髄膜腫　26%
- 下垂体腺腫　18%
- 神経鞘腫　10%
- 頭蓋咽頭腫　4%
- 胚細胞腫　1%
- 悪性リンパ腫　3%
- その他　14%

日本脳神経外科学会:2009年版脳腫瘍全国集計調査報告.より引用

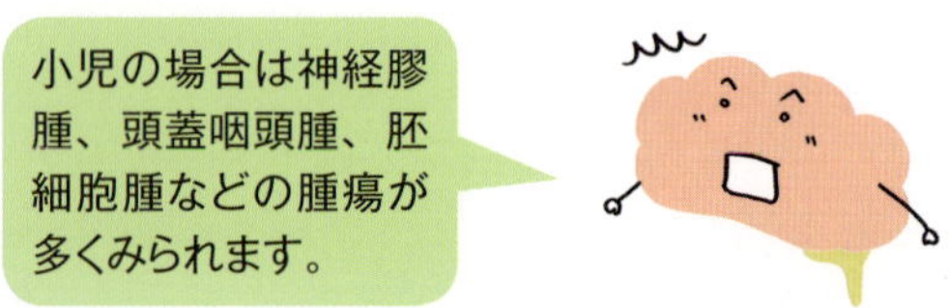

　原発性脳腫瘍の内訳は、年齢によっても異なるが、成人の場合は神経膠腫(グリオーマ)、髄膜腫、下垂体腺腫、神経鞘腫などが多くみられる。

> 小児の場合は神経膠腫、頭蓋咽頭腫、胚細胞腫などの腫瘍が多くみられます。

脳腫瘍の分類

Point 2　増大が遅く、浸潤が少ない→良性
　　　　増大が速く、浸潤が強い→悪性

一般に増大速度が遅く、浸潤傾向（神経細胞の間をしみるように広がること）の少ないものを**良性脳腫瘍**、増大速度が速く、浸潤傾向が強いものを**悪性脳腫瘍**といいます（**図3**）。

頭蓋内での転移（播種）もみられることがあります。**転移性脳腫瘍**は悪性腫瘍になります。

図3　脳腫瘍の良性と悪性

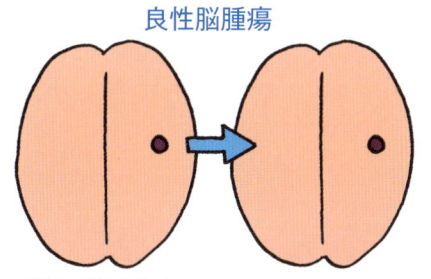

良性脳腫瘍
- 増大がゆるやか
- 浸潤傾向がない（境界明瞭、整った形）

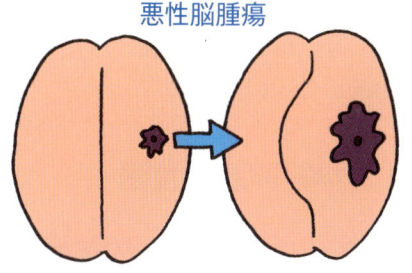

悪性脳腫瘍
- 増大が速い
- 浸潤傾向がみられる（境界不明瞭、不整形）

Point 3　原発性は、発生細胞や悪性度の違いでさまざまな種類がある

原発性脳腫瘍は、同じ組織型でもさまざまな悪性度のものがみられます（**図4**）。

髄膜腫、**神経鞘腫**、**下垂体腺腫**などはほとんどが良性ですが、悪性度の高いものもまれにみられます。

神経膠腫では悪性度はさまざまです（図4）。神経組織の間を浸潤性に発育し、しばしば手術での全摘出が困難なため、悪性度の低い腫瘍でも完治が困難なことがあります。

その他の脳腫瘍においても、組織学的に良性でも手術困難な部位にあったり、再発を繰り返すものもあり、良性腫瘍でも簡単な経過をとるものばかりではありません。

図4　原発性脳腫瘍と悪性度

悪性度が比較的低い → 悪性度が最も高い

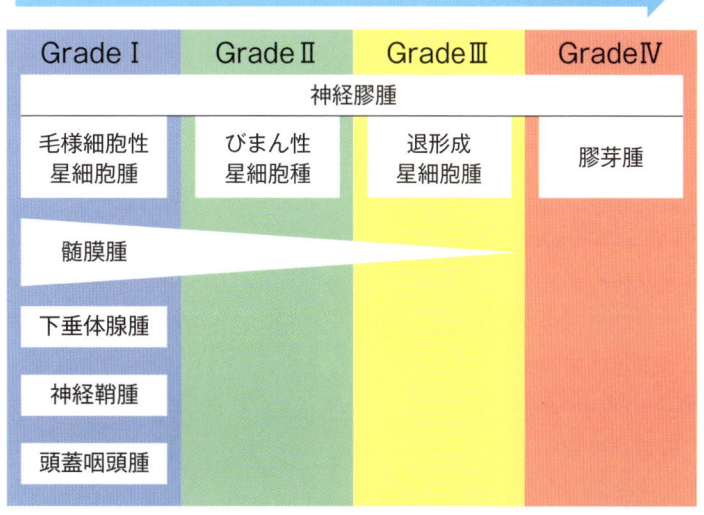

Grade I	Grade II	Grade III	Grade IV
神経膠腫			
毛様細胞性星細胞腫	びまん性星細胞腫	退形成星細胞腫	膠芽腫
髄膜腫			
下垂体腺腫			
神経鞘腫			
頭蓋咽頭腫			

脳腫瘍別の特徴

Point 1　神経膠腫（glioma）
さまざまな腫瘍組織型、悪性度がある

　神経膠腫は脳の神経細胞を栄養したり、神経細胞の活動を支える役割をもつ神経膠細胞（グリア細胞、→p.6）から発生します。原発性脳腫瘍の24.1％を占めます（2009年版脳腫瘍全国集計調査報告）。

　神経膠細胞には、星状膠細胞（astrocyte）、小膠細胞（microglia）、乏突起膠細胞（oligodendrocyte）、上衣細胞（ependymal cell）などの種類があり、発生する腫瘍組織型はさまざまで、また悪性度もさまざまです（表1）。

表1　神経膠腫の種類

	神経膠腫の分類	Grade（悪性度）	平均発年齢（歳）	5年生存率（%）
星状細胞系腫瘍	毛様細胞性星細胞腫（pilocytic astrocytoma）	I	21.7	92.1
	びまん性星細胞腫（diffuse astrocytoma）	II	37.8	75
	退形成性星細胞腫（anaplastic astrocytoma）	III	49.3	41.1
	膠芽腫（glioblastoma）	IV	58.8	10.1
乏突起膠細胞系腫瘍	乏突起膠腫・乏突起星細胞腫（oligodendroglioma/oligoastrocytoma）	II	42.2	90
	退形成性乏突起膠腫・退形成性乏突起星細胞腫（anaplastic oligodendroglioma/anaplastic oligoastrocytoma）	III	48.3	68.2
上衣細胞系腫瘍	上衣腫（ependymoma）	II	30.7	86.3
	退形成性上衣腫（anaplastic ependymoma）	III	25.7	58.1

国立がん研究センター ホームページ
http://www.ncc.go.jp/jp/rcc/01_about/brain_tumors/index.html より転載

好発部位、症状

- 星状細胞系腫瘍や乏突起膠細胞系腫瘍（星状細胞や乏突起膠細胞は、神経細胞や軸索の活動を支える）が脳の実質内に発生するのに対して、上衣細胞は脳室壁を構成する細胞であるため、上衣細胞系腫瘍は脳室壁近傍や脳室内に突出するように発生します。
- 腫瘍増大や脳浮腫による頭蓋内圧亢進症状（頭痛や嘔吐）、圧迫や浸潤による神経脱落症状、痙攣発作などで発症します。

検査・診断

- MRI画像では低悪性度のものはガドリニウム（Gd）で造影を受けず、T2強調画像でびまん性に広がる高信号として描出されます（**図5**）。
- 悪性度が高くなるにつれ、腫瘍の活動性や血流を反映して造影効果（ガドリニウム造影剤の注射後の撮影で白く光る）を受けるようになります（Grade Ⅲ以上）。
- 最も悪性度の高い膠芽腫（Grade Ⅳ）では、腫瘍細胞の活動が活発な周囲がリング状に造影され、内部は腫瘍細胞の壊死により黒く抜ける画像所見を呈します（**図6**）。

図5　MRI　びまん性星細胞腫（Grade Ⅱ）
T2強調画像
造影効果を伴わない。

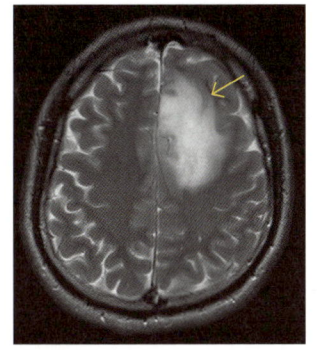

図6　MRI　膠芽腫（Grade Ⅳ）
造影前のT1強調画像　　ガドリニウム造影T1強調画像
リング状造影効果を認める。

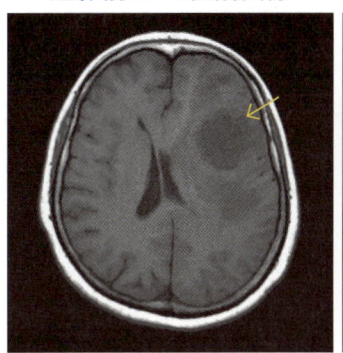

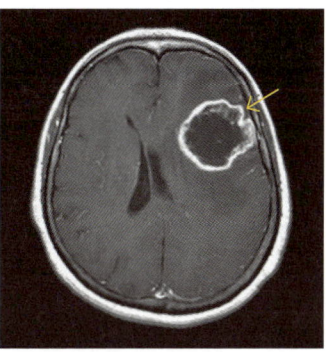

治療

- 一般に神経膠腫の場合は浸潤性に発育するため、正常神経に浸み込んだ腫瘍細胞まで含めてすべて摘出するのは困難な場合が多いです。治療の基本は、手術で最大限に摘出し、放射線治療、化学療法などの後療法を追加することになります。
- 毛様細胞性星状細胞腫（pilocytic astrocytoma）などのGrade Ⅰの腫瘍は、手術での全摘出で治癒が得られるケースもあります。

予後

- Grade Ⅰの腫瘍は治癒が得られることがありますが、悪性度が低いものでも再発してくることが多く、完治は困難な疾患です。
- 低悪性度の神経膠腫でも、再発時にはより悪性度の高いものに転化していることがしばしばあります。
- 一般的に悪性度が上がるほど予後は厳しく、膠芽腫（glioblastoma：グリオブラストーマ）においては平均予命は1年数か月といわれています。
- 組織別それぞれの5年生存率は表1参照。

脳腫瘍別の特徴

Point 2 髄膜腫（meningioma）
ほとんどが良性で、まれに悪性度の高いものも

　中枢神経を包む髄膜を構成する細胞から発生する、脳実質外腫瘍です。脳腫瘍のなかでは神経膠腫とともに頻度が高く、原発性脳腫瘍の26.3％（2009年版脳腫瘍全国集計調査報告）を占めます。

　ほとんどが良性（Grade I）で緩徐な経過をたどりますが、まれに急速な増大や再発を繰り返すもの（Grade IIおよびIII）もあります。

好発部位、症状

- 髄膜（→p.2）の存在するさまざまな部位から発生します（図7）。
- 多くは脳の表面にできますが、深部や脳室内から発生するケースもあります。
- 運動麻痺や視力障害などの脳や神経の圧迫症状、頭蓋内圧亢進症状（頭痛など）や痙攣で発症します。
- 最近は脳ドックなどで偶然発見されるケースも少なくありません。

図7　髄膜腫の好発部位

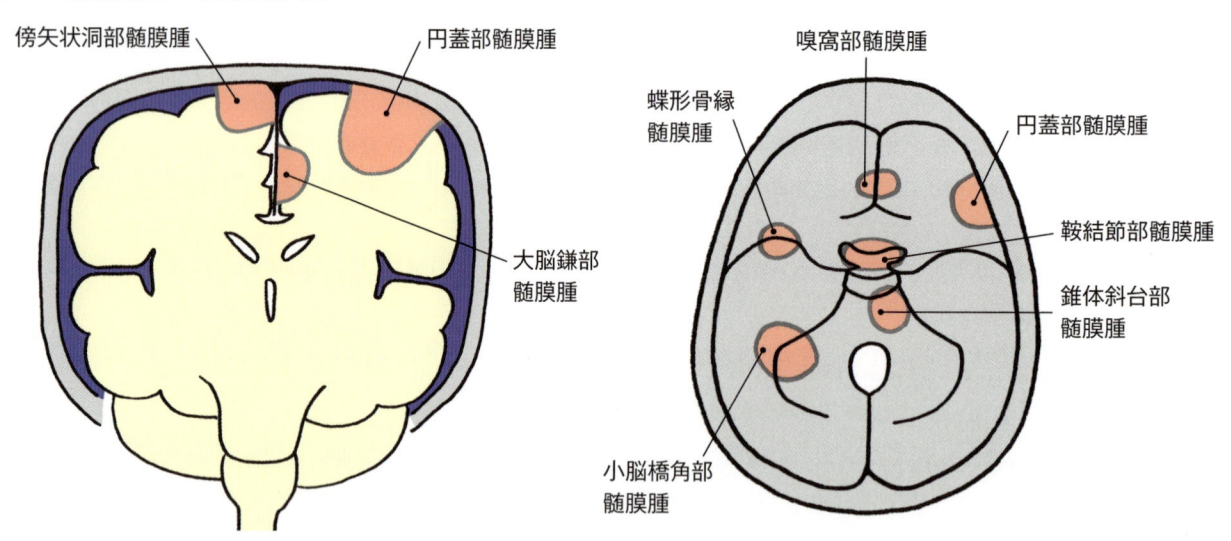

傍矢状洞部髄膜腫／円蓋部髄膜腫／大脳鎌部髄膜腫／嗅窩部髄膜腫／蝶形骨縁髄膜腫／円蓋部髄膜腫／鞍結節部髄膜腫／錐体斜台部髄膜腫／小脳橋角部髄膜腫

検査・診断

- MRIでは、硬膜に接して、強い造影効果を示す腫瘤として描出されます（図8）。
- 脳圧迫の強い大きな腫瘤では、周囲の脳組織に浮腫（T2強調画像で高信号）を生じることがあります。

図8 MRI 傍矢状洞部髄膜腫

術前MRI造影：T1強調画像

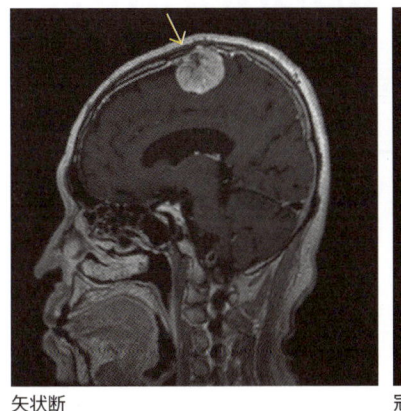

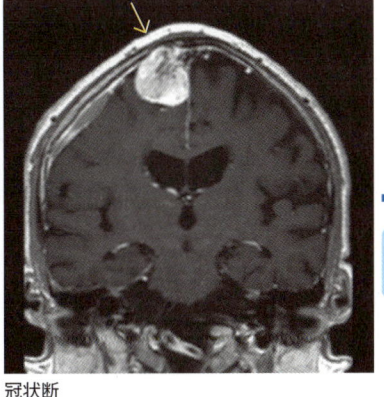

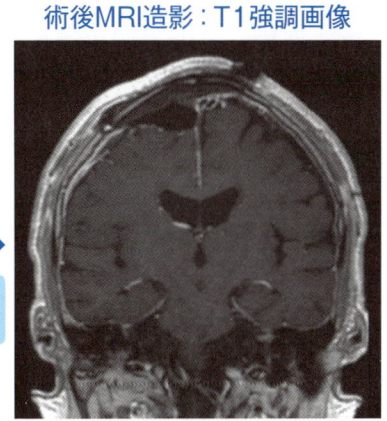

矢状断

冠状断

術後MRI造影：T1強調画像

→ 開頭腫瘍摘出術

腫瘍は全摘出されている。

↓ 栄養血管塞栓術

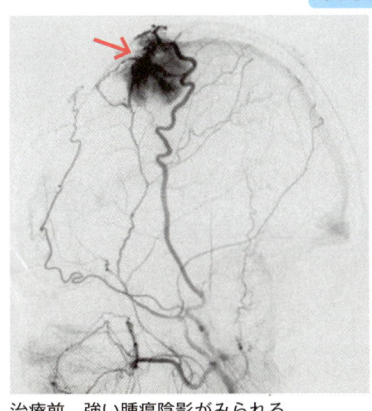

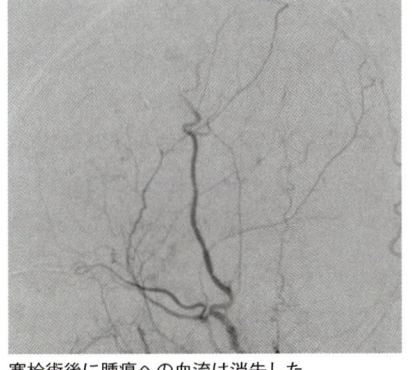

治療前。強い腫瘍陰影がみられる。

塞栓術後に腫瘍への血流は消失した。

治療

- 大部分が良性の腫瘍であるため、偶然見つかった、小さいものに関しては経過観察します。
- 経過中増大があれば手術を検討します。
- 発見時にある程度大きいもの、症候性の髄膜腫に関しては手術を検討します。
- 術前の脳血管撮影で腫瘍血流が豊富なものについては、手術前に栄養血管塞栓術を施行します（図8）。
- 手術では全身麻酔下に開頭し、付着部硬膜を含めての全摘出をめざします。
- 静脈洞や神経などを巻き込む場合は、全摘出が困難な場合があります。
- 術後の残存腫瘍はまず経過を観察し、増大があれば再手術あるいは経過によって放射線治療を検討します。
- 脳深部で手術での到達が困難な場合は手術を行わず、定位的放射線治療を行うことがあります。
- 化学療法については有効な薬剤はありません。

予後

- 多くの場合は予後良好ですが、まれに再発を繰り返し治療に難渋するケースがあります。

脳腫瘍別の特徴

Point 3 　神経鞘腫（Neurinoma/Schwannoma）
多くは良性で、増大速度は緩徐

　末梢神経細胞を包むシュワン細胞から発生する腫瘍で、多くの場合は良性（Grade I）で、増大速度は緩徐です。原発性脳腫瘍の10.6％を占めます（2009年版脳腫瘍全国集計調査報告）。

好発部位、症状

- 頭蓋内では脳から出た直後の脳神経に発生します。
- 第8脳神経（聴神経；前庭神経、蝸牛神経）、第5脳神経（三叉神経）に好発します（**図9**）。その他、顔面神経（顔面神経鞘腫）や下位脳神経（頸静脈孔神経鞘腫）などから発生するケースもあります。
- 聴神経から発生する場合は、難聴、耳鳴、めまいなどの症状を呈します。
- 三叉神経から発生する場合は、顔面痛や知覚鈍麻、並走する脳神経（動眼、滑車、外転神経）を圧迫することによる複視などで発症します。

図9　神経鞘腫

- 三叉神経鞘腫
- 聴神経鞘腫
- 頸静脈孔神経鞘腫

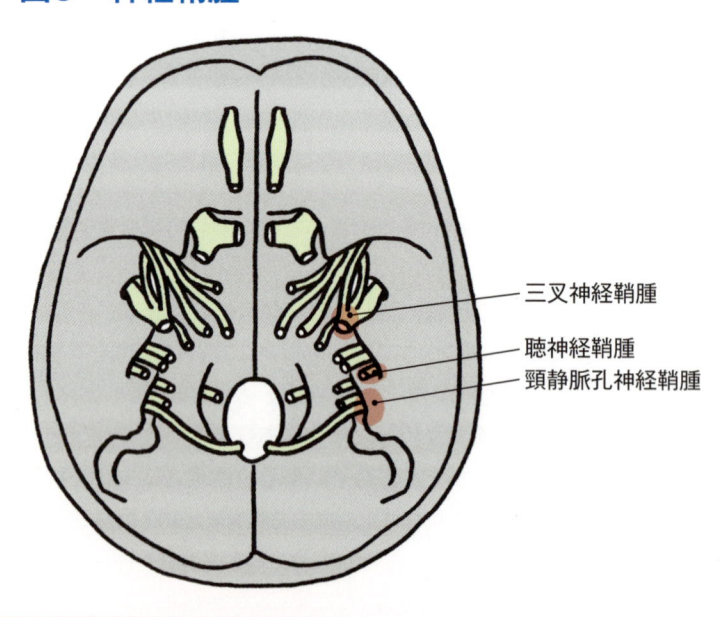

検査・診断

- MRIにて脳神経の走行に一致して、造影効果を有する腫瘤を確認します（**図10、11**）。

図10　MRI　三叉神経鞘腫

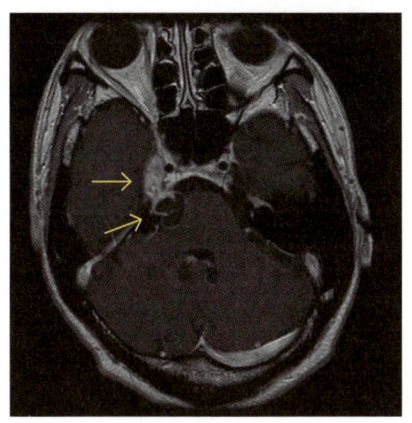

三叉神経の走行に沿って腫瘍が進展している。

図11　MRI　聴神経鞘腫

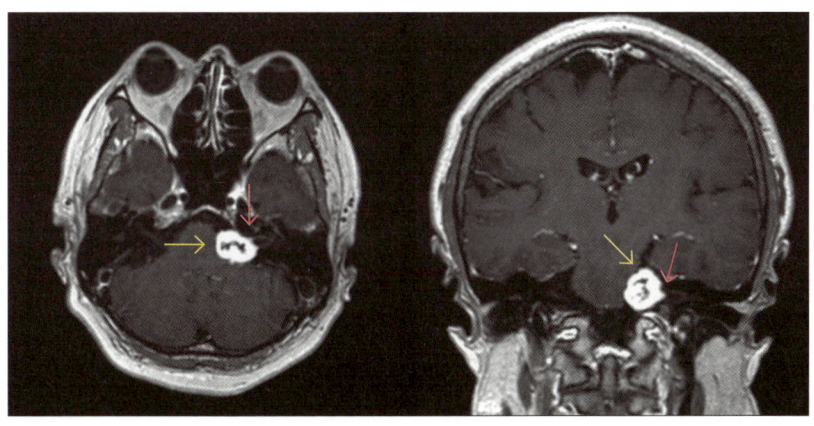

小脳橋角部の聴神経の走行に沿って発生する（黄矢印）。わずかに内耳道内へ進展している（赤矢印）。

治療

- 良性の腫瘍なので、腫瘍が小さく症状が軽度の場合は経過観察も可能です。
- 比較的大きい、症候性のものには開頭腫瘍摘出術を行います。
- 患者さんの状態（高齢で全身麻酔のリスクがある場合など）や腫瘍が小さい場合は、定位的放射線治療が選択されるケースもあります。
- 有効な化学療法はありません。
- 手術では正常な神経を傷つけないように摘出を行います。良性腫瘍のことがほとんどであり、神経機能の悪化のリスクが高い場合は、神経周囲の腫瘍は残存させることも考慮します。

予後

- 比較的良好で、生命にかかわるケースはきわめてまれです。
- 後頭蓋窩の手術が多く、術後の髄液漏や脳神経症状（顔面麻痺、聴力・平衡感覚の障害、嚥下障害、嗄声など）といった術後合併症が起こる可能性があります。

脳腫瘍別の特徴

Point 4 　下垂体腺腫（pituitary adenoma）
ほとんどの場合が良性

トルコ鞍内の内分泌器官である下垂体の腺細胞が腫瘍化して発生します。原発性脳腫瘍の18.9％を占めます（2009年版脳腫瘍全国集計調査報告）。

ほとんどの場合、組織学的には良性です。下垂体腺腫は大きく分けて、ホルモンを過剰分泌する機能性下垂体腺腫（表2）と、ホルモン分泌がない非機能性下垂体腺腫に分類されます。

好発部位、症状

- 機能性、非機能性によらず、腫瘍が増大し周囲の神経が圧迫されれば、脳神経症状が出現します。
- トルコ鞍上方には視神経が走行しており、視神経が圧迫を受けると特徴的な視野障害（両耳側半盲）が起こります（→p.22）。
- 頻度としては低くなりますが、外側の海綿静脈洞内を走行する動眼神経、滑車神経、外転神経が圧迫を受けると眼球運動障害による複視が起こります。
- 機能性下垂体腺腫の場合は、分泌過剰となるホルモンにより下記のような症状が出現します（表2）。
- 腫瘍の増大により下垂体ホルモンの分泌が障害されると、易疲労、低血圧、低血糖などの症状につながります（下垂体機能低下症）。
- 腫瘍内で出血や梗塞（下垂体卒中）が起こると、急な頭痛や嘔吐、神経圧迫症状の急速な進行を起こすことがあります。

> 機能性下垂体腺腫では、分泌されるホルモンの性質により、病状にさまざまな特徴があります。

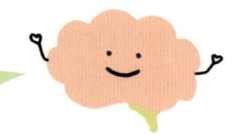

表2　機能性下垂体腺腫の種類と症状

種類		症状
成長ホルモン（GH）産生下垂体腺腫	下垂体性巨人症（図12）、先端巨大症（図12）	外見上の変化（下垂体性巨人症、先端巨大症）、高血圧や糖尿病など
プロラクチン（PRL）産生下垂体腺腫	プロラクチノーマ	乳汁分泌、月経不順、不妊症など
副腎皮質刺激ホルモン（ACTH）産生下垂体腺腫	クッシング病（図13）	中心性肥満、満月様顔貌、高血圧、糖尿病、うつ病など

GH：growth hormone　PRL：prolactin　ACTH：adrenocorticotropic hormone

図12　GH産生下垂体腺腫の症状

下垂体性巨人症
- 額が突き出る
- 鼻が大きくなる
- 口唇が厚くなる
- 舌が肥大する
- あごが突出する

先端巨大症
- 手指が肥大する

図13　ACTH産生下垂体腺腫の症状

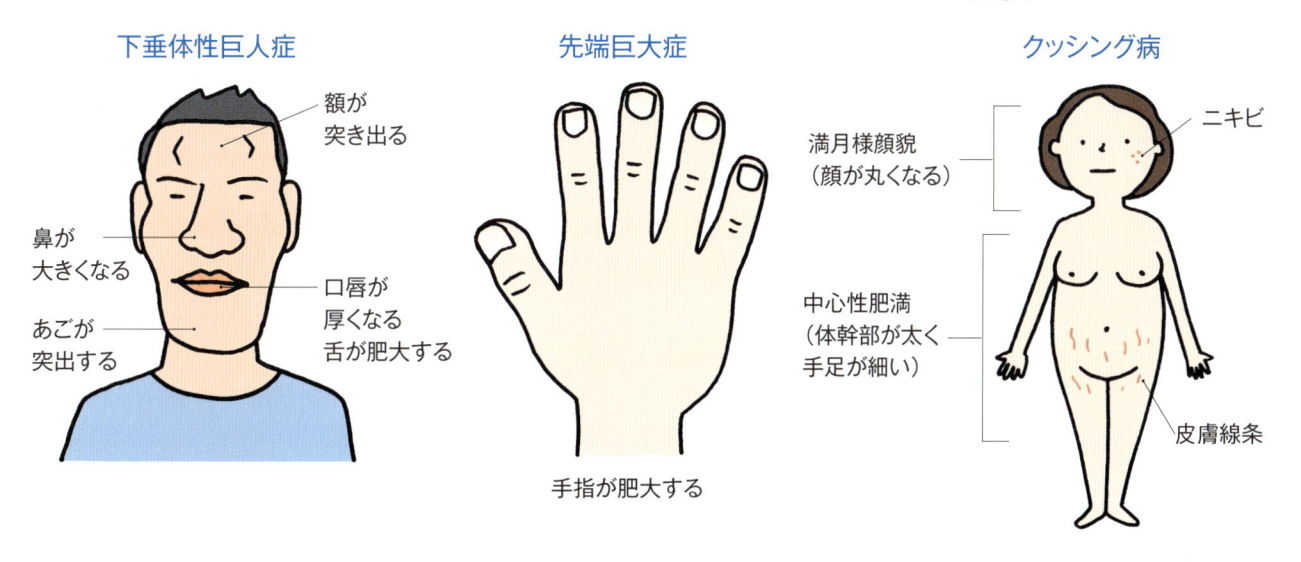

クッシング病
- 満月様顔貌（顔が丸くなる）
- ニキビ
- 中心性肥満（体幹部が太く手足が細い）
- 皮膚線条

検査・診断

- MRIにてトルコ鞍内に腫瘍の存在を確認します。
- 機能性腺腫（特にACTH産生腫瘍）の場合は、造影MRIでも異常がわからない小さい腫瘍の場合もあります。
- MRIにて、トルコ鞍上方の視神経の圧排の程度や、側方にある海綿静脈洞への浸潤の有無を確認します。
- 機能性腺腫の場合は、採血でのホルモン基礎値やホルモン負荷試験を行い、診断を確定します。

図14　MRI　下垂体腺腫

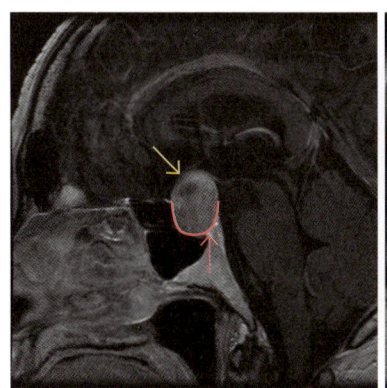

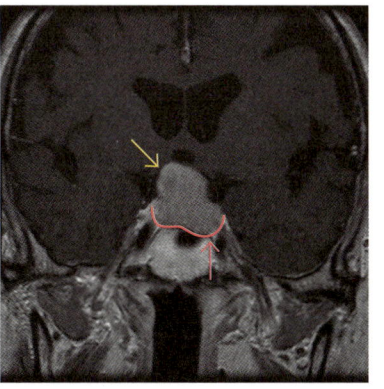

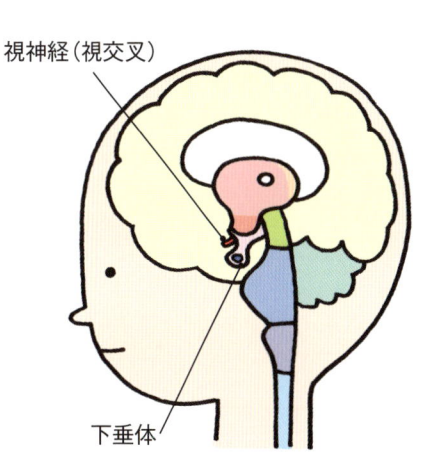

左が矢状断、右が冠状断。赤い矢印はトルコ鞍（腫瘍により拡大が見られる）。

視神経（視交叉）
下垂体

> **治療**
>
> - 視野障害などの神経圧迫症状が出ている場合は、神経減圧のため手術を行います。
> - 手術は鼻孔から副鼻腔を経由してトルコ鞍に到達し、腫瘍を摘出します。
> - 最近は、内視鏡を用いて手術を行うことが主流になってきています（**図15**）。
> - 偶然見つかった非機能性下垂体腺腫は、神経圧迫症状がなければ経過観察を行います。
> - 機能性下垂体腺腫の場合は、ホルモンを正常化させるための治療が必要になります（**表3**）。
> - 術後に下垂体ホルモン分泌障害が起こることがあり、その場合はホルモン補充を行います。術後尿崩症に対して、抗利尿ホルモンの点鼻や内服にて尿量のコントロールを行います。
> - 術後の髄液漏にも注意が必要です。

図15　経鼻内視鏡手術

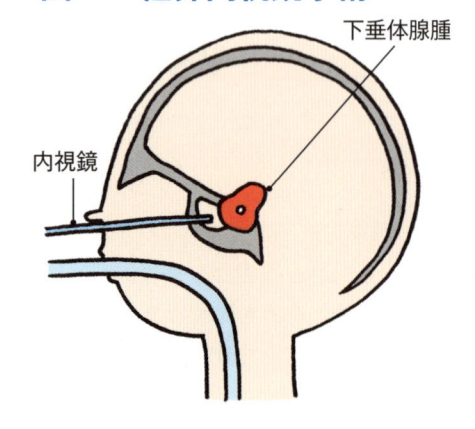

表3　機能性下垂体腺腫の治療

PRL産生下垂体腺腫	・薬物療法（カベルゴリン、ブロモクリプチンなど）が基本となる ・薬物療法で効果が得られない場合や、挙児希望など早期にホルモン異常を正常化する必要がある場合などに手術を考慮する
ACTH産生下垂体腺腫	・まず手術での全摘出をめざす ・手術ができない、あるいは手術での全摘出が困難であった場合は、定位的放射線治療を行う
GH産生下垂体腺腫	・まず手術での全摘出をめざす ・手術でも完治しない場合は、ソマトスタチン誘導体、GH受容体拮抗薬、ドパミン作動薬などの薬物療法を行う ・その他、定位的放射線治療も考慮される

> **予後**
>
> - 良性の腫瘍がほとんどで、腫瘍そのものが生命を脅かすことはまれです。
> - 機能性下垂体腺腫では、ホルモン過剰分泌が全身疾患（高血圧や糖尿病など）のきっかけとなり、生命予後に影響を与えます。

脳腫瘍の症状

Point 1 頭蓋内圧亢進症状
- 脳腫瘍の増大、浮腫によるもの
- 脳脊髄液の循環障害→水頭症によるもの

腫瘍そのものの増大、腫瘍の周囲の浮腫(**図16**)により頭蓋内圧が上昇します。脳腫瘍により脳脊髄液の循環が障害されると、水頭症を生じることにより頭蓋内亢進症状(頭痛、嘔吐など)が出現します。

腫瘍内出血などで頭蓋内圧亢進が急激に進行する場合は、意識障害や脳ヘルニアによる呼吸停止をきたすことがあり、患者さんの意識レベルやバイタルサインに注意し、早急に医師に報告する必要があります。

頭痛や嘔吐などが出現

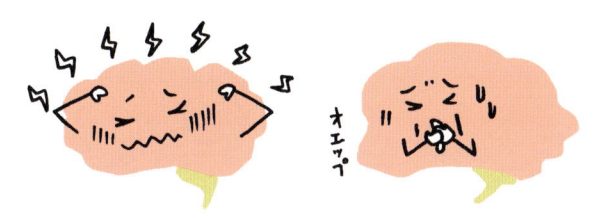

図16 MRI 髄膜腫
T2強調画像

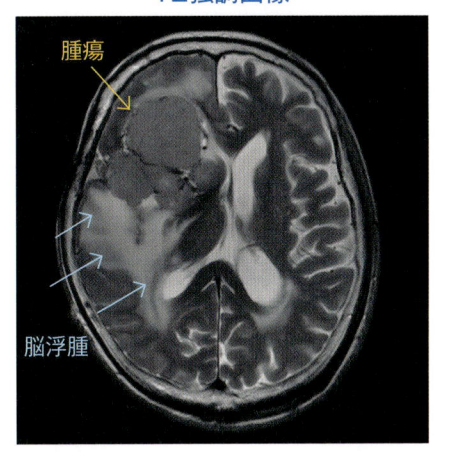

腫瘍
脳浮腫

Point 2 腫瘍による浸潤、圧迫 →脳局所症状や脳神経症状が出現

例えば運動機能にかかわる脳や脳神経が影響を受けると運動麻痺が起こります。その他、浸潤や圧迫を受ける脳部位のもつ機能が障害されます(**表4**、→p.113〜174)。

出現している症状とCTやMRIなどの画像を照らし合わせ、症状の悪化を予測したかかわりが必要です。予測したかかわりをすることで症状悪化を早期に発見でき、急変時の対応も迅速に行うことができます。

表4 局所機能障害の例

前頭葉	性格変化、認知機能障害や言語障害、運動機能障害など
頭頂葉	感覚障害、高次脳機能など
後頭葉	視野障害など
側頭葉	記憶障害、言語障害など
小脳	巧緻運動障害、平衡感覚障害など
視神経	視力視野障害
聴神経	聴力障害、平衡感覚障害
下位脳神経	嚥下障害、発声障害など

脳腫瘍の症状

Point 3　腫瘍による浸潤、圧迫→異常な電気活動→てんかん発作

　脳は神経細胞の電気活動で情報伝達を行っています。腫瘍による圧迫や浸潤による機能障害により、突発的に異常な電気活動が起こると、てんかん発作を引き起こします。

　脳腫瘍によるてんかん発作は、異常な電気活動が生じた部位（あるいはその周辺）でとどまる場合（部分発作）と、一部で生じた異常な電気活動が脳全体に波及してしまう場合（二次性全般化発作）とがあります（図17）。

　てんかん発作の症状（痙攣の部位、持続時間、意識障害の有無）や痙攣後の意識障害や麻痺に対する観察を行い、抗てんかん薬の投与や安全面へのかかわりが必要です。また、痙攣が長時間持続したり、短時間で繰り返す痙攣重積発作の場合は、鎮静させ、てんかん発作を停止させることが必要になります。

図17　脳腫瘍によるてんかん発作

部分発作
- 脳腫瘍／てんかん発作の活動が局所で起こる
- 意識が薄れたり、片側の手足のひきつけを起こすなど、てんかん発作の症状も局所にとどまる。

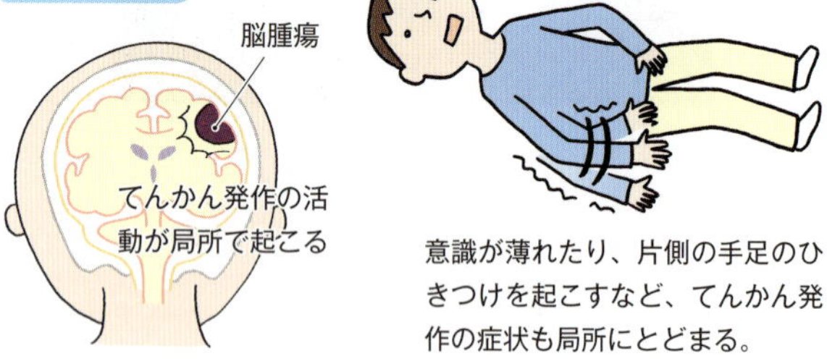

- 突発的な異常電気活動がその部位や周囲にとどまるもの。
- 反対側の運動発作や言語障害など、巻き込まれた脳がもつ機能の症状が出る。

二次性全般化発作
- 脳腫瘍／てんかん発作波が全脳に波及する
- 意識を失い、全身が硬直し、痙攣する。

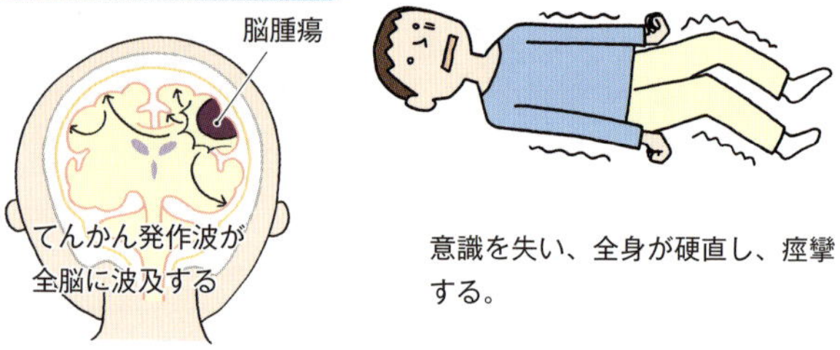

- 突発的な異常電気活動が脳全体に波及するもの。
- 部分発作の症状に引き続き、意識を失い、全身の運動発作が起こる。

Point 4　下垂体ホルモン異常による症状が出現

　下垂体腺腫のなかには、副腎皮質刺激ホルモン、成長ホルモン、プロラクチンなどを産生するものがあります。それぞれのホルモンが過剰に産生されたり、産生が障害されることにより、全身にさまざまな症状をきたします。

　また、抗利尿ホルモンの分泌が障害されると尿崩症が出現します。尿崩症が出現している場合には、飲水量や点滴などの水分量と尿量・尿比重測定を行い、口渇の有無を確認します。

脳腫瘍の検査

Point 1 神経学的症状の診察と画像検査、生理機能検査を行う

　脳腫瘍の診断、治療を適切に行っていくには、脳腫瘍の局在や腫瘍周囲の脳神経機能の評価が大切です。脳腫瘍が疑われる症状があり、外来を受診した患者さんには、神経学的症状の診察に加えて、画像検査、生理機能検査など、さまざまな手法を用いて評価を行います。

　最終的な確定診断は、手術での摘出標本の病理診断によって決定されますが、術前検査で可能な限り診断を絞りこみ、治療計画に役立てます。

> 症状の進行が早い場合は、検査を迅速に進めて治療につなげる必要があります。

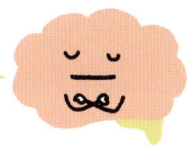

Point 2 MRIで発生部位、大きさ、圧迫の程度を確認する

　脳腫瘍の検査はMRIが主流です。脳腫瘍の発生部位と大きさ（図18）、圧迫所見（図19）など診断します。また、悪性度の判定、自然経過や治療効果の判定のため、画像の経時的な比較が大切です（図20）。良性腫瘍のなかには何年も大きさが変わらないものもありますが、脳腫瘍は一般的に経時的な増大傾向を示します。

図18　MRI　膠芽腫

造影T1強調画像 — 実質内腫瘍

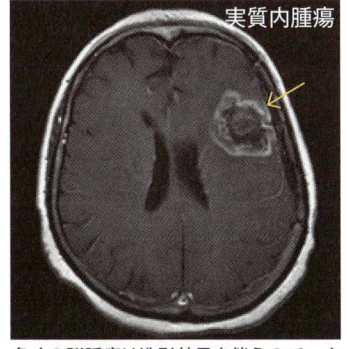

T2強調画像 — 脳浮腫

多くの脳腫瘍は造影効果を伴うので、まずガドリニウム（Gd）造影を行ったT1強調画像で脳腫瘍の発生部位、大きさを確認する。

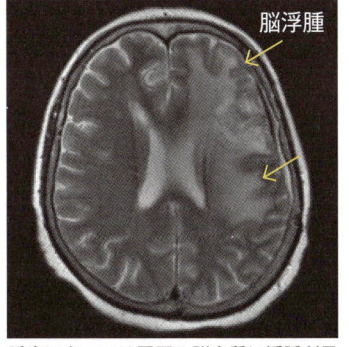

腫瘍によっては周囲の脳実質に浮腫が見られることがあるので、T2強調画像、FLAIR画像で確認する。

> 悪性度の低い神経膠腫や一部の腫瘍は造影効果を示しません。T2強調画像やFLAIR画像で腫瘍の広がりを確認します。

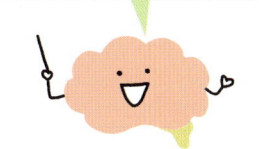

図19　CT　悪性リンパ腫（多発）

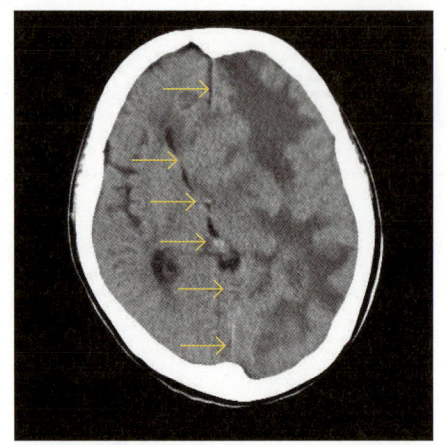

脳腫瘍、脳浮腫による正中偏位。テント上腫瘍の場合は、正中偏位の所見が頭蓋内圧亢進や重症度の重要な判断材料になる。

> 腫瘍そのもの、あるいは周囲の浮腫により、どの程度周囲の脳が圧迫されているかを確認します。

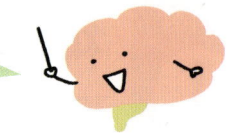

腫瘍により脳脊髄液の交通路が障害を受ける場合
モンロー孔や中脳水道（→p.11）は特に髄液流出路の狭い部分で、圧迫により水頭症を生じやすい部分です。閉塞が疑われる部分の上流の脳室が拡大していないか、経時的に拡大傾向がないかを判断する必要があります。

> 悪性度の高い腫瘍では、頭蓋内での転移（播種）がないかの確認も重要です。

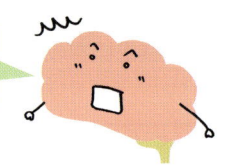

図20　MRI　髄膜腫

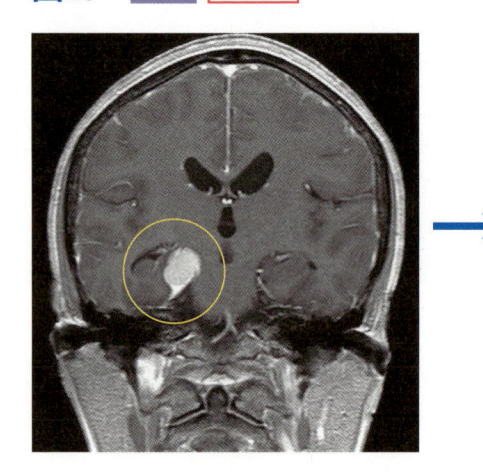

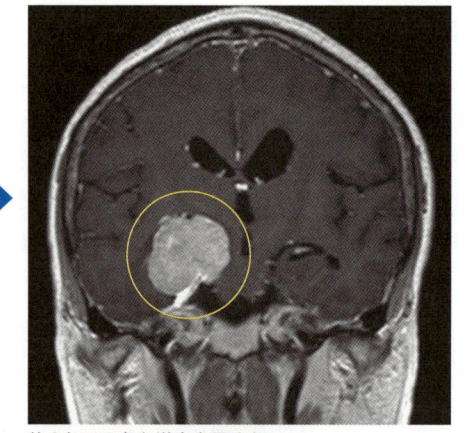

約2年での急な増大を認めた。

転移性脳腫瘍が疑われる場合
脳腫瘍がきっかけで元のがん（原発巣）が見つかることがあります。がんの既往のない患者さんで、転移性脳腫瘍が疑われた場合は、胸部X線、全身CT、腫瘍マーカーなどで原発巣の検索を行います。

ちょっとひと息　撮像技術の進化

従来のMRIは脳や腫瘍などの病変の形のみを写しだしますが、脳機能領域（例えば運動や言語に関連した脳領域など）を写しだす機能的MRI（fMRI）や、脳領域をつなぐ神経線維を描出するトラクトグラフィーなどの撮像技術が発達してきています。これらの技術により、今まで見ることができなかった情報が画像化され、手術を安全に行うために役立っています。

脳腫瘍の検査

Point 3 脳血管撮影で、腫瘍への血流の多さと、手術に必要な血管情報を調べる

　カテーテルを用いて血管を写すことにより、腫瘍への血流の多さがわかり、診断の助けになります。神経膠腫の中では膠芽腫で強く血流がみられます（腫瘍陰影、**図21**）。髄膜腫では、外頸動脈の枝から腫瘍が強く造影されます。

　腫瘍への血流が豊富な場合は、術中の出血を減らすため、術前塞栓術を行うことがあります（→p.97図8）。

　また、脳血管撮影で病変周囲の血管構築を把握することも、手術を安全に行ううえで重要です。

図21　脳血管撮影　右側頭葉膠芽腫

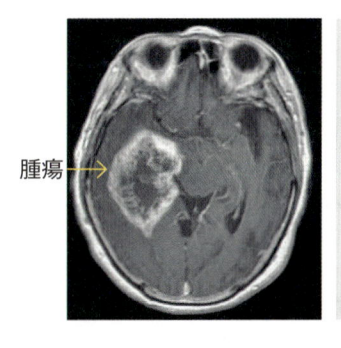

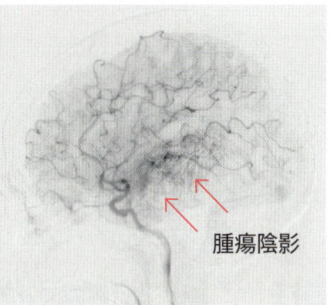

Point 4 脳神経機能の評価を行う

　診察により、腫瘍による脳や脳神経障害の有無、程度を評価します。症状によっては関連専門科に評価を依頼します（**表5**）。
　また、生理機能検査を行います（**表6**）。

表5　専門科による脳神経機能検査の例

眼科	視力視野を評価する
耳鼻咽喉科	聴力、平衡機能や嚥下機能などを評価する
内分泌内科	採血、尿検査やホルモン負荷試験で、脳下垂体ホルモンの機能評価を行う

表6　生理機能検査の例

脳波	・頭皮に約20個の電極を貼り付け、脳の電気活動を記録する ・てんかんや痙攣を起こしうる異常な脳波がないか調べる
体性感覚誘発電位	・手や足を電気で刺激して、感覚神経を伝わって脳へ到達した電気活動を記録する ・誘発される脳の活動の強さ、伝わる時間によって、感覚神経の障害の程度を評価する
運動誘発電位	・頭部に磁気刺激を加え、手足に貼り付けた電極から筋肉の収縮を記録する ・刺激から筋肉の収縮が起こるまでの時間や収縮の強さをみることで、運動神経の障害の程度を評価する

脳腫瘍の治療

Point 1 主に手術、化学療法、放射線治療がある

脳腫瘍の治療には、主に手術治療、化学療法（抗がん剤）、放射線治療があります（図22）。

手術においては、脳機能障害による後遺症のリスクが高い場合や、手術での到達が困難な場合など、必ずしも全例で根治をめざした治療ができるわけではありません。また、無症状でたまたま見つかり、今後の悪化のリスクが少ない場合は、治療を行わず経過をみるという選択肢もあります。

最近は脳ドックなどの普及に伴い、偶然脳腫瘍が見つかるケースも増えてきています。

図22　脳腫瘍の治療

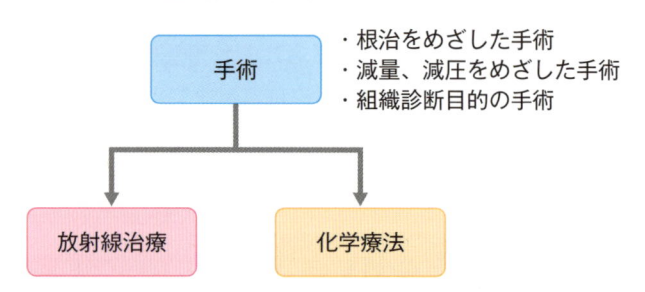

手術
・根治をめざした手術
・減量、減圧をめざした手術
・組織診断目的の手術

↓　　　↓
放射線治療　　化学療法

Point 2 初期治療では薬による症状改善をめざす

脳腫瘍は頭蓋内圧亢進症状、腫瘍そのものや浮腫による圧迫症状やてんかん発作で発症します。これらの症状を改善するために、根本的な治療につながるまで抗浮腫薬や抗痙攣薬による対症療法を行います。

脳腫瘍の治療方針は、腫瘍の種類、大きさ、臨床症状、患者背景により大きく変わってきます。手術摘出が中心となることが多いですが、手術により正常機能を障害する可能性もあります。腫瘍の種類や見込まれる長期予後、治療で予想される合併症や患者さんの状態などを考慮し方針を決定します。

> 入院時は無症状であっても入院後に痙攣が出現する場合もあります。痙攣出現時には迅速な対応ができるように、スタッフ同士の情報共有や連携をとっておくことが必要です。

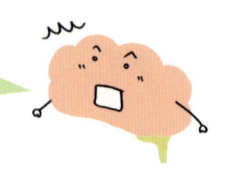

脳腫瘍の治療

Point 3　目的を明確にして**手術方針を決定**する

脳腫瘍における手術の目的は主に、
① 全摘出を行い、根治をめざす場合
② 腫瘍体積を減じ、放射線治療や化学療法などの術後療法の効果を高めることを目的とする場合
③ 腫瘍体積を減じ、周囲の脳や脳神経への圧迫を取り除き、症状緩和を目的に行う場合
④ 腫瘍の診断を目的として、一部のみ切除する場合
などがあります。

多くの場合は、可能な限り全摘出をめざして手術を行います。手術到達の困難な場所にできる腫瘍や、切除により後遺症の危険性が高い脳機能野（運動感覚野や言語野などの重要な機能を司る領域）の近傍に存在する腫瘍の場合は、状況に応じて②〜④の方針を選択します。

正常な脳神経機能を障害せずに最大限の腫瘍摘出を行うために、手術ナビゲーションや術中電気生理学的モニタリング（体性感覚誘発電位や誘発筋電図など）を行いながら手術を進めます（図23）。

図23　脳腫瘍の手術の実際

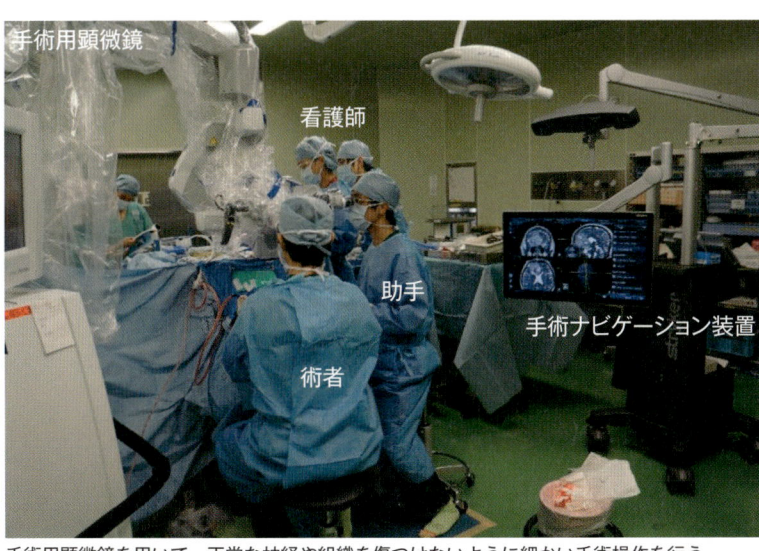

手術用顕微鏡を用いて、正常な神経や組織を傷つけないように細かい手術操作を行う。

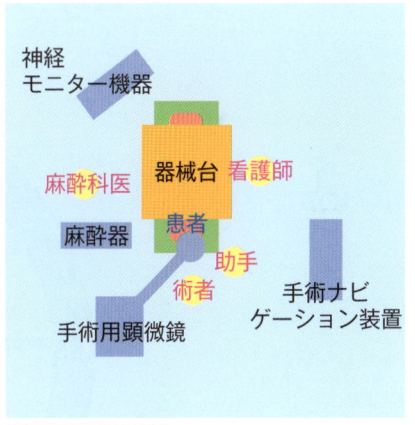

当院での手術室配置

ちょっとひと息　覚醒下手術

最近では、手術中に患者さんを全身麻酔から醒まさせて、実際に言葉を交わし言語機能を確認したり、手足を動かし運動機能を確認しながら摘出を進める覚醒下手術も行われるようになっています。

脳腫瘍の治療

Point 4 手術後の補助療法として放射線治療、化学療法を行う

放射線治療には、分割照射と定位的放射線治療（図24：ガンマナイフやXナイフと呼ばれるもの）があります。

分割照射ではより広い範囲に照射することができますが、正常組織への照射線量も多くなり、数週間にわたる治療期間が必要になります。

定位的放射線治療は3cm以内の小さい病変に対してのみ行える方法です。病変に対して広い方向から放射線を集中することにより、周囲の正常の組織への照射線量を抑え、通常1日で終了します。

頭蓋内深部の良性腫瘍に対しては増大抑制を目的として、まず定位的放射線治療を選択することがあります。

化学療法において、胚細胞腫や悪性リンパ腫などでは抗がん剤がよく効き、治療の主体となっています。

原発性脳腫瘍のなかで頻度の高い神経膠腫（グリオーマ）では著効を示す薬剤が少なく、これまでもさまざまな研究が続けられてきました。最近では、予後延長効果が確認され、外来通院でも投薬が可能なテモゾロミド（テモダール）内服の治療が主流となっています。

図24 ガンマナイフ

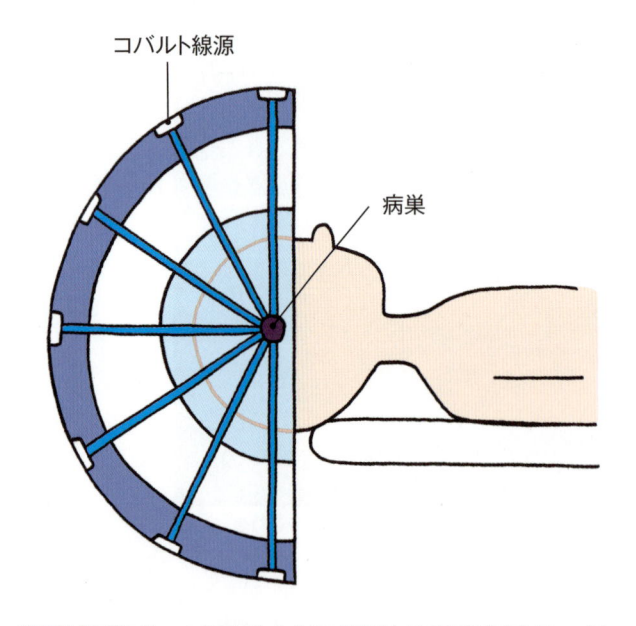

頭部を金属製フレームに固定したうえでMRIなどの画像検査を行い、病変の位置を正確に計算する。201個のコバルト60のガンマ線源から病変の一点に集中して放射線を照射する。多方向から照射することにより、病変にのみ放射線を集中し、周囲の正常脳組織への放射線の影響を最小限に抑える。

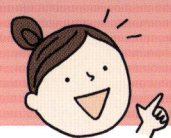

脳腫瘍のケアのポイント

Point 1 バイタルサインや意識レベル、麻痺などの神経症状に関して、**継続した全身の観察**が必要

- 治療開始前にも症状が進行する可能性があり、意識や呼吸の状態、バイタルサインの変化、尿失禁の有無などの観察が常に必要です。
- 閉塞性水頭症、症候性てんかんなどは、急激に悪化することもあり、その可能性を念頭においた観察が必要です。

Point 2 **手術**を行う場合は、**目的**、起こりうる**合併症**、**後遺症**を理解しておく

- 術後出血、術後けいれんに対しては、迅速に対応できるよう観察を行います。

Point 3 術後は早期離床、リハビリテーションを進め、**廃用症候群の予防**に努める（表1）

- 治療による安静や合併症・副作用による活動量低下・認知機能の低下、食事量低下などにより廃用症候群が進んでいく可能性があります。
- 病状が許す限り早期離床を進め、リハビリテーションを継続するとともに、患者の嗜好に合わせた食事内容や食事形態の変更を検討します。

Point 4 放射線治療、化学療法の**副作用**を理解し、**合併症の予防・ケア**に努める（表1）

表1　脳腫瘍の治療における看護のポイント

手術療法	**術前** ・腫瘍の発生部位や術式によって、運動麻痺や感覚機能低下が起こる場合がある。術前から、術後に予測される状態・合併症について担当医師と情報を共有する **術後** ・術直後（病棟帰室時）には、バイタルサインとともに、手術による神経症状（意識状態、瞳孔所見、運動麻痺や感覚障害の程度など）が術前に比べて悪化していないか確認する ・術後に神経症状が増悪する場合は、術後出血や脳浮腫などが予想される。こまめに観察し、異常出現時には担当医に素早く報告し、迅速に対応がとれるようにする ・創部の腫脹や出血の有無、ドレーンの排液量や性状が適切か定期的に観察する ・下垂体腫瘍の場合は、術後尿崩症の可能性があり、尿量、尿比重、水分バランスを医師の指示に従いチェックする ・廃用が進まないように、早期の離床を図り、リハビリテーションを開始する
放射線療法	・照射部位の皮膚トラブルや脱毛、頭痛、倦怠感、消化器症状（嘔気・嘔吐、食欲不振）などの副作用への対応が必要 ・脱毛に対しては、バンダナや帽子の使用を勧める
化学療法	・白血球減少により易感染状態になりやすいため、感染予防が必要 ・抗がん剤の点滴中、血管外への漏出は重篤な皮膚障害につながるので注意する ・嘔気・嘔吐、食欲不振といった消化器症状があれば、少しでも早く苦痛を緩和できるように担当医師に相談する ・内服抗がん剤の場合、内服時間・タイミングの管理が必要となる。患者の認知機能低下がある場合は、家族への内服管理指導を行う

脳腫瘍のケアのポイント

Point 5 特に悪性度の高い脳腫瘍の場合は、精神的なサポートが必要

- 特に悪性度の高い脳腫瘍の場合は、告知や病状の進行に伴う不安やストレスが患者さん本人のみでなく家族にも生じるため、精神的なサポートが重要です。
- 闘病が長期にわたり自宅生活を含めたサポートが必要なこともあります。担当医師、看護師だけでなくリハビリテーションスタッフ、社会福祉士など多職種で連携する必要があります。
- 悪性度の高い脳腫瘍の場合、治療を行っても長期的には再発することも多く、病状が徐々に悪化し終末期を迎えることになります（図1）。病状が進行していく患者さん本人と、家族の思いを尊重したチームアプローチが必要です。
- 病状の進行とともに高次脳機能障害や麻痺の出現、意識レベルの低下が起こり、日常生活に支障をきたします。
- 患者さんが思いを表出できる時期を逃さずに、終末期治療に対する本人の意思を確認しておくことが必要です。
- 自宅療養を希望する患者さんに対しては、時期を逃さずに退院支援を行っていくことが必要です。

図1　悪性脳腫瘍の終末期患者への退院支援の一例

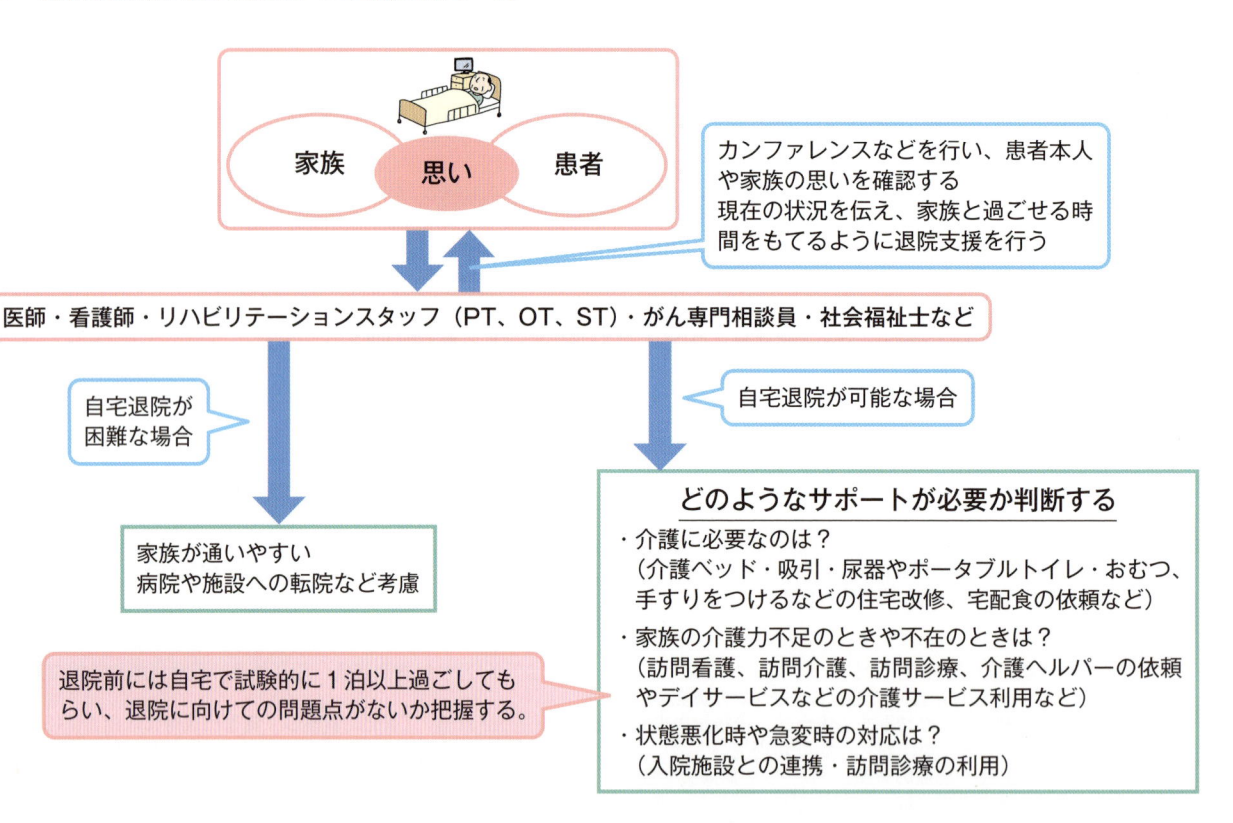

【家族／思い／患者】

カンファレンスなどを行い、患者本人や家族の思いを確認する
現在の状況を伝え、家族と過ごせる時間をもてるように退院支援を行う

↓↑

医師・看護師・リハビリテーションスタッフ（PT、OT、ST）・がん専門相談員・社会福祉士など

- 自宅退院が困難な場合 → 家族が通いやすい病院や施設への転院など考慮
- 自宅退院が可能な場合 →

どのようなサポートが必要か判断する
- 介護に必要なのは？
  （介護ベッド・吸引・尿器やポータブルトイレ・おむつ、手すりをつけるなどの住宅改修、宅配食の依頼など）
- 家族の介護力不足のときや不在のときは？
  （訪問看護、訪問介護、訪問診療、介護ヘルパーの依頼やデイサービスなどの介護サービス利用など）
- 状態悪化時や急変時の対応は？
  （入院施設との連携・訪問診療の利用）

退院前には自宅で試験的に1泊以上過ごしてもらい、退院に向けての問題点がないか把握する。

Part 3

脳脊髄の障害とケア

　疾患にかかわらず、障害される脳の部位により、ある程度決まった症状が出現します。Part 3では、Part 1で学んだ脳の解剖を復習しつつ、そこから出現する症状の診（看）かたを学んでください。症状の評価から看護ケアにしっかりつなげられるよう解説しました。

> Part1、Part2とあわせて学ぶと、脳の「解剖・機能」「疾患」と看護ケアがつながり、知識がより深まります！

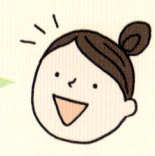

緊急対応が必要な意識障害、脳ヘルニア

Point 1　意識障害＝意識の混濁、変容

意識障害には、「意識がなくなる」場合と、「意識の内容がおかしい」場合があります（図1）。

図1　意識障害とは

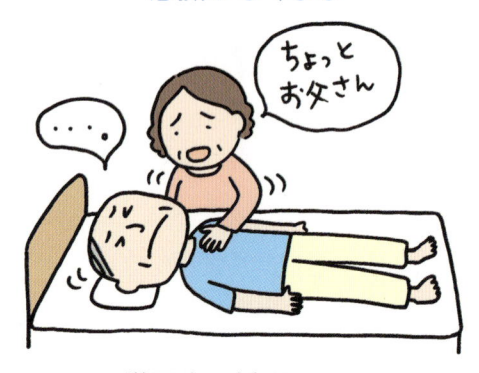

意識がなくなる
- 覚醒度の低下
- 刺激に対する反応の低下

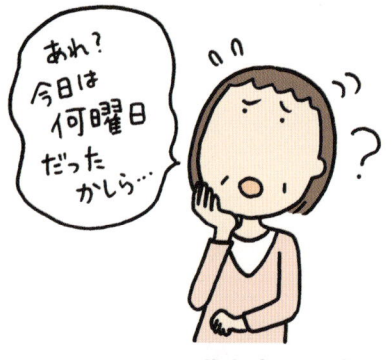

意識の内容がおかしい
- 認識内容の異常
- 認知機能の低下

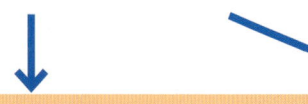

実際に遭遇する状況の例

救急外来で、呼びかけても反応のない患者が救急車で搬送された。

病棟で巡回中、患者に呼びかけても反応がないことを発見した。

病棟で夜になると、患者が落ち着きのない様子になり、状況を理解できなくなる。

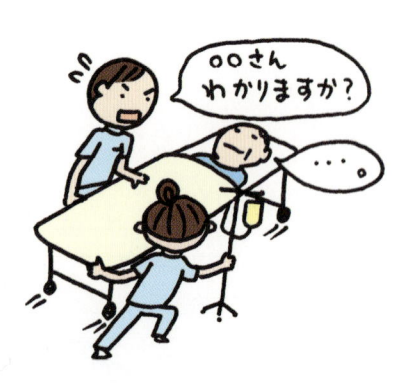

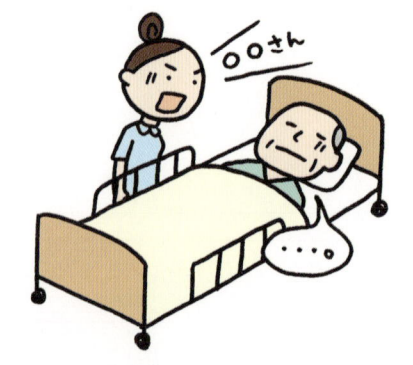

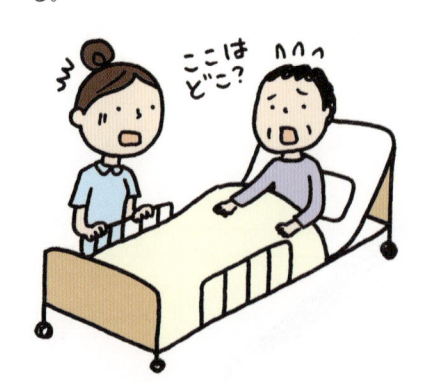

緊急対応が必要な意識障害、脳ヘルニア

Point 2 意識障害が起こる**原因**には、**脳疾患**と**全身性疾患**がある

意識は、上行性網様体賦活系（脳幹〜視床下部・視床に存在）と大脳皮質が互いに連絡し合うことによって、保たれていると考えられています（図2）。この中のどこかではたらきが障害されると、意識障害が起こります。障害される原因は、脳自体の疾患に限らず、全身性疾患の場合もあります。

具体的な疾患の種類は多数あります。覚えやすくするために、英語の頭文字を取ったAIUEO TIPS（アイウエオ・チップス）がよく用いられます（表1）。

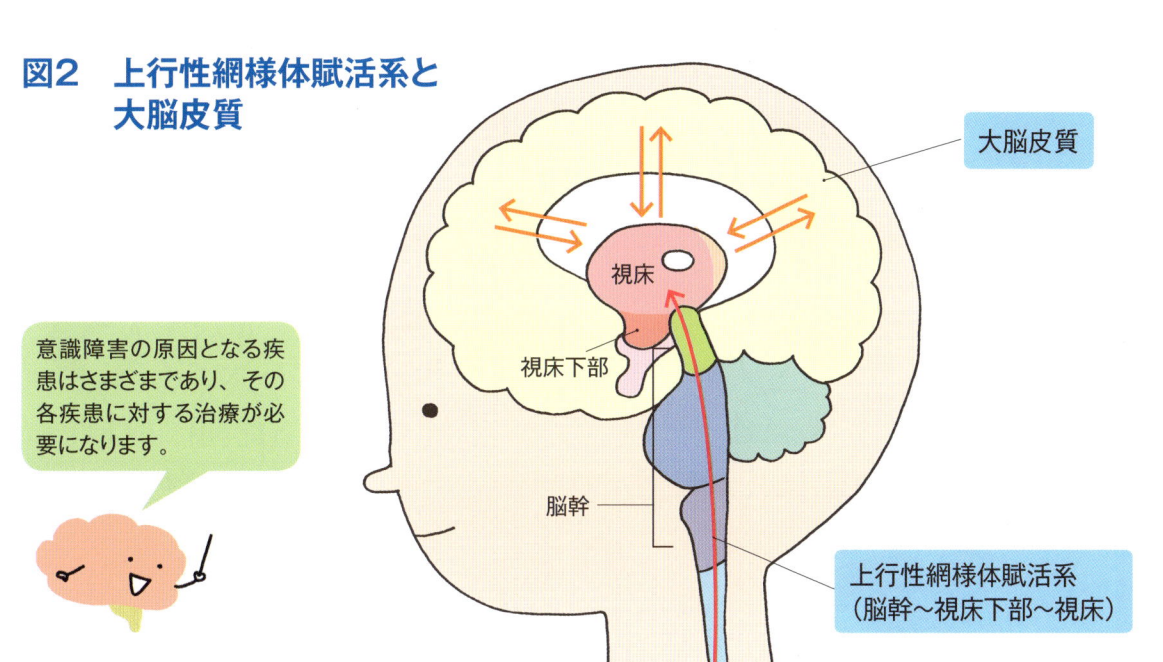

図2　上行性網様体賦活系と大脳皮質

（大脳皮質、視床、視床下部、脳幹、上行性網様体賦活系（脳幹〜視床下部〜視床））

意識障害の原因となる疾患はさまざまであり、その各疾患に対する治療が必要になります。

表1　AIUEO TIPS

A	I	U	E	O
Alcohol （アルコール）	Insulin （低血糖・高血糖）	Uremia （尿毒症）	Encephalopathy （脳症） Endocrinopathy （内分泌疾患） Electrolytes （電解質異常）	Oxygen （低酸素症） Opiate （薬物中毒）
T	I	P	S	
Trauma （頭部外傷） Temperature （低体温・高体温）	Infection （感染症）	Psychogenic （心因性）	Stroke （脳血管障害） Seizure （痙攣）	Syncope （失神） Shock （ショック）

緊急対応が必要な意識障害、脳ヘルニア

Point 3 意識障害の**重症度の評価**には、**JCS**、**GCS**が用いられる

　意識障害の患者さんでは、症状が重いほど検査・治療の緊急性が高くなります。

　どれくらい重症か、実際の現場で伝えるのに時間がかかると、検査・治療が手遅れになってしまう可能性があります。また、医療スタッフによって説明の仕方がバラバラだと、説明を聞く側にも実際の様子が正しく伝わらない可能性があります。

　そこで、意識障害の重症度を簡潔に伝えられ、誰にでもすぐに正しく理解してもらえるように、共通の評価方法が決められています（表2、3）。

表2　意識障害の評価法①　JCS（Japan Coma Scale） ◁ 日本でよく用いられている

覚醒状況によってⅠ〜Ⅲの3段階に分け、それをさらに3段階ずつに細分化し、意識障害を9段階に分類する（意識清明〈0〉も含めると10段階）。「3-3-9度方式」とも呼ばれる。

Ⅰ（1桁） 刺激しなくても覚醒している	0　意識清明	1　大体意識清明だが、今1つはっきりしない	2　見当識障害*がある
			3　自分の名前、生年月日が言えない
Ⅱ（2桁） 刺激すると覚醒する（刺激をやめると眠り込む）	10　普通の呼びかけで容易に開眼する	20　大きな声または体を揺さぶることにより開眼する	30　痛み刺激を加えつつ呼びかけを繰り返すとかろうじて開眼する
Ⅲ（3桁） 刺激しても覚醒しない	100　痛み刺激に対し、払いのけるような動作をする	200　痛み刺激で、少し手足を動かしたり顔をしかめたりする	300　痛み刺激に反応しない

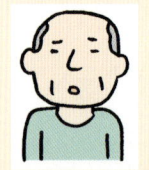

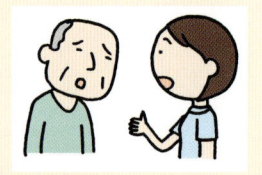

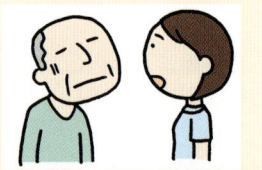

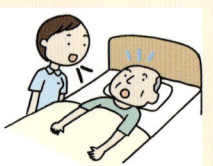

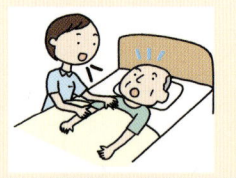

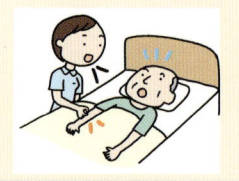

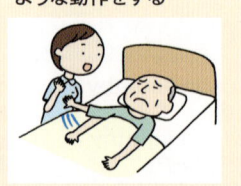

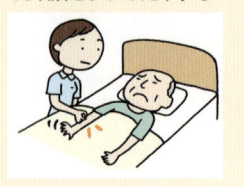

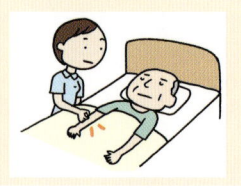

＊見当識障害：現在自分が置かれている状況（日付、場所）がわからない状態。

こんなときどうする？

- 刺激しなくても覚醒していて、失語・気管切開などにより問診での確認ができない → JCS 3
- 両眼瞼腫脹などのため開眼できない → 代わりに質問・命令に対する応答で判定する

桁が多くなるほど重症！

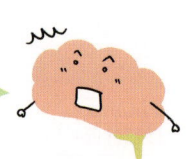

表3　意識障害の評価法②：GCS（Glasgow Coma Scale）

> 国際的に広く用いられている

3つの要素の合計点数で評価する　最高点は15（E4V5M6）、最低点は3（E1V1M1）

E (eye opening) 開眼	V (verbal response) 言葉反応	M (motor response) 運動反応
4　自発的に開眼	5　正確な応答	6　命令に従う
3　言葉により開眼	4　混乱した会話、見当識障害あり	5　痛み刺激を払いのける
2　痛み刺激により開眼	3　不適当な言語、会話が成立しない	4　痛み刺激で四肢を引っ込める
1　開眼しない	2　理解不能な声	3　痛み刺激で四肢異常屈曲
	1　発語しない	2　痛み刺激で四肢伸展
		1　まったく動かない

合計点が低いほど重症！

こんなときどうする？　気管挿管・気管切開されている　→　VTと表記する　点数は1点の扱いとなり、V1と同様

この評価方法を用いると、例えば救急外来などで意識障害の患者さんが複数いる場合でも、どちらが重症かを客観的に判断し、より重症の人から優先して対応することができます。

　また、同じ患者さんでも繰り返し評価を行うことにより、症状が悪化しているかどうか、治療で改善したかどうかを客観的に判断することができます。

JCS　GCSと比べて単純にわかりやすく評価する

よい点
短時間で簡単に評価できるので緊急時に使いやすい。

問題点
症状の細かい変化は反映されにくい。

GCS　JCSと比べて各症状を細かく評価する

よい点
症状の細かい変化をとらえることができる。

問題点
・判定が複雑で時間がかかるので、緊急時に使いづらい。
・合計点が同じでも、実際には各要素の点数の内訳によって重症度が異なる場合がある。

JCS、GCSの使い方・伝え方の例

救急外来にて
意識レベルが低下した患者さんが来院されています。
JCSは10、GCSはE3V4M5で12点です。

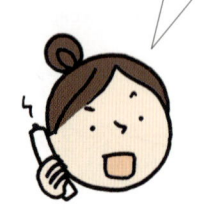

病棟にて
入院中の患者さんが、急に意識レベルが低下しました。
JCSは100です。

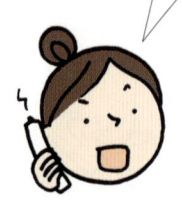

病棟にて
昨日から意識障害が出現している患者さんですが、本日は症状が改善しています。
JCSは30から3、GCSはE2V2M4の8点からE4V4M5の13点になりました。

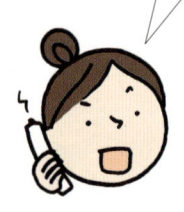

JCS、GCSはどちらも重要です。実際の現場ですばやく的確に伝えられるよう、両方とも内容をしっかり覚えておきましょう。

緊急対応が必要な意識障害、脳ヘルニア

Point 4 頭蓋内圧亢進を疑う症状が出現したら、脳ヘルニアに陥る前に早期対応を

　頭部外傷や脳血管障害など脳の疾患では、頭蓋の中の圧力が上がる頭蓋内圧亢進という現象が起こる場合があります（図3）。

　頭痛、嘔吐、意識障害など頭蓋内圧亢進を疑う症状（表4）が出現したら、脳ヘルニア（→p.121）に陥る前に早期の対応が必要です。

　救急外来や病棟で意識障害の患者さんに遭遇したら、まずはバイタルサインを確認します（表5）。特に、意識障害では呼吸状態の確認が重要です。舌根沈下や嘔吐によって気道が閉塞したり、呼吸のリズムが不安定になったりすることが多いからです。

　そして、病歴、身体所見を確認して医師に報告し、指示を仰ぎましょう。脳ヘルニアへの対処が遅れると、致命的になります。

　看護師の目の届きやすい部屋を選び、モニターのアラームが鳴ったら素早く訪室して患者さんの状態を確認しましょう。

　頭蓋内圧亢進が起こっている場合には、疾患自体に対する治療に加えて、頭蓋内圧亢進に対する治療も必要になります（表6、7）。

図3　頭蓋内圧亢進とは

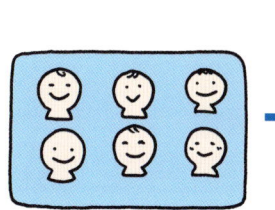

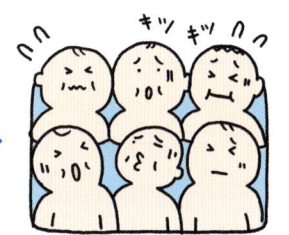

頭蓋という部屋の中には通常、脳・血液・髄液という内容物が存在している。

部屋の広さに対して内容物の量が増えると、部屋の中がぎゅうぎゅうと密集した状態になり、部屋の中の圧力が上がる。

表4　頭蓋内圧亢進の主な症状

自覚症状	・頭痛：慢性期には早朝起床時に多い ・嘔吐：食事と無関係、嘔気を伴わず噴出 ・視力障害：発作的（突然目がぼやけるなど）
他覚的所見	・意識障害 ・クッシング（Cushing）現象：徐脈、血圧上昇 ・うっ血乳頭：眼底診察で診断 ・外転神経麻痺：片側または両側

表5　意識障害患者への初期対応

バイタルサインの確認	低酸素血症、低体温・高体温、ショック
診察	頭部外傷、痙攣
血液検査	低血糖・高血糖、尿毒症、電解質異常（低ナトリウム血症など）、感染症
頭部CT、MRI	頭部外傷、脳血管障害

ここも観察！
意識レベル／頭痛、嘔吐の有無／瞳孔、対光反射

頭蓋内圧亢進を防ぐために

1　体位管理
呼吸状態が悪化している場合は、気道確保を行って体位を整える。頭部挙上は頭蓋内圧を低下させる。

2　気管吸引
吸引の刺激により頭蓋内圧を亢進させるため、必要最小限に行う。

3　膀胱留置カテーテル挿入
膀胱充満は頭蓋内圧を亢進させるため、注意する。

表6　頭蓋内圧亢進の主な原因

頭蓋内疾患	頭蓋内占拠性病変	頭蓋内血腫、脳腫瘍、脳膿瘍など
	局所性脳浮腫	脳梗塞など
	びまん性脳浮腫	重症頭部外傷、低酸素脳症など
	髄液量増加	水頭症
	静脈圧亢進	静脈洞血栓症など
	その他	髄膜炎、脳炎など
頭蓋外疾患	脳血管拡張	低換気など（低O_2血症、高CO_2血症）
	その他	痙攣、発熱、疼痛など

頭蓋内占拠性病変（脳腫瘍など）　　脳浮腫　　水頭症

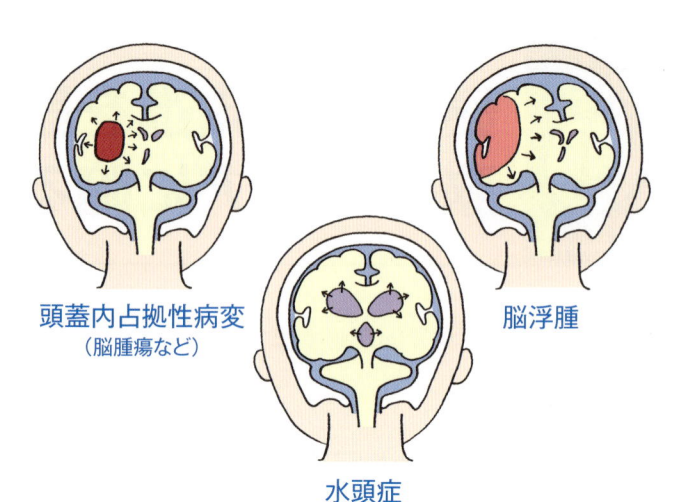

表7　頭蓋内圧亢進の治療

	治療	作用機序	主な適応
全身管理	頭部挙上	脳から心臓への静脈灌流を促進する	すべて
	呼吸管理	低O_2血症や高CO_2血症による頭蓋内圧上昇を防ぐ	
	鎮静、鎮痛、解熱	興奮や疼痛、発熱による頭蓋内圧上昇を防ぐ	
内科的治療	浸透圧利尿薬	脳浮腫を改善させる	
	利尿薬	脳浮腫を改善させ、髄液産生を抑制する	
	ステロイド	脳浮腫を改善させる	脳腫瘍
	バルビツレート昏睡療法	脳代謝を低下させ、脳血流量を減少させる	重症例（重度の頭部外傷、脳梗塞、低酸素脳症など）
	低体温療法		
手術治療	脳室ドレナージ術	髄液を頭蓋外へ排出する	髄液循環障害
	シャント手術		
	外減圧術	頭蓋骨の壁を開放し、圧力を頭蓋外へ逃がす	重度の脳浮腫（脳梗塞など、→p.52）
	内減圧術	壊死した脳実質を切除する	脳梗塞
	頭蓋内腫瘤の摘出術	原因となっている病変自体を摘出する	頭蓋内血腫、脳腫瘍

ここもポイント！　頭蓋内圧の測り方

　頭蓋内には脳・血液・髄液が存在していますが、そのうち髄液の圧を測ることによって、頭蓋内の圧力を評価することができます。

　頭蓋内圧亢進が疑われる場合には、必ず脳のCTやMRIを行い、脳ヘルニア（→p.121）を起こす危険性がないかどうかを確かめてから腰椎穿刺を行う必要があります。頭蓋内圧亢進が高度な場合に腰椎穿刺を行い脊髄のくも膜下腔から髄液を抜くと、脊椎内と頭蓋内の圧の差が広がり、脳ヘルニア（大後頭孔ヘルニア→P.122）を引き起こす危険性があります。

腰椎穿刺の方法

一般的には側臥位で行い、流出する髄液の液面の高さで頭蓋内圧を測定する。

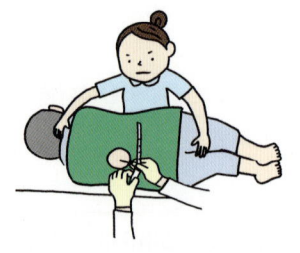

正常
60～180mmH_2O

脳室ドレーン・腰椎ドレーンが挿入されている場合は？
その液面の高さで頭蓋内圧を測ることができる。

緊急対応が必要な意識障害、脳ヘルニア

> **Point 5** 頭蓋内圧亢進が進行すると**脳ヘルニア**を生じて死に至る場合も

頭蓋内圧亢進（→p.119）が進行すると、脳ヘルニアが起こり、死に至る危険性があります。

脳ヘルニアとは、頭蓋内圧亢進によって脳組織が本来の場所から外へ押し出された状態です（図4、5）。

図4　脳ヘルニアとは？

正常
（テント切痕を上から見た図）

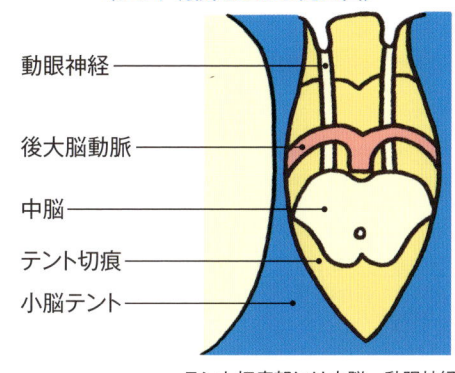

- 動眼神経
- 後大脳動脈
- 中脳
- テント切痕
- 小脳テント

テント切痕部には中脳・動眼神経が存在している。

テント切痕ヘルニア

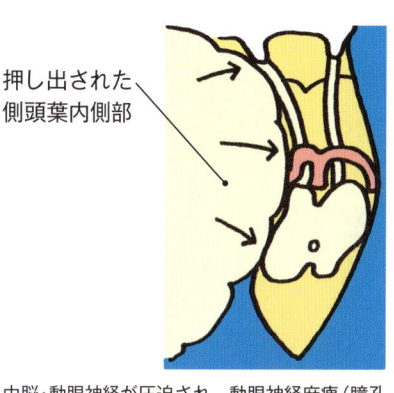

- 押し出された側頭葉内側部

中脳・動眼神経が圧迫され、動眼神経麻痺（瞳孔不同、対光反射消失など）が出現する。

図5　脳梗塞によって生じた鉤ヘルニアの例

CT　右中大脳動脈閉塞による脳梗塞

発症当日

- 側頭葉脳梗塞
- 中脳

右側頭葉が低吸収になっているが、脳幹（中脳）はほとんど圧迫されていない。

発症2日後

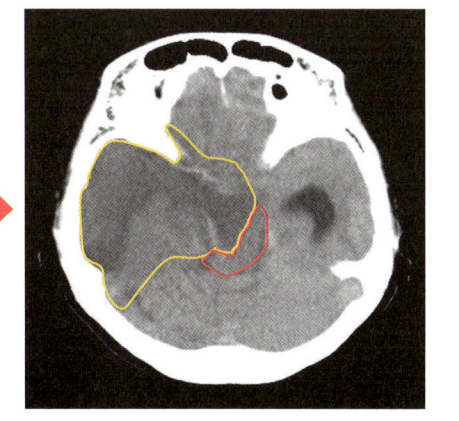

低吸収になっていた側頭葉内側部がテント切痕部へ押し出され、脳幹（中脳）が顕著に圧迫されている。

緊急対応が必要な意識障害、脳ヘルニア

Point 6 脳ヘルニアでは**障害部位**により、**さまざまな症状**が出現する

　脳ヘルニアが起こると、押し出された組織、押し出された先の組織が圧迫・障害を受けるため、さまざまな症状が出現します（**表8、図6**）。瞳孔不同・対光反射消失などの動眼神経麻痺症状（→p.23）は、脳ヘルニアのサインとして重要です。

　また、脳の重篤な障害により、異常な姿勢（異常肢位）をとる場合があります（**図7**）。

表8　脳ヘルニアの種類

分類			障害部位	症状
大脳鎌下ヘルニア（帯状回ヘルニア）		前頭葉内側部（帯状回）が大脳鎌の下から反対側へ	帯状回	➡通常は無症状 進行すると前大脳動脈が大脳鎌で圧迫され、脳梗塞が出現する（下肢に強い麻痺）
テント切痕ヘルニア	下行性鉤ヘルニア　下行性海馬ヘルニア	側頭葉内側部（鉤、海馬）がテント切痕から下へ	動眼神経	➡瞳孔散大、対光反射消失
			中脳	➡瞳孔散大、意識障害、呼吸障害、片麻痺
	下行性正中ヘルニア	視床・視床下部、中脳、両側側頭葉内側部がテント切痕から下へ	後大脳動脈	➡（視床や後頭葉の梗塞により）意識障害、視野障害 正中ヘルニアの場合、まず視床・視床下部が障害される（→意識障害、呼吸障害が出現）
	上行性ヘルニア	小脳虫部がテント切痕から上へ		いずれも進行すると、脳幹障害範囲が中脳→橋→延髄と拡大する
大後頭孔ヘルニア（小脳扁桃ヘルニア）		小脳扁桃が大後頭孔から下へ	延髄	➡意識障害、呼吸障害（呼吸停止）

図6　呼吸障害

呼吸障害のパターンは、障害部位によって下図のような違いがあります。

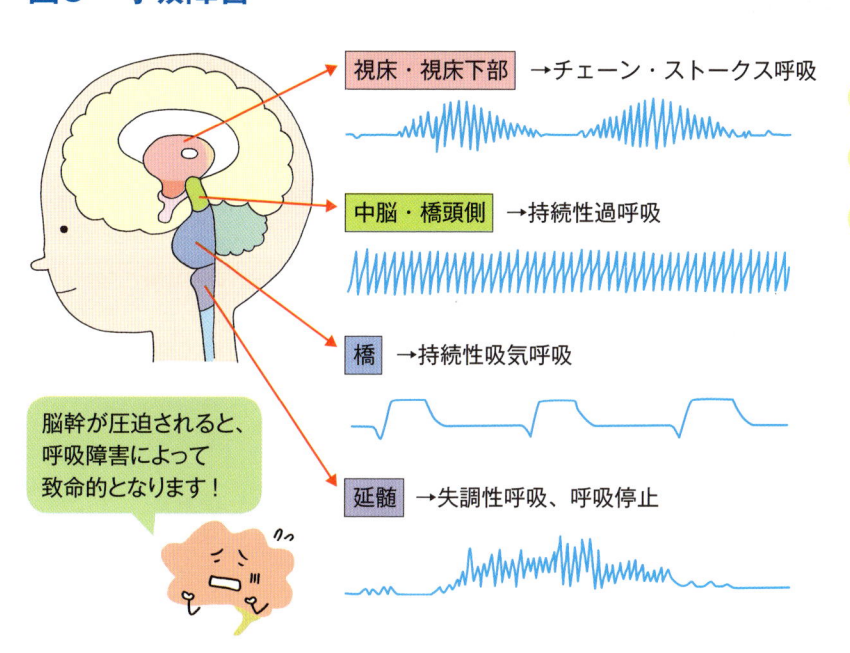

- 視床・視床下部 → チェーン・ストークス呼吸
- 中脳・橋頭側 → 持続性過呼吸
- 橋 → 持続性吸気呼吸
- 延髄 → 失調性呼吸、呼吸停止

脳幹が圧迫されると、呼吸障害によって致命的となります！

チェーン・ストークス呼吸とは

1. 無呼吸のあと小さな呼吸がはじまる
2. 少しずつ大きな呼吸が出現
3. 小さな呼吸に変化→再び無呼吸となる

❶〜❸のパターンが繰り返される！

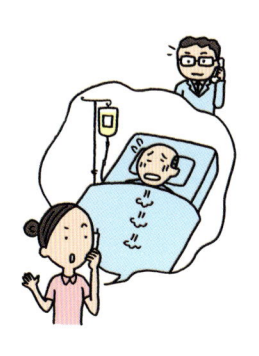

図7　異常肢位

除皮質硬直

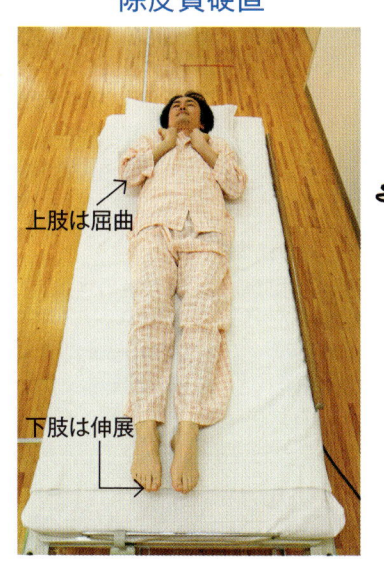

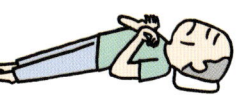

- 上肢は屈曲
- 下肢は伸展

- 広範な大脳半球、錐体路の障害で起こる
- テント切痕ヘルニアの初期からみられる
- 痛み刺激でこの上肢の異常屈曲がみられれば、GCSの運動反応は3点（M3）になる

除脳硬直

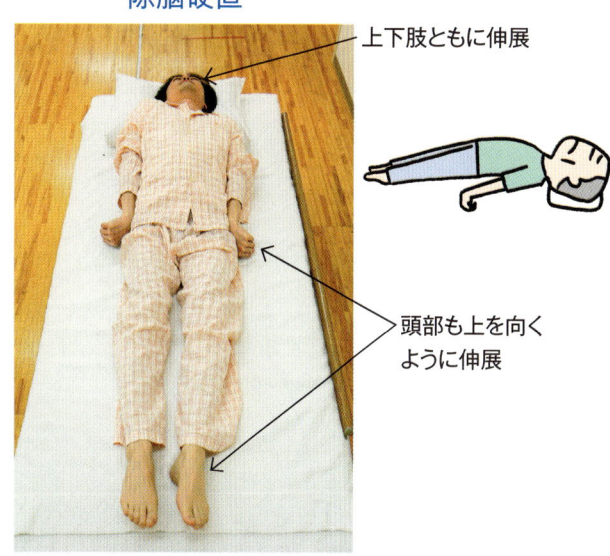

- 上下肢ともに伸展
- 頭部も上を向くように伸展

- 脳幹の障害で出現する
- テント切痕ヘルニアで初期に除皮質姿勢がみられ、ヘルニアが進行し脳幹が障害されてくると除脳姿勢がみられるようになる
- この異常伸展は、GCSの運動反応で2点（M2）になる

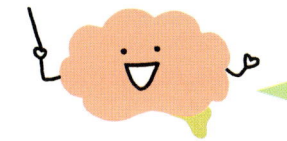

これらの異常肢位は、片側のみや上肢・下肢のみにみられることもあります。

※Part 3の写真は福井赤十字病院のスタッフがモデルになっています。

部位別 脳脊髄の障害とケア

> **Point** 脳の**どこがどのくらい**障害されたかによって**症状**が異なる

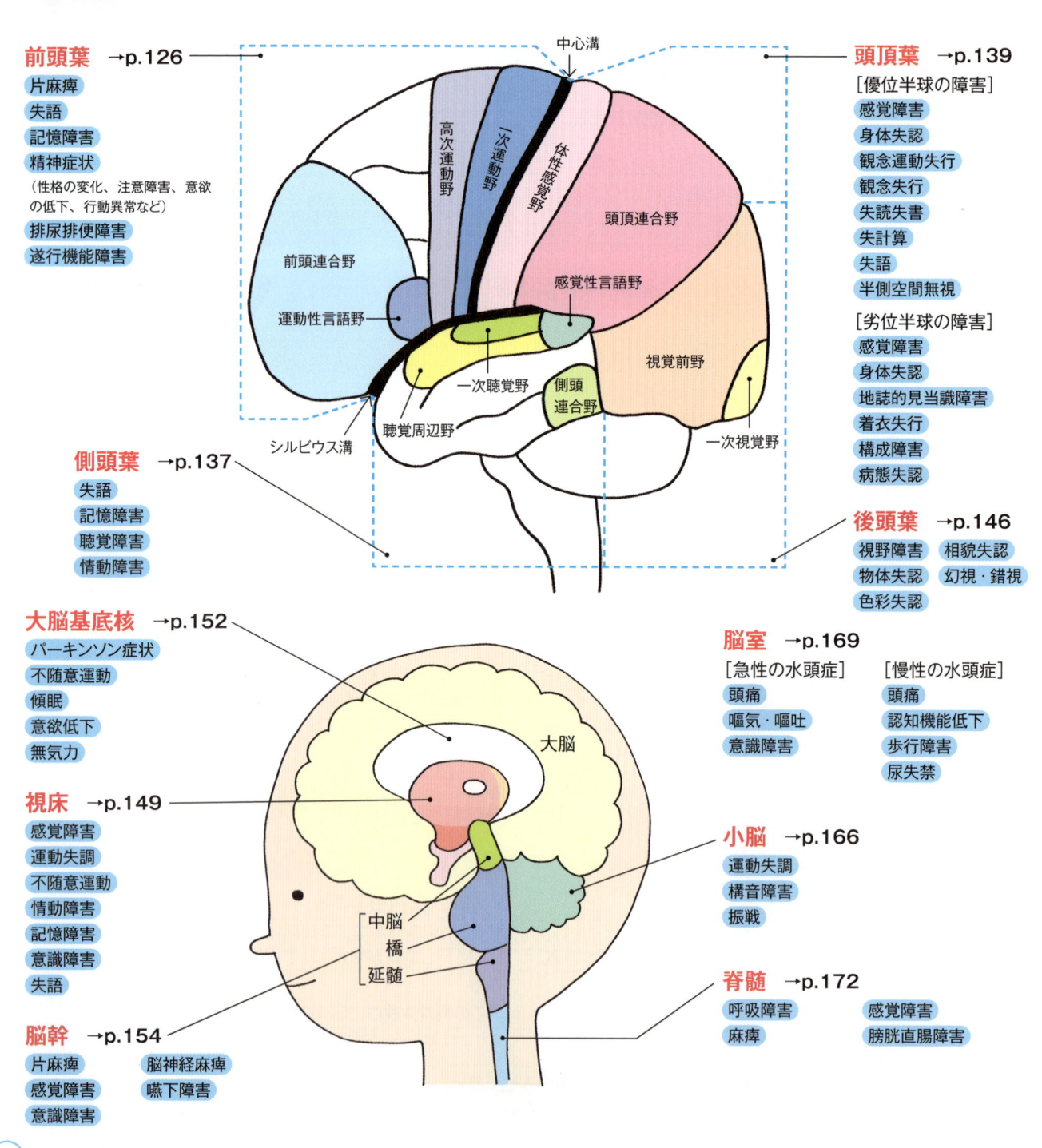

前頭葉 →p.126
- 片麻痺
- 失語
- 記憶障害
- 精神症状
  （性格の変化、注意障害、意欲の低下、行動異常など）
- 排尿排便障害
- 遂行機能障害

頭頂葉 →p.139
［優位半球の障害］
- 感覚障害
- 身体失認
- 観念運動失行
- 観念失行
- 失読失書
- 失計算
- 失語
- 半側空間無視

［劣位半球の障害］
- 感覚障害
- 身体失認
- 地誌的見当識障害
- 着衣失行
- 構成障害
- 病態失認

側頭葉 →p.137
- 失語
- 記憶障害
- 聴覚障害
- 情動障害

後頭葉 →p.146
- 視野障害
- 物体失認
- 色彩失認
- 相貌失認
- 幻視・錯視

（脳図ラベル：中心溝、高次運動野、一次運動野、体性感覚野、頭頂連合野、前頭連合野、運動性言語野、感覚性言語野、一次聴覚野、側頭連合野、聴覚周辺野、シルビウス溝、視覚前野、一次視覚野）

大脳基底核 →p.152
- パーキンソン症状
- 不随意運動
- 傾眠
- 意欲低下
- 無気力

視床 →p.149
- 感覚障害
- 運動失調
- 不随意運動
- 情動障害
- 記憶障害
- 意識障害
- 失語

脳幹 →p.154
- 片麻痺
- 感覚障害
- 意識障害
- 脳神経麻痺
- 嚥下障害

脳室 →p.169
［急性の水頭症］
- 頭痛
- 嘔気・嘔吐
- 意識障害

［慢性の水頭症］
- 頭痛
- 認知機能低下
- 歩行障害
- 尿失禁

小脳 →p.166
- 運動失調
- 構音障害
- 振戦

脊髄 →p.172
- 呼吸障害
- 麻痺
- 感覚障害
- 膀胱直腸障害

（脳図ラベル：大脳、中脳、橋、延髄）

障害部位別の主な症状一覧

症状 \ 部位	前頭葉 p.126	側頭葉 p.137	頭頂葉 p.139 優位半球	頭頂葉 p.139 劣位半球	後頭葉 p.146	視床 p.149	大脳基底核 p.152	脳幹 p.154	小脳 p.166	脳室 p.169	脊髄 p.172
運動失調	▲					●		●	●		●
感覚障害			●	●		●		●			●
観念運動失行			●								
記憶障害	●	●				●	▲				
急性の水頭症（頭痛、嘔気・嘔吐、意識障害）										●	
慢性の水頭症（頭痛、認知機能低下、歩行障害、尿失禁）										●	
幻視・錯視					●						
構音障害	▲						▲	●	●		
構成障害				●							
視野障害		▲			●						
失計算			●								
失語	●	●	●			●					
失読失書			●								
色彩失認					●						
振戦						▲	●	▲	●		
身体失認			●	●							
遂行機能障害	●										
精神症状（性格の変化、注意障害、意欲の低下、行動異常など）	●	▲									
相貌失認					●						
地誌的見当識障害				●							
着衣失行				●							
聴覚障害		▲						▲			
脳神経麻痺								●			
パーキンソン症状							●			●	
排尿排便障害	●						▲	●			●
半側空間無視			▲	●							
病態失認				●							
不随意運動						●	●	▲	▲		
物体失認					●						
片麻痺	●							●			●（両側麻痺）
嚥下障害	▲						▲	●	▲		

※脳脊髄の神経細胞は、他の部位の神経細胞と密接な連係をとっているため、必ずしも障害部位と出現する症状が1対1の対応をとるわけではありません。この表では、理解がしやすいように、起こる頻度の高いものを●で、頻度はそれほど高くなくても起こりうるものについては▲で示しました。また●や▲の記載がなくても、まったく起こらないわけではないことをご理解ください。

部位別 脳脊髄の障害とケア

大脳皮質　前頭葉

主な症状：片麻痺、精神症状、失語、排尿排便障害、記憶障害、遂行機能障害

- 前頭葉は、大脳の中心溝より前の部分を指す。
- 運動を司る錐体路の一番上位にある運動野と、それを補助する機能のある運動前野が存在する（→p.18）。
- 前頭葉の大部分を占める前頭前野は、性格や意欲、判断、記憶と密接な関連があり、物事を実行する機能などをもつ。
- 左側の前頭葉は、言語を話すにあたり重要な機能をもつ（ただし、右側の前頭葉に言語機能がある人もいる。→p.16）。

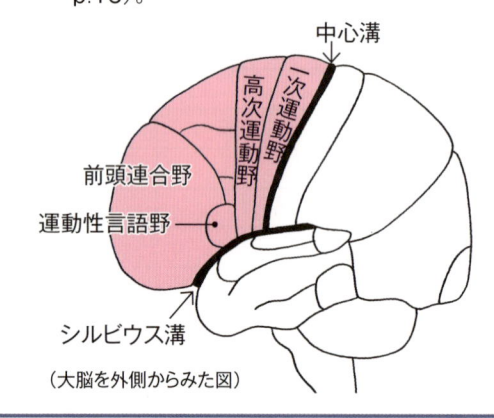

（大脳を外側からみた図）：中心溝、一次運動野、高次運動野、前頭連合野、運動性言語野、シルビウス溝

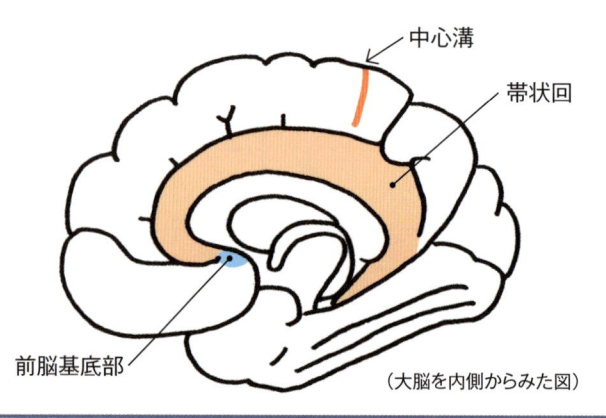

（大脳を内側からみた図）：中心溝、帯状回、前脳基底部

画像の特徴

CT 正常：中心溝、大脳間裂
ピンクの線で囲んだ部分が前頭葉

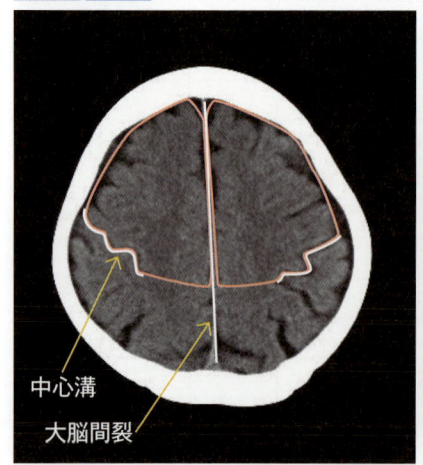

MRI 正常：中心前回、中心溝、大脳間裂、上矢状静脈洞、中心後回

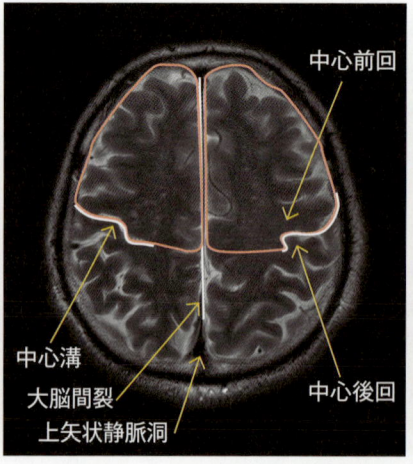

CT 脳出血：左前頭葉皮質下出血 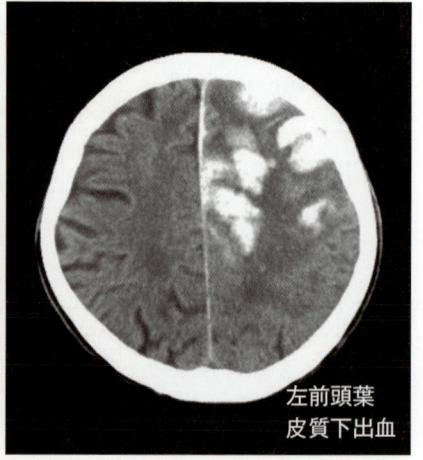
右片麻痺、重度失語により発症

| 症状 1 | 片麻痺 |

左右どちらか片側のみの、上下肢の麻痺を片麻痺と呼びます。前頭葉では、運動野や運動前野の障害で起こります。

一般的に近位筋よりも、手指や足趾など遠位筋に強い麻痺が生じます。

前大脳動脈領域の障害→下肢に強い麻痺
内頸動脈や中大脳動脈領域の障害→上肢に強い麻痺　顔面の麻痺がみられることも多い
病変が小さい場合→片側の上肢または下肢に限局した麻痺（単麻痺）が起こる場合がある

評価方法

図1　代表的な上肢・下肢の麻痺の検査方法（左麻痺の場合）

上肢バレー徴候

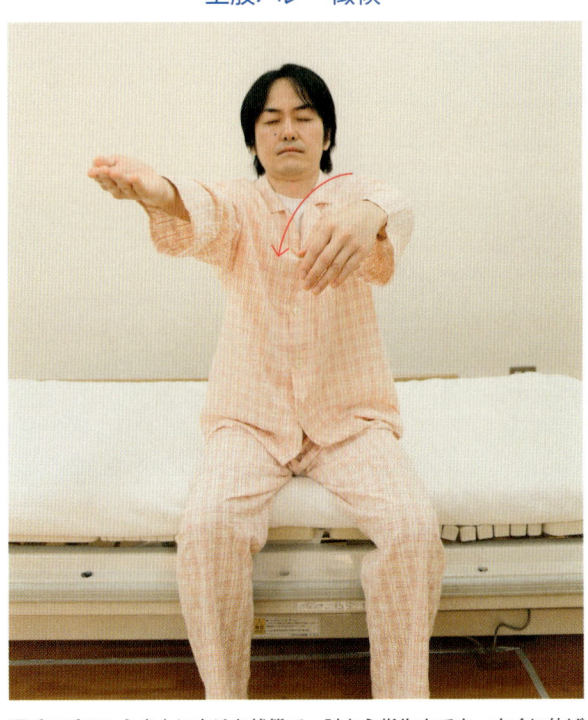

両手の手のひらを上に向けた状態で、肘から指先までまっすぐに伸ばして保持して、目をつぶってもらう。

↓

麻痺があると…
手のひらが内側に向きながら（回内しながら）、手の位置が下がっていく

ミンガーチーニ徴候

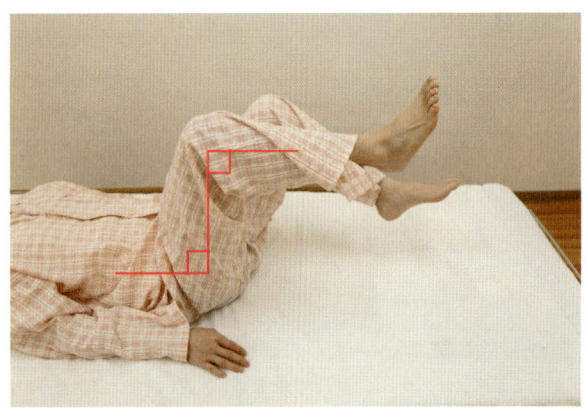

仰臥位で両下肢の股関節と膝を90度屈曲し、足を挙上したまま保持してもらう。

↓

麻痺があると…
麻痺がある側の足が下がっていく

看護ケアのポイント

　日常生活動作において、自分でできることは行ってもらい、できないことをサポートします。看護師間で情報を共有して、リハビリテーションスタッフとともにADLを拡大していくことが大切です。

1. ポジショニング

　発症後間もない強い片麻痺の場合、左右がまったく異なった状態となっています。臥位になっていても落ち着かず、落ち着く姿勢になろうとして、さらに姿勢が崩れるという悪循環を繰り返します。安定した姿勢をとるためには、ポジショニング（図2）が必要です。

図2　片麻痺患者のポジショニング（左麻痺の場合）

✕ 悪い例

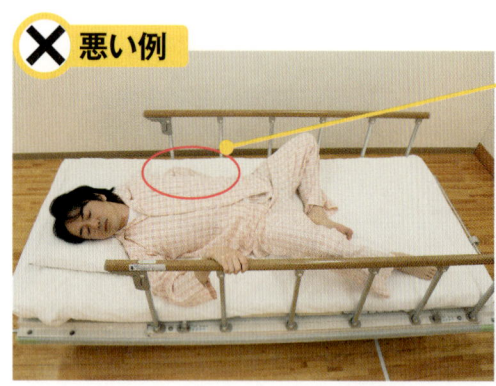

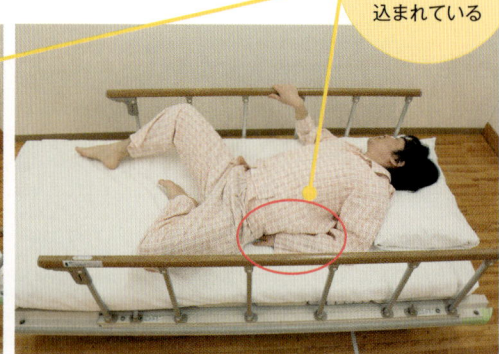

患側の左上肢が体の下に巻き込まれている

仰臥位では患側がベッドに沈むようにずり下がっていき、健側が浮いたような不安定な状態になる。

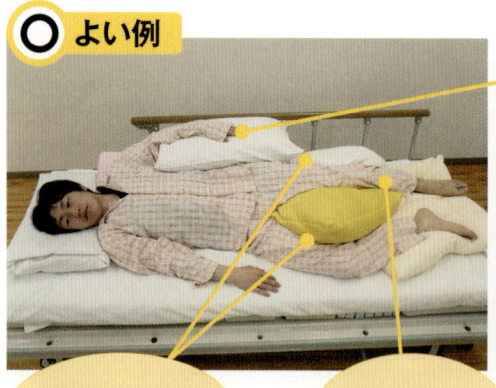

○ よい例

患側の上肢は自然に伸ばす程度

隙間をなくすようにクッションを挟む

下肢は自然に曲がる程度

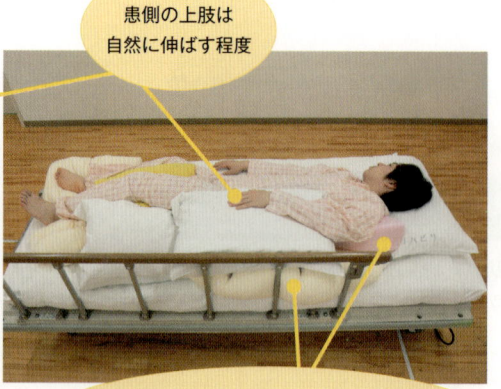

患側（肩甲骨、骨盤部分）にクッションを詰め、患側をやや挙上気味にしてバランスをとる

麻痺が強い場合には、患側肩関節の亜脱臼をきたしやすく、ポジショニングは亜脱臼の予防にもなります。

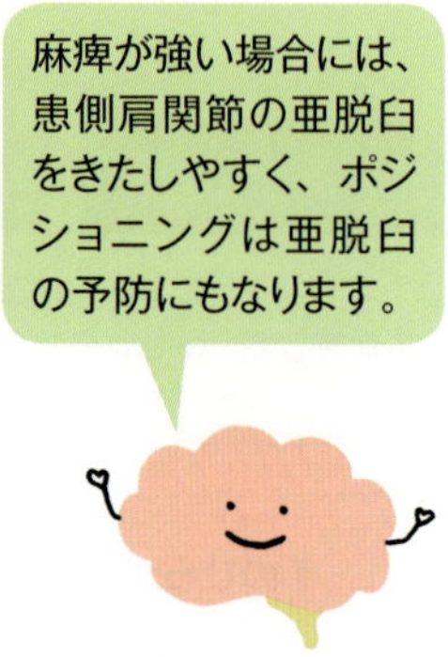

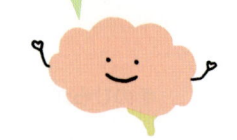

2. 食事

片麻痺がある患者さんは、片手で食事をすることになります。特に利き手に強い麻痺がある場合、利き手ではない手だけで食事をしなければなりません。本来は楽しい時間であるはずの食事が、摂取に困難が生じることで苦痛となってしまわないように援助します(**図3**)。

3. 体位変換

麻痺により寝返りや起き上がりができない患者さんの体位変換を行う場合、麻痺側の上肢が体幹に挟み込まれないように注意します(**図4**)。

体位変換時には、褥瘡や静脈血栓の予防を考慮しつつ、皮膚トラブルがないか観察しましょう。

4. トイレ移乗

トイレ(便座)への移乗時には健側で手すりを持ってもらい、腰を支えて立ち上がり介助を行い、ズボンの上げ下げを介助します(**図5**)。

図3　片麻痺患者の食事介助

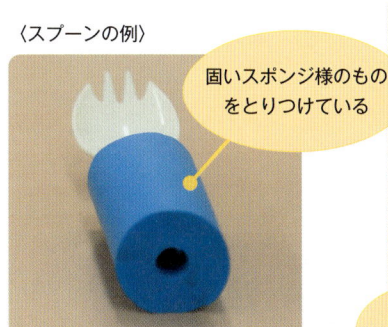

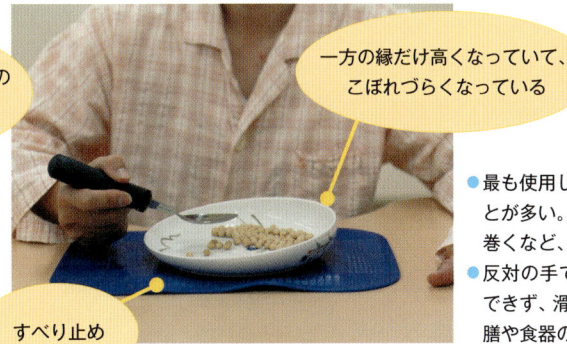

〈スプーンの例〉

- 固いスポンジ様のものをとりつけている
- 一方の縁だけ高くなっていて、こぼれづらくなっている
- すべり止め

● 最も使用しやすい、スプーンを選択することが多い。スプーンにやわらかいタオルを巻くなど、持ちやすくなる工夫をする。
● 反対の手でトレイや食器を抑えることができず、滑りやすく不安定になるため、お膳や食器の下にすべり止めを使用する。

図4　片麻痺患者の体位変換(左麻痺の場合)

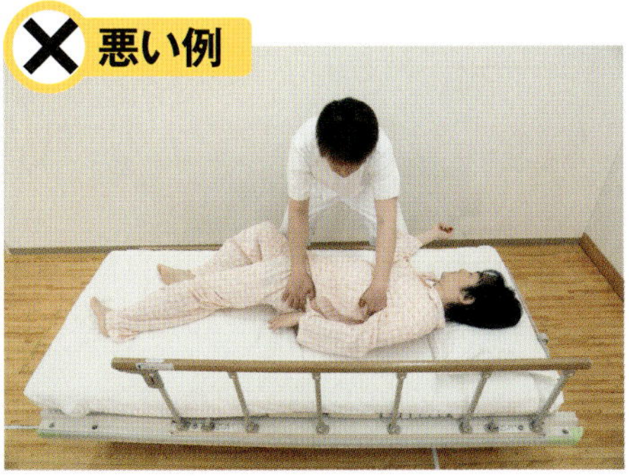

✕ 悪い例
● 患側の左手足がついてきていない。
● 肩関節脱臼を起こす危険が高くなる。

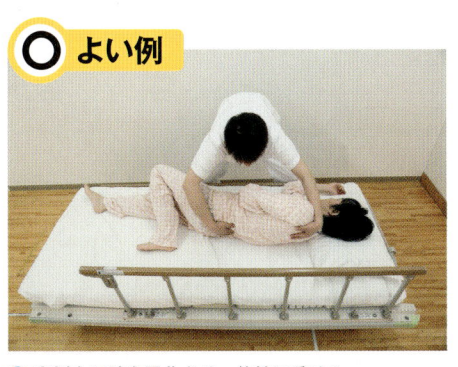

〇 よい例
❶ 患側上下肢を屈曲させ、体幹に乗せる。
❷ 肩甲骨を保持して引き寄せる。
❸ 腰背部を引き寄せる。

図5 片麻痺患者のトイレ移乗（左麻痺の場合）
基本的な方法

①健側で手すりを持ってもらう／腰を支える
②
③
④

便座に移ってから座位のバランスがうまく取れない場合は、見守りを行います。

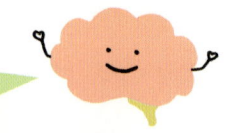

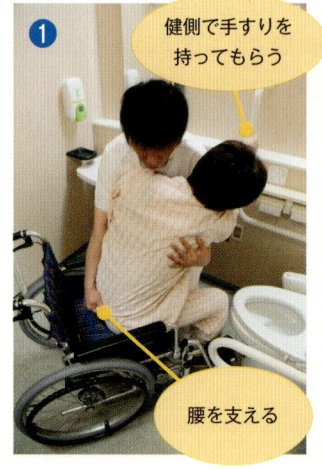

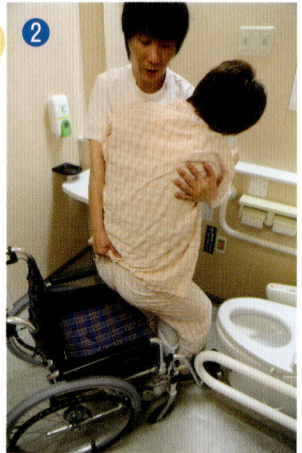

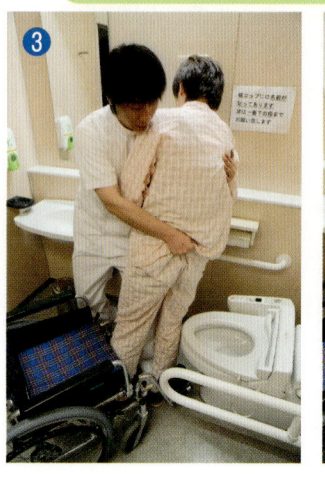

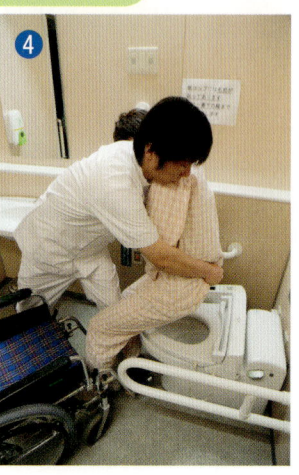

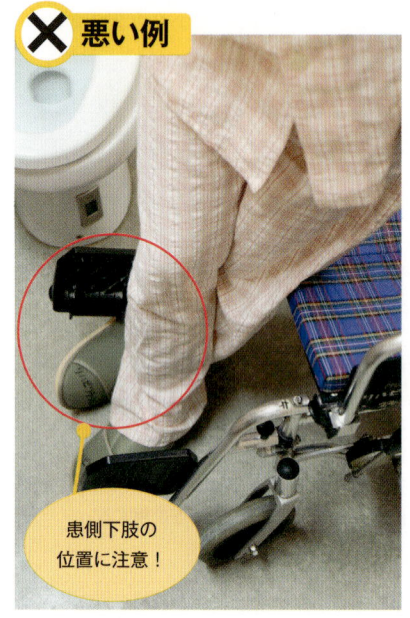

✗悪い例
患側下肢の位置に注意！
患側の足が車椅子のペダルにひっかかり、転倒する危険が高くなる。

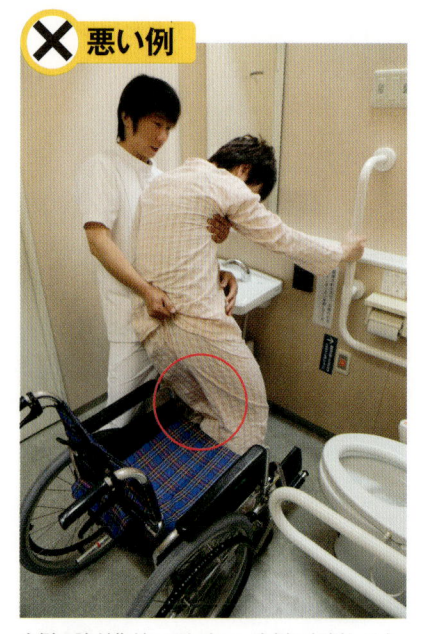

✗悪い例
患側の膝が曲がってしまい、患側に転倒しそうな状態になってしまっている。

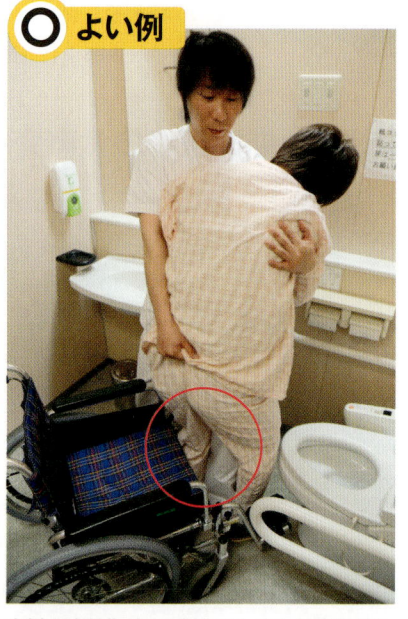

〇よい例
患側の膝が曲がって倒れてしまう危険性があるため、患者の麻痺側の膝に介助者の下肢をくっつけ、支えながら立ってもらう。

5. 環境調整

麻痺があっても日常動作ができるように、環境を整え、ADLの拡大を支援します（**図6**）。

6. 深部静脈血栓の予防

片麻痺などで十分に歩行できない患者さんの場合、深部静脈血栓を予防するために弾性ストッキングを使用します。また、弾性ストッキング装着による褥瘡を予防するために、毎日皮膚観察を行い、清潔を保ち、保湿剤等を使って皮膚の保護を心がけましょう。

図6　片麻痺患者の環境調整（左麻痺の場合）

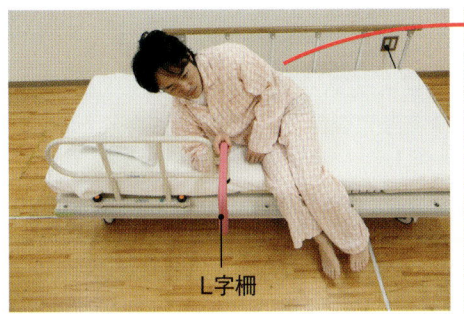

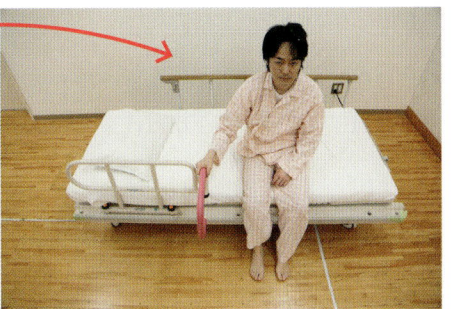

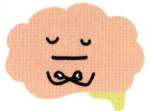

L字柵

健側にL字柵を設置することで、ベッドからの起き上がりや座位保持が容易になる。

> 患側手足の認識がおろそかになることで事故につながる危険があります。患者さんに患側を常に意識するように声をかけて、事故の予防に努めることが大切です。

症状 ② 失語

失語とは、言語の障害です。障害部位によりさまざまなタイプの失語が出現し、優位側前頭葉（主に左側）の障害では、運動性失語（ブローカ失語）が起こります（**図7**）。

評価方法と看護ケアのポイント

はさみや時計などを見せて物品の名前を答えられるか、会話が成り立つかなどをみることで、失語の有無をある程度判断できます。

優位半球（主に左側）の損傷により、右半側空間無視や右同名半盲を合併する場合があるので、まず患者さんの正面か左側に対面し目線を合わせます。こちらに注意が向けられていることを確認し、ゆっくりはっきりと話すことが大切です（**図8**）。

身振りを交えたり、絵や物を示してもらったりすることで、言いたいことの理解に努めます（**図9**）。患者さんにとって会話が苦痛にならないよう、誤りを指摘しすぎず、待つ姿勢をとりながら根気強くかかわります。関心がある内容を中心に、コミュニケーションを図るのもよいでしょう。

図7　運動性失語の特徴

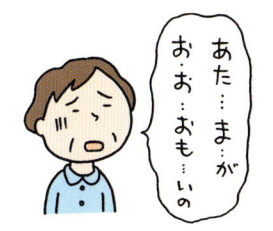

「あた…ま…が お・お…おも…い の」

- 言語の理解は比較的良好だが、発話の量が減る。
- 単語や短文でしか話すことができなかったり、言葉につまったりする。
- 書字も困難なことが多い。

図8　右半側空間無視、右同名半盲を合併した患者への接し方

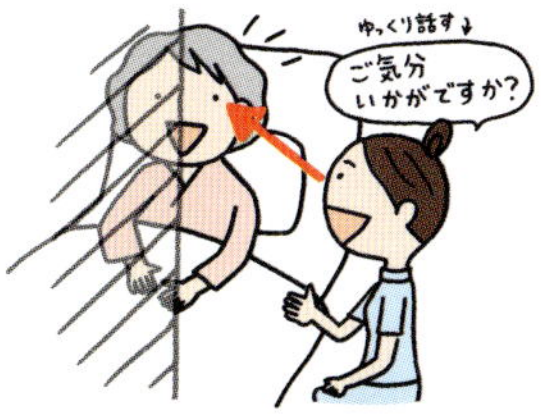

ゆっくり話す♪
ご気分いかがですか？

- 患者の正面か左側に対面し、目線を合わせる。
- ゆっくり、はっきりと話す。

図9　単語カードの利用

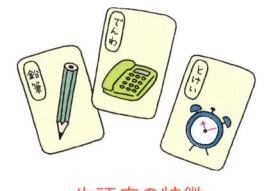

失語症の特徴
最初の言葉が出にくい
↓

- ヒントや最初の文字を言うことで言葉を引き出したり、単語カードを利用してコミュニケーションを図る。

症状 3 記憶障害

帯状回や前脳基底部といわれる前頭葉底面後方部の損傷によって、記憶障害をきたすことがあります。前交通動脈瘤によるくも膜下出血後やクリッピング術後に合併する記憶障害が有名です。

評価方法

一般的にはまず、改訂長谷川式簡易知能評価スケール（HDS-R：Revised Hasegawa dementia scale、図10）やMini-Mental State Examination（MMSE、図11）を利用して、評価を行います。

図10 改訂長谷川式簡易知能評価スケール

問	問題（採点基準）	得点
1	お歳はいくつですか？（2年までの誤差は正解）	0 1
2	今日は何年の何月何日ですか？ 何曜日ですか？ （年月日、曜日が正解でそれぞれ1点ずつ） 年/月/日/曜日	0 1 0 1 0 1 0 1
3	私たちが今いるところはどこですか？ （自発的にでれば2点、5秒おいて、家ですか？ 病院ですか？ 施設ですか？ の中から正しい選択をすれば1点）	0 1 2
4	これから言う3つの言葉を言ってみてください。あとでまた聞きますのでよく覚えておいてください （以下の系列のいずれか1つで、採用した系列に○印をつけておく） 1：a) 桜　b) 猫　c) 電車 2：a) 梅　b) 犬　c) 自動車	0 1
5	100から7を順番に引いてください（100－7は？ それ (93) からまた7を引くと？ と質問する。最初の答えが不正解 (86) の場合、打ち切る）	0 1 0 1
6	私がこれから言う数字を逆から言ってください 2-8-6 (6-8-2、3-5-2-9を逆に言ってもらう。3桁逆唱に失敗し 9-2-5-3 たら、打ち切る）	0 1 0 1
7	先ほど覚えてもらった言葉をもう一度言ってみてください （自発的に回答があれば各2点、もし回答がない場合、以下のヒントを与え正解であれば1点） a) 植物　b) 動物　c) 乗り物	a:0 1 2 b:0 1 2 c:0 1 2
8	これから5つの品物を見せます。それを隠しますので何があったか言ってください （時計、鍵、たばこ、ペン、硬貨など必ず相互に無関係なもの）	0 1 2 3 4 5
9	知っている野菜の名前をできるだけ多く言ってください （答えた野菜の名前を右欄に記入する。途中で詰まり、約10秒間待っても答えない場合にはそこで打ち切る） 0～5＝0点、6＝1点、7＝2点、8＝3点、9＝4点、10＝5点	0 1 2 3 4 5
	合計得点	

● 30点満点で20点以下は認知症疑いとなる。

加藤伸司, 下垣光, 小野寺敦志, 他：改訂長谷川式簡易知能評価スケール（HDS-R）の作成. 老年精神医学雑誌 1991；2：1342. より転載

簡易的な方法

短期記憶の評価
- 患者に「さくら、ねこ、でんしゃ」と復唱して覚えてもらい、30秒後に記憶できているか確認する。
- 5つの物品を呼称してもらい、後ほど記憶できているか確認する。

中長期記憶の評価
- 朝食で食べたものを覚えているか確認する。

図11 MMSE

	質問内容	得点
1 (5点)	今年は何年ですか？ 今の季節は何ですか？ 今日は何曜日ですか？ 今日は何月何日ですか？	0 1 0 1 0 1 0 1 2
2 (5点)	ここは何県ですか？ ここは何市ですか？ ここは何病院ですか？ ここは何階ですか？ ここは何地方ですか？（例：関東地方）	0 1 0 1 0 1 0 1 0 1
3 (3点)	物品名3個（相互に無関係） 検者は物の名前を1秒間に1個ずつ言う。その後、被検者に繰り返させる。 正答1個につき1点を与える。3個すべて言うまで繰り返す（6回まで）。 何回繰り返したかを記せ	0 1 2 3
4 (5点)	100から順に7を引く（5回まで）、あるいは「フジノヤマ」を逆唱させる	0 1 2 3 4 5
5 (3点)	3で提示した物品名を再度復唱させる	0 1 2 3
6 (2点)	（時計を見せながら）これは何ですか？ （鉛筆を見せながら）これは何ですか？	0 1 0 1
7 (1点)	次の文章を繰り返す（検者に続いて言ってもらう） 「みんなで、力を合わせて網を引きます」	0 1
8 (3点)	（3段階の命令） 「右手にこの紙を持ってください」 「それを半分に折りたたんでください」 「机の上に置いてください」	0 1 0 1 0 1
9 (1点)	（次の文章を読んでその指示に従ってください） 「眼を閉じなさい」	0 1
10 (1点)	（何か文章を書いてください）	0 1
11 (1点)	（次の図形を書いてください） 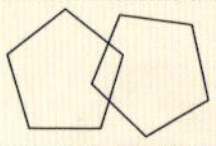	0 1
	合計	／30点

● 30点満点で、一般的に23点以下は認知症疑いとなる。

北村俊則：Mini-Mental State Examination（MMSE）. 大塚俊男, 本間昭監修, 高齢者のための知的機能検査の手引き, ワールドプランニング, 東京, 1991：35-38. より転載
(Folatein MF, Folstein SE, McHugh PR. "Mini-Mental State": a practical method for grading the cognitive state of patients for the clinician. *J Psydhiat Res* 1975；12：189-198.)

看護ケアとリハビリテーションのポイント

記憶障害に対する目標の1つは低下した記憶力の改善ですが、今後の生活の中で、混乱なくうまく適応していく手段を獲得させることも重要です（**表1**、**図12**）。

表1　記憶障害のある患者への対応

① 新しいことを覚えるために	・一度に覚える情報を少なくし、反復・復習する ・言葉だけでなく五感を活用し、記憶を定着させる ・繰り返し練習することでうまくいった経験を積み重ね、自信をもたせる
② 環境の調整	・行動をパターン化して、日課どおりに行動する ・よく使う物は置く場所を決めて、使ったら戻す習慣をつける ・大切な約束や予定は、目に付く場所に書いておく
③ 記憶の代償手段の活用	・情報を記録する：ノート、カレンダー、ホワイトボード、ICレコーダーなど ・行動の開始を助ける：タイマー、目覚まし時計など ・スケジュール管理：スケジュール帳、携帯電話のスケジュール機能など

話した内容を反復し、何度も繰り返すことで記憶を強化する

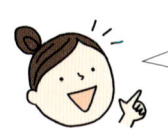

何かを始める前や行った後に、次に行うことを確認し、それを繰り返すことが効果的です。

何かを指示したら、その場で「メモしましょう」と促す

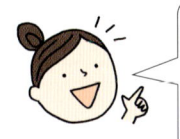

情報を単に記憶するだけではなく、書くことで記憶を強化する取り組みを繰り返して行います。
メモは忘れてしまったことを思い出す手がかりにもなるので、日常習慣にするように促します。

図12　大事なことを紙に書いて貼っておく

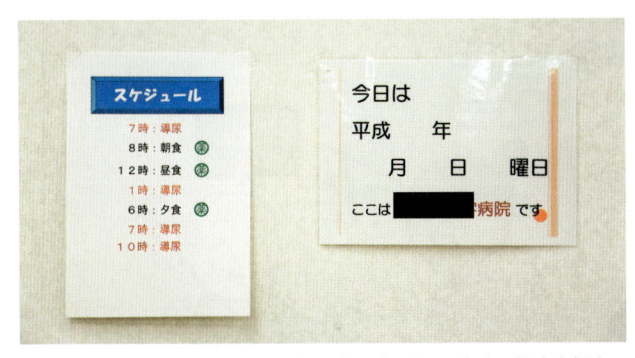

大事なことを紙に書いて、目につきやすい所に貼っておき、注意を促す。

記憶障害のある患者さんの中には、自分が覚えていられないことに困惑し、自信をなくし不安感にかられる人がいます。実際にできていることを挙げて安心してもらうなど、精神面への配慮も大切です。

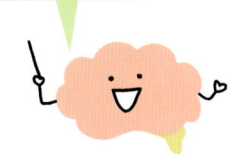

情報量が多いと混乱を招くため、重要な情報だけにしぼります。

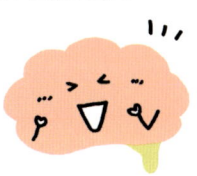

| 症状 | ④ 精神症状 |

前頭葉の障害によって、性格の変化、注意障害、意欲の低下、行動異常などが起こることがあります。前頭側頭葉型認知症で、これらの症状が目立つことが知られています。

評価方法（注意障害）

簡便な方法としては、引き算ができるか確認します。その他、「セカイチズ」「フジノヤマ」を逆から言えるか確認することなどで、注意障害の評価がある程度可能です。

> **例**
> 「100－7は何になりますか？　それからさらに7を引くと何になりますか？」
> これを93→86→79→72→65と繰り返す。

看護ケアのポイント

注意障害がある場合

注意障害のある患者さんは、複数の作業を同時に行ったり、1つの作業を集中して続けたりすることが困難です。静かな環境で1つ1つ確実に作業をこなしてもらうようにします（**図13**）。そして作業が達成できたら、できたことをともに喜ぶことが重要です。

混乱を招かないように指示は統一し、周囲の環境を調整します。伝達や指示、依頼はシンプルにすること、集中力に影響を与える可能性のある刺激をなるべく減らすよう配慮することが大切です。

図13　注意障害がある患者は集中しづらい

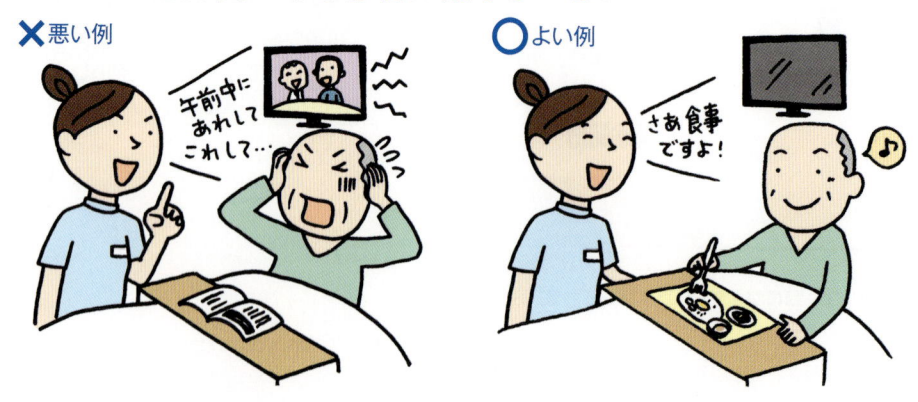

性格の変化がある場合

家族が患者さんに対し否定的にならず、患者さんとともにどうやって向き合っていくか引き出せるように、看護師が傾聴し受けとめ、一緒に考えていくように支援します。

意欲の低下がある場合

患者さんの普段の生活習慣や性格などを把握し、意欲の低下が疾患自体によるものなのか、うつなどの精神的問題によるものなのかを判断する必要があります。

特に脳卒中後には、30％ほどの患者さんがうつを合併すると報告されており、疑われた場合は専門家への相談等を考慮します。

症状 ⑤ 排尿排便障害

前頭葉の運動野には排尿・排便中枢が存在し、この部分の障害によって排尿排便障害や尿閉をきたすことがあります。脳卒中の急性期などで、しばしば遭遇する症状です。また、上前頭回や帯状回の障害で尿失禁を生じることがあります。

前頭葉以外に原因となりうる障害部位として、脳幹、視床下部、基底核などがあります。

看護ケアのポイント

尿意を感じても伝えることができない場合

失語の存在、身体的な障害、患者さんが遠慮している場合など、尿意を感じてもそれを伝えることができない場合は、ナースコールを押すように説明します。

1人で動き出してしまう場合

必要に応じて離床センサーマットを使用し、適宜トイレに誘導します。時間を決めて声をかけトイレに誘導し、失禁の回数と量を減らして自尿を促します。

トイレへ誘導しても排尿がない場合

トイレに座ることにより排尿の意識が高まり、自然排尿のきっかけになるため、根気強く継続します。

排尿が間に合わない場合

ベッドサイドにポータブルトイレを設置し、排尿を促します。

> 自尿がない場合

時間を決めて導尿を行います。泌尿器科と連携し、残尿の測定、内服薬の調整を行い、自尿を促していきます。

症状 6 遂行機能障害

主に前頭前野の障害により、目標を設定し、計画性をもち、必要な方略を適宜用いて、持続性をもって行動することが難しくなります。つまり、段取りが悪くなります。

失語、失行、失認、健忘などの一般的な高次脳機能障害を認めず、intelligence quotient（IQ）が保たれていても、退院後に日常生活や社会生活に適応できなくなる原因となりうる障害です。

評価方法

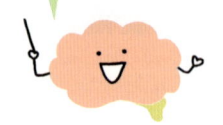

遂行機能障害の評価キット（**表2**）を利用して、遂行機能に問題がないか評価を行います。

> 遂行機能の要素は
> ① 目標の設定
> ② プランニング
> ③ 計画の実行
> ④ 効果的な行動

表2 BADS 遂行機能障害症候群の行動評価 日本版

特徴	定型的な神経心理学検査には反映されにくい「日常生活上の遂行機能」（自ら目標を設定し、計画を立て、実際の行動を効果的に行う能力）を総合的に評価する
主な評価者	言語聴覚士、臨床心理士、作業療法士をはじめ、脳損傷患者の治療に携わる人
検査項目	カードや道具を使った6種類の下位検査と1つの質問紙から構成されている 1. 規則変換カード検査 2. 行為計画検査 3. 鍵探し検査 4. 時間判断検査 5. 動物園地図検査 6. 修正6要素 7. 遂行機能障害の質問表（本人用、家族・介護者用）

＊BADS：Behavioural Assessment of the Dysexecutive Syndrome

看護ケアのポイント

遂行機能障害がある患者さんは、思考や判断力の低下により、計画を順序よく立てることが困難です。

できないことだけに目を向けるのではなく、どの段階で手助けをすれば作業を進めていくことができるのかを見きわめていくことが必要になります。

順序よく計画して行うことができなくても、1つ1つの動作はできるので、手順を伝えれば次の作業を準備することができます。

> 障害のある患者さんを尊重し、自立を手助けするケアを行うことが大切です。

部位別 脳脊髄の障害とケア

大脳皮質　側頭葉

主な症状：失語／記憶障害／聴覚障害／情動障害

- 記憶や聴覚の機能の中枢が存在する。
- 左側の側頭葉は、言語を主に理解するのに重要な機能をもっている。

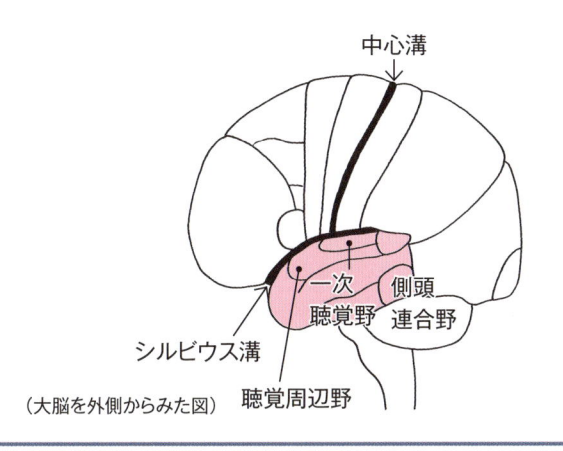

（大脳を外側からみた図）
中心溝／一次聴覚野／側頭連合野／シルビウス溝／聴覚周辺野

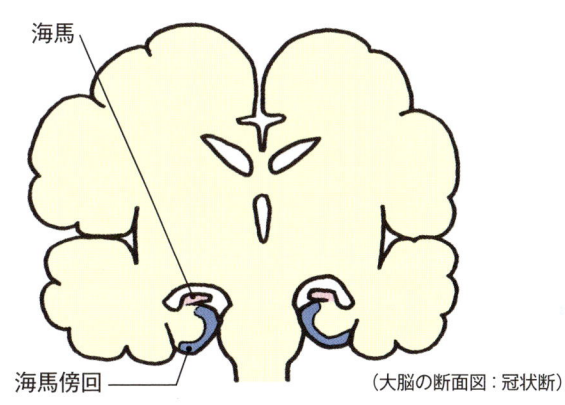

（大脳の断面図：冠状断）
海馬／海馬傍回

画像の特徴

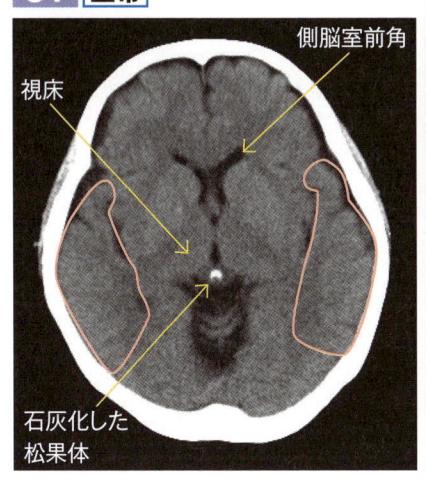

CT 正常
視床／側脳室前角／石灰化した松果体
ピンクで囲んだ部分が側頭葉

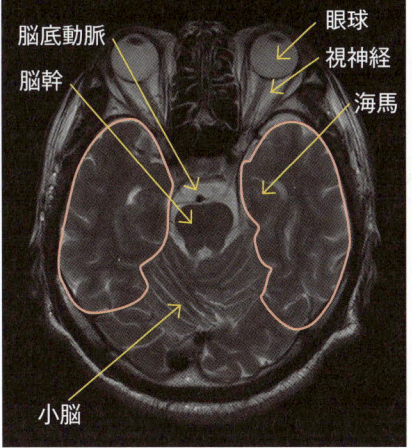

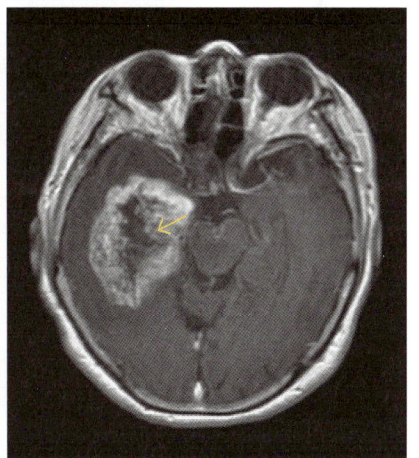

MRI 正常
脳底動脈／脳幹／眼球／視神経／海馬／小脳

MRI 脳腫瘍
造影T1強調画像にて、右側頭葉に脳腫瘍を認める。

記憶障害をはじめとした認知機能低下で発症

症状 ① 失語

側頭葉の障害により生じる失語で有名なのが、感覚性失語（ウェルニッケ失語）です（**図1**）。

図1　感覚性失語の特徴

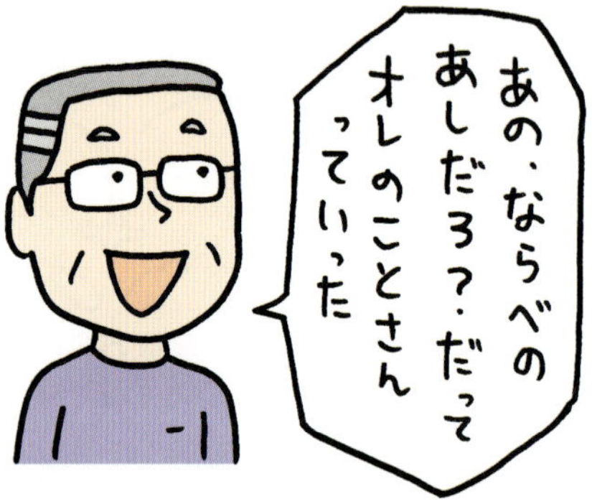

「あの、ならべのあしだろ？・だってオレのことさんっていった」

- 比較的流暢に話すことができるが、内容はつじつまの合わないことが多い。
- 言語や文章の理解は不良。
- 誤った言語を話してしまう→錯語
- まったく意味の理解できない言語を話す→ジャルゴン

評価方法と看護ケアのポイント

こちらの話していることを理解できているか、話のつじつまが合っているかなどに注目することで、ある程度評価が可能です。

こちらの言いたいことが患者さんに伝わった際には、まず理解してもらえたことを一緒に喜びます。つらい気持ちを受けとめ、視線を合わせてゆったりとした表情でかかわります。間違ってもいいから伝えてみようと思える雰囲気をつくることが大切です。

家族にも失語について理解してもらい、思いを傾聴しながらかかわりましょう。

症状 ② 記憶障害

海馬を中心とした側頭葉内側の障害によって記憶障害をきたします。アルツハイマー型認知症など両側の障害ではより重篤な症状となります。

評価方法や看護ケアについては、前頭葉の記憶障害の解説を参照（→p.132）。

症状 ③ 聴覚障害、情動障害

両側の聴覚野や聴放線が障害されることで、聾症状をきたすことがあります。
ヘルペス脳炎やアルツハイマー型認知症では、情動や摂食、性行動障害が出現します。

部位別 脳脊髄の障害とケア

大脳皮質　頭頂葉

主な症状
- 感覚障害
- 身体失認
- 観念運動失行
- 観念失行
- 失読失書
- 失計算
- 失語
- 半側空間無視
- 地誌的見当識障害
- 着衣失行
- 構成障害
- 病態失認

- 大脳の中心溝より後ろの部分を指す。
- あらゆる感覚の伝導路の一番上位にある、中心後回（＝体性感覚野）が存在する（→p.18）。
- 空間や身体の認知、読み書きや計算などに関連した機能をもつ。

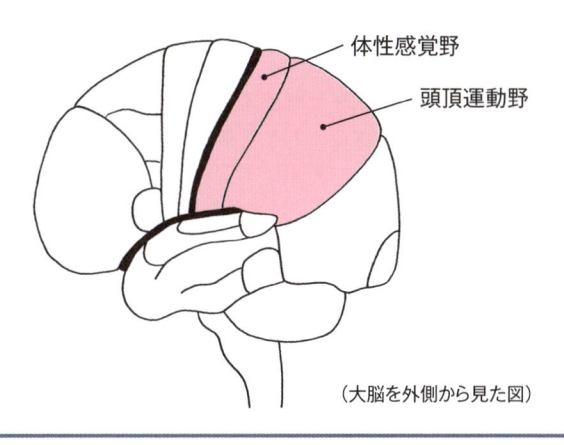

体性感覚野
頭頂運動野

（大脳を外側から見た図）

画像の特徴

CT 正常 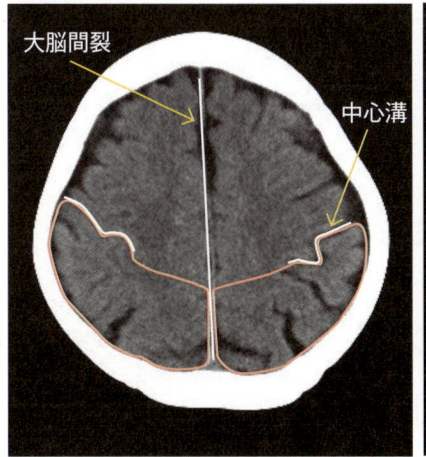
大脳間裂
中心溝
ピンクで囲んだ部分が頭頂葉

MRI 正常
大脳間裂
中心溝

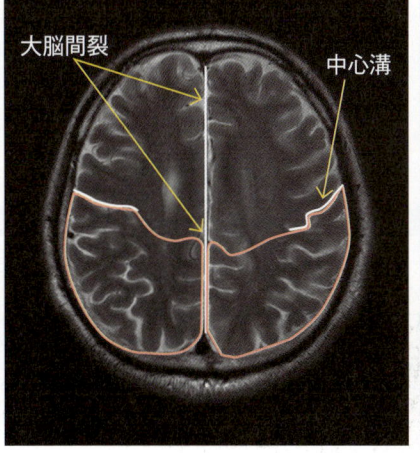

MRI 脳腫瘍
造影T1強調画像にて、左頭頂部に腫瘍を認め、左頭頂葉に浮腫を伴う。 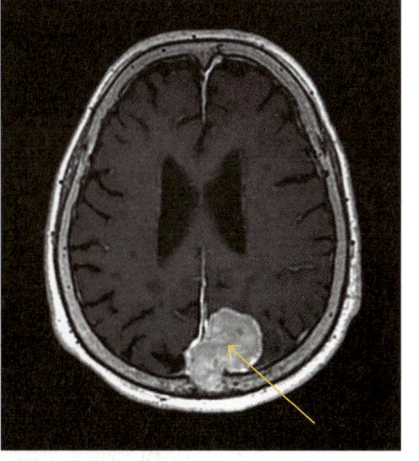
軽度の右空間失認で発症

Part 3
前頭葉
側頭葉
頭頂葉
後頭葉
視床
大脳基底核
脳幹
小脳
脳室
脊髄

| 症 状 | **1** | **感覚障害** |

中心後回の障害により、障害側とは反対側の体の半側に感覚障害が起こります。表在覚、温痛覚、深部覚などさまざまな感覚があり、感覚の障害によってリハビリテーションに支障をきたしたり、傷や火傷の原因となることがあります（→p.173）。

評価方法と看護ケアのポイント

簡易的には、表面の皮膚を触って表在覚を確認します。また、アルコール綿や温かいおしぼりなどを利用して温度覚を確認することができます。健側と患側で比べて、感じ方に差があるかをみるのが一般的です。

感覚の障害によって患者さんは、疼痛、不快感、熱傷、凍傷、外傷、転倒、褥瘡の発生や悪化などをきたします。危険を予測した環境整備、危険物の除去、適切な履物の選択などの、生活レベルに応じた具体的な指導と支援が必要です。また感覚障害は他者に理解されにくく、精神的ストレスを生みやすい障害なので、共感的理解が重要となります。

1. 体位変換・姿勢保持

体位変換など介助する際や車椅子乗車の際は、患側上下肢の位置に注意します（**図1**）。

2. 皮膚の保護

感覚障害があると温度を感知しにくく、熱傷の危険性があるため、洗面などの際に水温の確認を行うときは、健側で確認をするように指導します。入院中は患側に外傷がないかなど、皮膚の状態を看護師が観察します。保清時の湯やタオルの温度は必ず看護師が確認するようにします。

図1　感覚障害のある患者は患側上下肢に注意

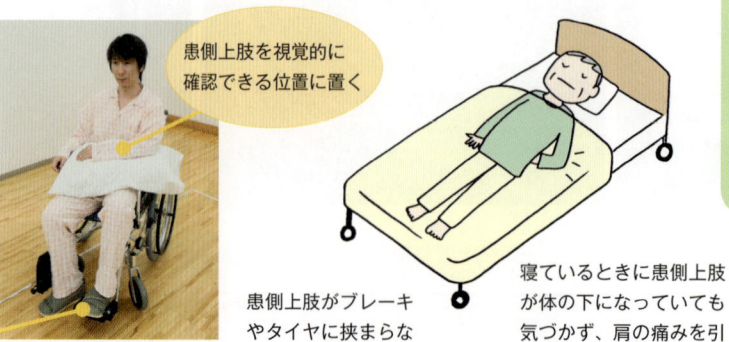

患側上肢を視覚的に確認できる位置に置く

患側下肢はペダルに乗せる

患側上肢がブレーキやタイヤに挟まらないように注意する。

寝ているときに患側上肢が体の下になっていても気づかず、肩の痛みを引き起こす恐れがある。

しびれや痛みに対しては、罨法やマッサージなどが有効なこともありますが、触れること自体で苦痛が増強する場合もあります。患者さんと相談しながら毎日のケアに取り入れていきましょう。

3. 転倒の予防

患者さんの足に適合した運動靴を用意し、患側がきちんと履けているか確認してから歩行するように指導します。また位置覚障害などで更衣中に転倒する危険性も高くなるため、椅子に座って更衣し、転倒を防止することなどを指導します。

症状 ② 身体失認

自身や他者の身体を認識できない、身体の部位の呼称ができない、言われたとおりの動作ができないなどの症状が出現します。

左頭頂葉の障害→両側の障害、手指失認、左右障害（何指であるのかわからなくなったり、左右の区別ができない）

右頭頂葉の障害→左側の障害、半側身体失認（体の半分の認識ができなくなる）が出現することがある

評価方法と看護ケアのポイント

患者さんに「左手を触ってください」「右頬を触ってください」「左足を触ってください」などと指示をして、指示どおりにできるかを確認します。

麻痺や身体の状況が認識できるよう、患者さんに自身の身体を見たり触れたりしてもらいます。

半側身体失認では体の半分が認識できていないため、患側に外傷がないか皮膚の観察を行い、歩行時は患側への注意を促し、障害物を除去するなど環境を整えます。

症状 ③ 優位半球の障害 観念運動失行、観念失行

左頭頂葉の障害により、物事を企画して実行することが障害されます。複雑な動作ができなくなったり、人から要求された簡単な動作ができなくなったり、道具の使い方がわからなくなったりといった症状が出現することがあります。観念運動失行と観念失行は、それぞれ定義が異なりますが、わかりやすくするために、ここでは一緒に取り上げます。

評価方法

スプーンや櫛、歯ブラシなど、日常生活の中で道具を正しく使うことができるか確認することによって、失行の評価が可能です。バイバイや敬礼などのジェスチャーができるか、「歯をみがく真似をしてみてください」「櫛で髪をといてみる真似をしてください」（観念運動失行）など患者さんに指示をして、指示どおりできるか確認します。また、実際に歯ブラシを渡して「使ってみてください」と指示をしても、歯ブラシの使い方がわからない場合があります（観念失行）。

看護ケアとリハビリテーションのポイント

　本人のできないことをよく把握し、日常慣れ親しんでいる生活動作を中心にリハビリテーションを行います。顔を洗う、歯をみがく、髪をとかすなどの動作の中で、うまくできないときには正しい手の動かし方、道具の持ち方の指導からはじめ、反復して行ってもらいます。普段使い慣れた道具を、自宅から持ってきてもらうことでうまくいく場合もあります。
　この他、着替えやトイレ動作時のズボンの上げ下げ、その他一連の動作においても指導が必要となることが多いです（**図2、3**）。

図2　観念失行のある患者の着替えの指導

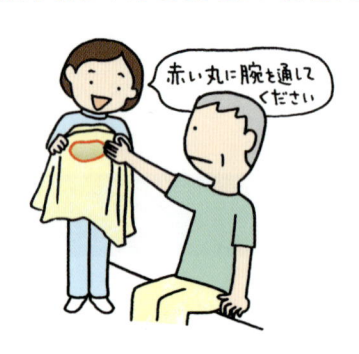

- 服の前後ろや、左右のどちらか必要な部分が目立つように印をつけたり、実際の手順を細かく指導する。
- さらに手順をわかりやすく書いて渡したり、写真などで図示して動作をスムーズに誘導する。

> 失行の患者さんは、いろいろな動作を習得するのに他の人よりも時間がかかりますが、反復して定着させることが重要です。

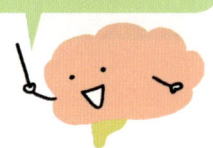

図3　失行のある患者に対する配布資料の一例

① そでをたぐり寄せて左手を入れ、手をしっかりと出す

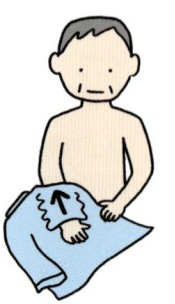

② 襟が肩にかかるまで上げる

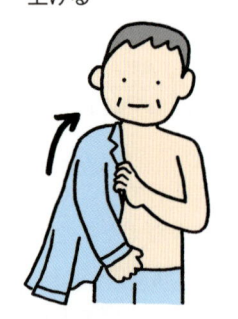

③ 後ろから服を右側に寄せる

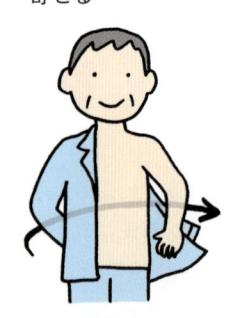

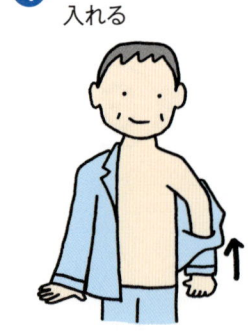

④ 右手を後ろから袖に入れる

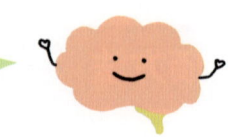

⑤ 右手で袖の部分をつかみ、肩にかける

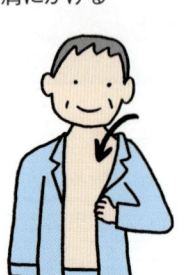

⑥ 服を整える

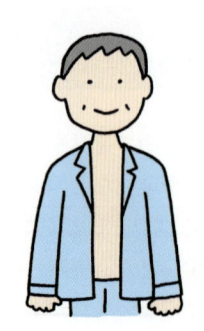

> この図は鏡に映った状態を示しています。鏡を見ながら行うと全体の姿を確認できるので、混乱せずに着替えることができます。

症状 ④ 優位半球の障害 失読失書

読み書きができなくなります。

症状 ⑤ 優位半球の障害 失計算

計算ができなくなります。純粋に失計算のみの症状をきたすことはまれで、多くの場合、他の高次脳機能障害を合併します。

症状 ⑥ 優位半球の障害 失語

左の縁上回周囲の損傷によって、伝導失語が出現します。比較的流暢に話しますが、しばしば音韻性の錯語(例:「でんわ」と言いたいところを「でんぽ」と言ってしまう)が混じります。
本人は誤りに気づいており、言語の理解は良好です。
評価方法や看護ケアについては、前頭葉・側頭葉の失語の解説を参照(→p.131、138)。

症状 ⑦ 優位半球の障害 半側空間無視

通常、右側の頭頂葉後部の障害により、視野の左半分を無視するようになる症状です(**図4**)。優位半球の左側の障害により右半分の無視が起こることもあります。

評価方法

図4 半側空間無視の評価方法の例

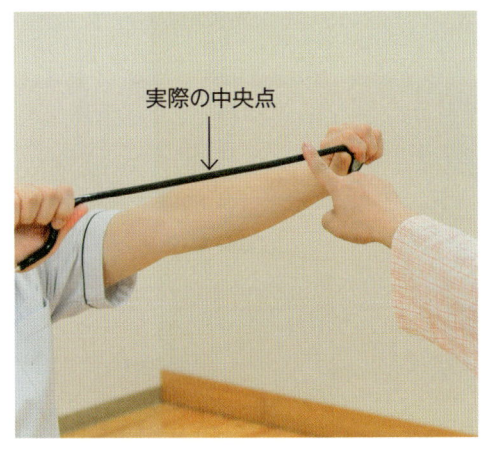

実際の中央点

❶ 聴診器のチューブの端と端を左右の手で持ち、ぴんと張った状態にして患者さんの目の前に示す。
❷ 真ん中を指してもらうよう指示をすると、半側空間無視の障害の程度に合わせて、健側にずれた位置を指差す。程度が大きいほど、より健側端に近い位置を指差す。
(写真は左半側空間無視の例)

看護ケアのポイント

まず健側の空間（認識している側）から声をかけ、徐々に患側へ移動するようにします。患側にいる人に気づかないときは、身体を患側に向けて全体を見渡す習慣をつけます。

1. 食事

患側の食事を食べ残してしまう場合は、健側にトレイを置いたり、トレイの患側にテープを貼ったりして、食べ終わったころに全体を見渡すよう促します（**図5**）。

2. 車椅子乗車

車椅子乗車の際は、患側のブレーキのかけ忘れを防ぐため、言葉に出しながら行うことを習慣化します。ブレーキの柄を長くしたり色を変えたりして、目につきやすいようにします（**図6**）。

歩行中に壁にぶつかったり、点滴スタンドにつまずいたりすることがあるため、環境を整えることも重要です。床にラインを引いたり、ぶつかりそうな場所に鈴など音の鳴るものを付けたりします。

3. 髭剃りや整髪

髭剃りや整髪を行うときは、鏡を用いるように指導します。

図5　半側空間無視の患者の食事介助

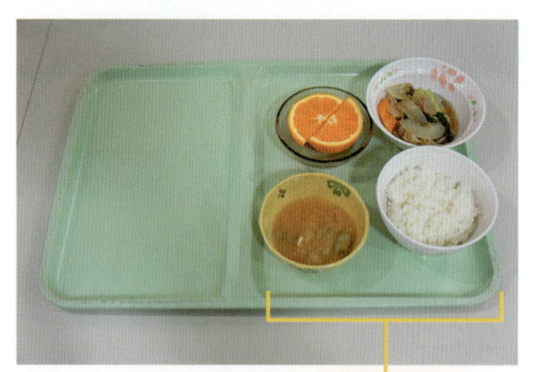

（写真は左を患側とした場合）

食器をすべてトレイの右側（健側）に置いている

図6　半側空間無視の患者の車椅子乗車

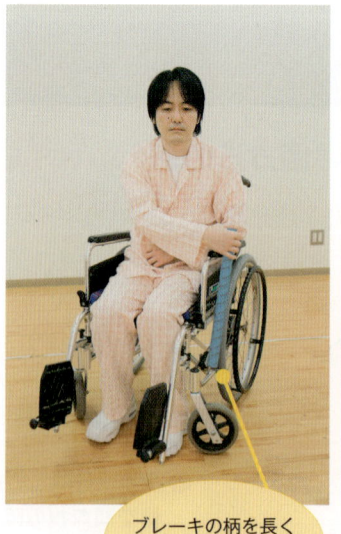

ブレーキの柄を長くしたり、色を変える

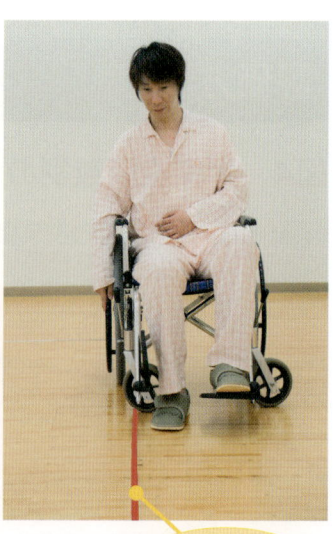

床にラインを引く

症状 8　劣位半球の障害　地誌的見当識障害

　よく知っている建物や風景がわからなくなったり、それらが理解できても、どちらの方向に進んでいいのかわからなくなり、知っている場所でも道に迷ってしまうことがあります。
　右側の頭頂葉内側部や、側頭後頭葉内側部の障害で起こります。脳皮質下出血でみられることが多いです。

症状 9　劣位半球の障害　着衣失行

　麻痺などの着衣ができなくなる理由がないにもかかわらず、衣服を着ることができなくなるという症状が出現することがあります。

症状 10　劣位半球の障害　構成障害

　図形を模写する（**図7**）、絵を描く、積木をすることなどができなくなる症状です。コース立方体組み合わせテストなどで評価します。

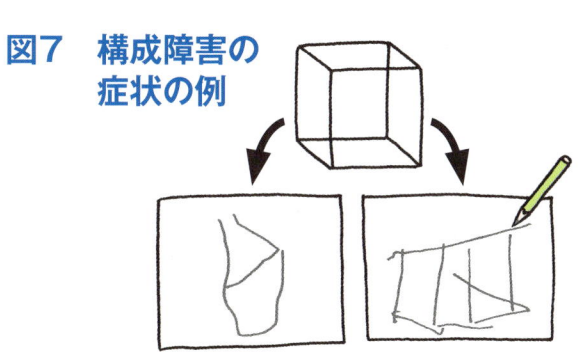

図7　構成障害の症状の例

図形を正しく模写することができない。

症状 11　劣位半球の障害　病態失認

　例えば片麻痺があるにもかかわらず、それを否認することがあります。
　主に脳血管障害などで発症から1か月以内の急性期に起こる症状です。脳血管障害の場合、多くは時間とともに改善がみられます。

評価方法と看護ケアのポイント

　「（麻痺側の）手が上がりますか？」「（実際には麻痺のため歩けないが）歩けますか？」という質問に対して、病態失認のある患者さんは「上がる」「歩ける」と答えます。
　病識がなく、今までどおり何でも自分でできると思い込んでしまうため、転倒の危険性が高くなります。失認という単独の症状だけではなく、片麻痺や失行などを伴うことが多いため、日常生活レベルに合わせて、行動や認知の機能回復をめざして根気強くかかわることが大切です。

部位別 脳脊髄の障害とケア

大脳皮質 後頭葉

主な症状　視野障害　相貌失認　物体失認　幻視・錯視　色彩失認

- **目で見たものを認識**する機能をもつ。視覚野は、後頭葉の内側にある鳥距溝という脳溝（しわ）の周辺に存在する。
- 眼球の網膜に入ってきた情報は、視神経→視交叉→視索→外側膝状体→視放線を介して、後頭葉の視覚野に入力される。この通り道のどこかで障害が発生すると、障害部位に応じた視野障害が出現する。

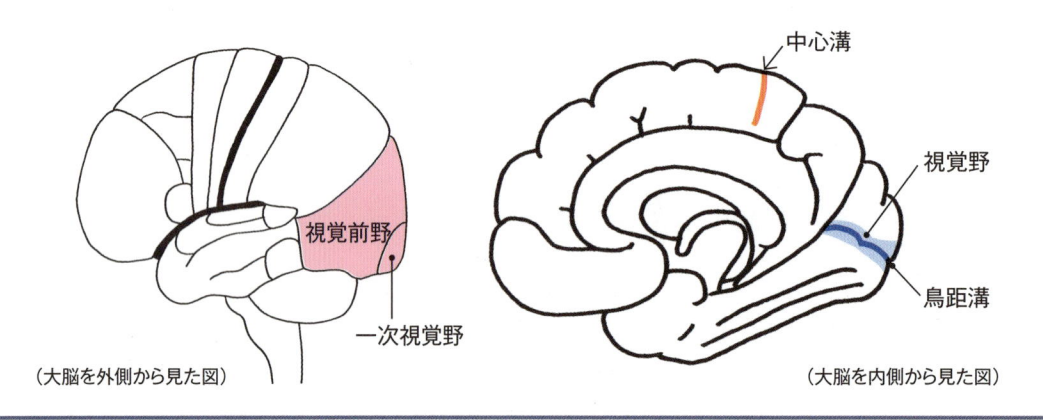

（大脳を外側から見た図）
視覚前野／一次視覚野

（大脳を内側から見た図）
中心溝／視覚野／鳥距溝

画像の特徴

CT 正常 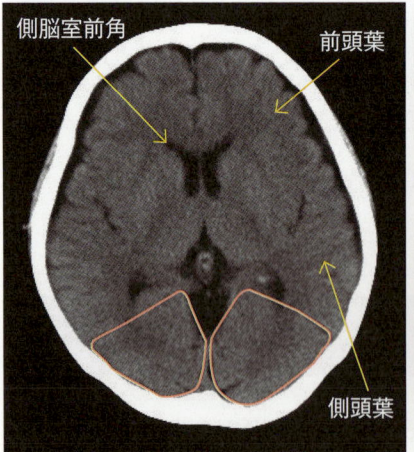
側脳室前角／前頭葉／側頭葉
ピンクで囲んだ部分が後頭葉

MRI 正常
第3脳室／視床／前頭葉／シルビウス裂／側頭葉／側脳室三角部

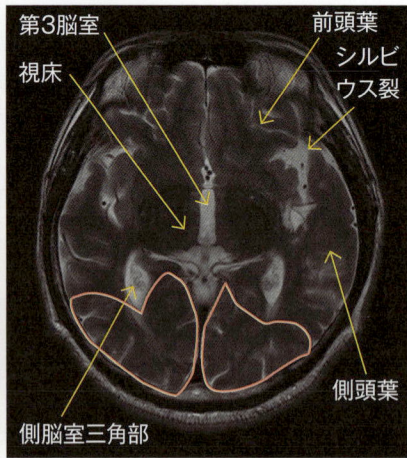

MRI 脳梗塞 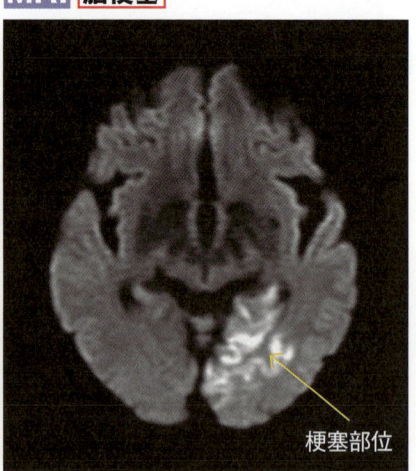
梗塞部位
DWIにて、左後頭葉に急性期脳梗塞を認める。
右半盲で発症

症状 ① 視野障害（半盲）

後頭葉の障害では、障害側とは反対側の視野が欠けてしまう、半盲が出現します。

評価方法

患者さんに片方の目を手で隠してもらい、隠していないほうの目の前で、看護師が手や指を動かしてみて、実際に見えているか患者さんに確認します（**図1**）。

図1　半盲の評価方法

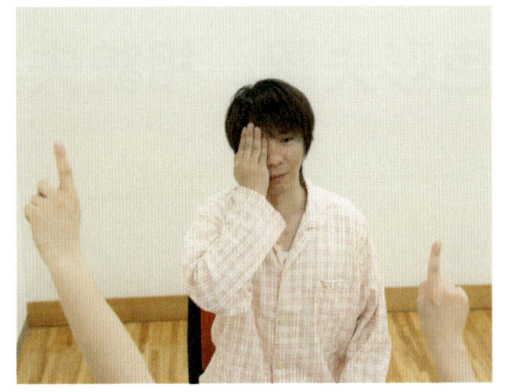

一般的に左上、左下、右上、右下と視野を4分割して評価する。
検者は両手を出して、片方の指だけ動かす。

留意点
- 患者に常に正面を見続けてもらう。
- 理解が困難な人や意識状態が悪い人の場合は、患者に直接当たらないように注意しながら、4つの方向から勢いよく手を近づけて、まばたきをするか確認するという方法もある。勢いが強すぎると、生じた風で反射的に目を閉じてしまうことがあるので注意する。

看護ケアのポイント

視野障害のある患者さんのベッド周囲には物を置かず、危険物を除去して環境を整えます（**図2**）。歩行時は患側に立ち、援助するようにします。健側から起き上がることができるように、ベッドの配置を考慮します。ナースコールを健側の見えるところに配置し、話しかける場合は健側から行います。

図2　視野障害に対する環境調整

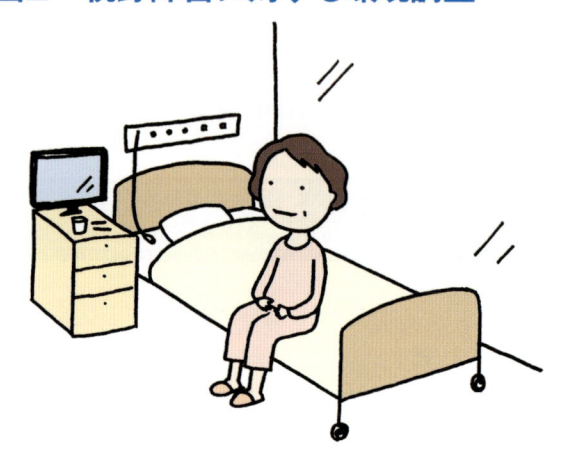

> 半側空間無視の場合と同様に、食事は健側にセッティングをするか、患側への注意を促すために声かけを行います（→p.144）。

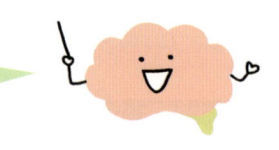

左視野障害もしくは空間失認を認める患者が、右側だけで生活できるように環境の調整を行った例。

症状 ② 物体失認、色彩失認、相貌失認

　見えている物が何であるのか認識できなくなったり（物体失認）、色を答えるまたは色を選ぶことができなくなったり（色彩失認）、よく知っている人の顔を見て誰かわからなくなったり（相貌失認）する症状が出現することがあります。

症状 ③ 幻視・錯視

　後頭葉など視覚路の障害によって、視野欠損などいわゆる陰性症状に対して、実際には見えないものが見えてしまう陽性視覚症状が出現することがあります（**図3**）。
　レビー小体型認知症では幻覚や幻視が出現しますが、後頭葉の障害によると考えられています。

図3　幻視・錯視の例

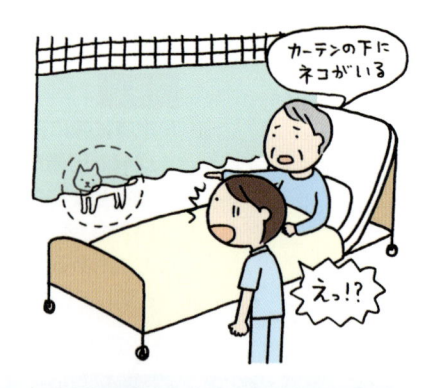

看護ケアのポイント

　幻視で見えている世界を否定しないことが基本です。幻視を強く否定すると、うつや不安障害を招いたり、自尊心を傷つけてしまったり、信頼関係が失われたりする可能性があります。
　幻視が現実か非現実のものなのかわからず、不安や混乱をきたすことがあります。その不安や混乱を軽減するために、患者さんに寄り添う姿勢が何よりも大切です。幻視がある場合、1人でいると不安が増強し症状の悪化につながるため、看護師や家族など人と接する環境をつくることが重要です。

部位別 脳脊髄の障害とケア

視 床

主な症状
- 感覚障害
- 運動失調
- 不随意運動
- 情動障害
- 記憶障害
- 意識障害
- 失語

- 体の感覚や視覚、聴覚などを大脳に伝える中継基地として重要な役割をもつ。
- 前頭葉や上行網様体賦活系などと密接な関連があり、障害によってさまざまな前頭葉症状や意識障害などが出現する。

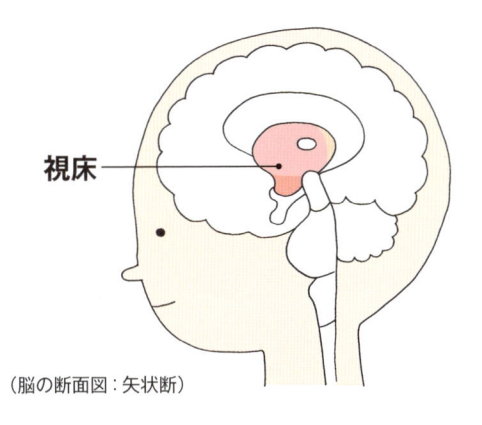

（脳の断面図：矢状断）

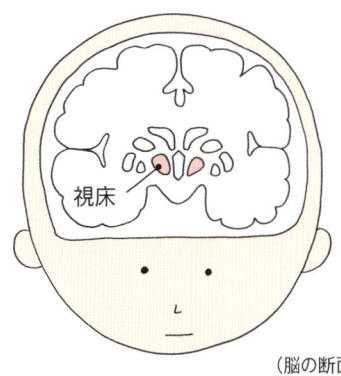

（脳の断面図：冠状断）

画像の特徴

CT 正常
- 側脳室前角
- 前頭葉
- 側頭葉

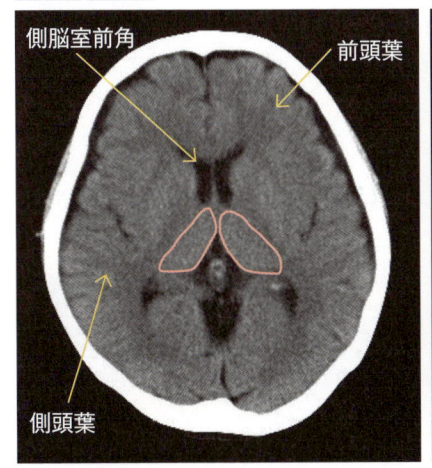

ピンクで囲んだ部分が視床

MRI 正常
- 第3脳室 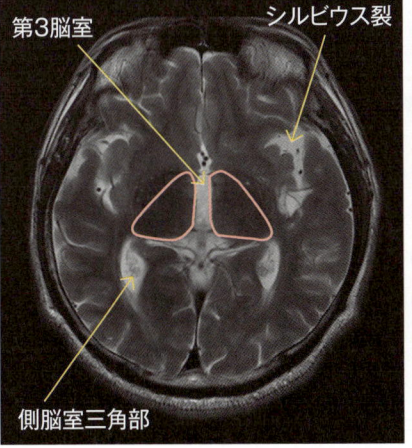
- シルビウス裂
- 側脳室三角部

CT 脳出血
- 脳室穿破
- 視床出血

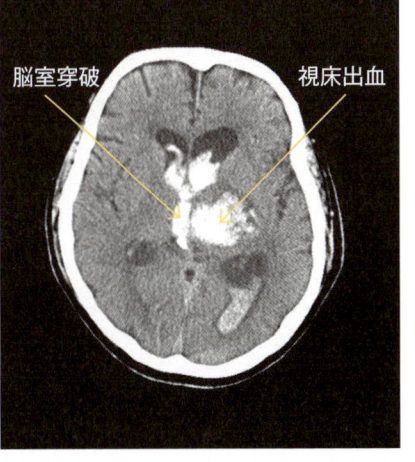

左視床出血を認め、脳室内に出血が垂れ込んでいる（脳室穿破）。

意識障害、右片麻痺、右感覚障害で発症

症状 1 感覚障害

視床の感覚中継核の障害によって、反対側の表在覚（表面の感覚）と深部感覚（振動の感覚や位置の感覚）の低下が出現します。異常知覚（ピリピリやチクチクなどのしびれるような感覚）を伴うこともあり、視床痛という耐え難い痛みが出現することがあります。
評価方法やケアについては、頭頂葉の感覚障害の解説を参照（→p.140）。

症状 2 運動失調

視床の障害によって、体幹や片側の上下肢の運動失調が出現することがあります。
評価方法やケアについては、小脳の運動失調の解説を参照（→p.167）。

症状 3 不随意運動

視床の障害により、振戦などの不随意運動が出現することがあります。

看護ケアのポイント

1. 皮膚の保護

不随意運動がある場合、予期せずに手足などをベッド柵にぶつけて、けがをする可能性があります。ベッド柵にスポンジや低反発マットなどを巻き、皮膚損傷を予防することが大切です。

2. 環境調整

振戦などが強い場合は、食事や着替えがしやすいよう、環境の調整を行います。

食事時に食器がずれたり、ひっくり返してしまったり、スプーンが安定しなかったりします。グリップの太いスプーンを使用したり、食器は高さの低いものや滑り止めのついたものを使用してひっくり返らないようにしたり、カップはひっくり返ってもこぼれない構造の物を使用します（**図1**、→p.129）。おにぎりにして食べやすくするなど、食事形態の工夫も必要です。

衣服は、マジックテープで簡単にとめられるもの

図1 食具の工夫

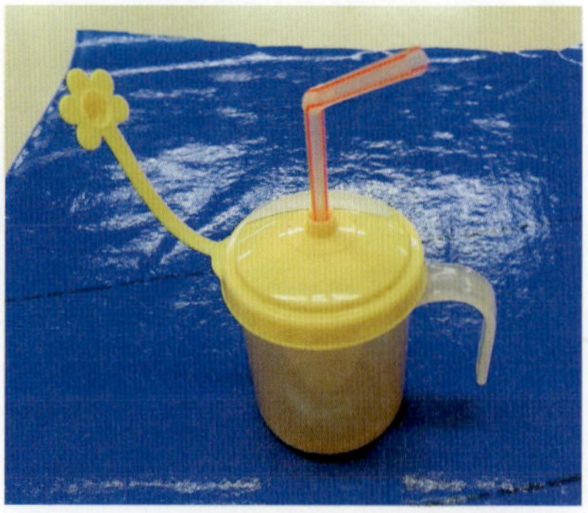

倒しても中の液体がこぼれない容器を使用する。

などを準備してもらいます。

3. 転倒予防

歩行状態を観察し見守りを行い、サイズに合った履物の選択やベッド周りの環境を整え、転倒予防に留意します。

症状 ④ 情動・記憶障害

視床は記憶や情動の回路との関連があり、損傷によって情動や記憶の障害が出現することがあります。特に左側の損傷で記憶障害が出現したという報告が多いです。

評価方法やケアについては、前頭葉の記憶障害の解説を参照（→p.132）。

症状 ⑤ 意識障害

視床内側部の障害により、傾眠、自発性の低下、発話量や声量の低下を認めることがあります。

評価方法やケアについては、脳幹の意識障害の解説を参照（→p.156）。

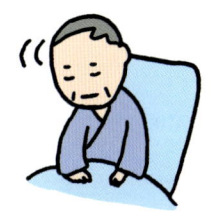

症状 ⑥ 失語

左視床の障害で失語が出現することがあります。発話が減少することが多く、言語理解の程度はさまざまです。

評価方法やケアについては、前頭葉や側頭葉の失語の解説を参照（→p.131、138）。

部位別 脳脊髄の障害とケア

大脳基底核

主な症状：パーキンソン症状、不随意運動

- 基底核は、おおむね視床のまわりに位置する神経核の集まりを指す。
- 尾状核、被殻、淡蒼球、視床下核、黒質などで構成される。尾状核と被殻を合わせて線条体、淡蒼球と被殻を合わせてレンズ核と呼ぶ。
- 大脳や視床、それぞれの核どうしが密接な関連をもつ。

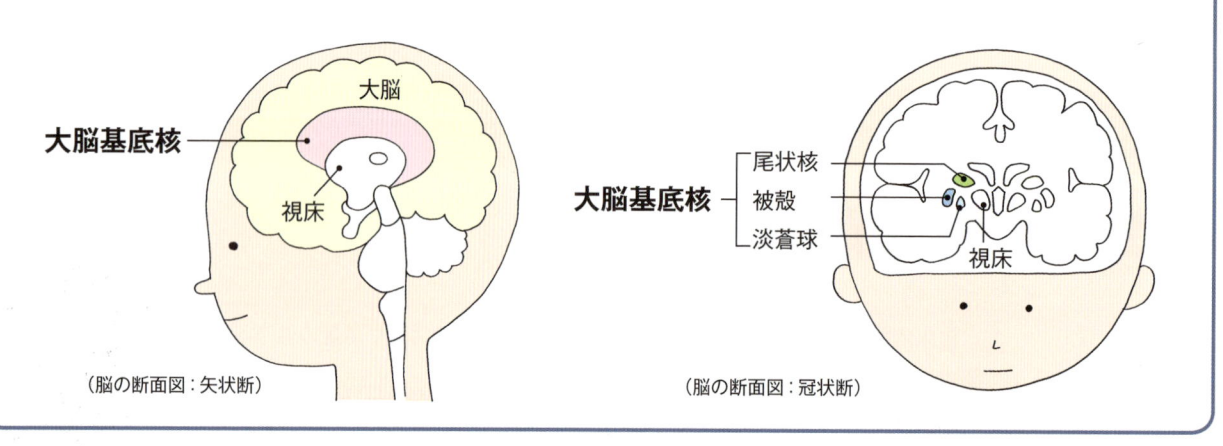

（脳の断面図：矢状断）　　（脳の断面図：冠状断）

画像の特徴

CT 正常：尾状核頭、被殻

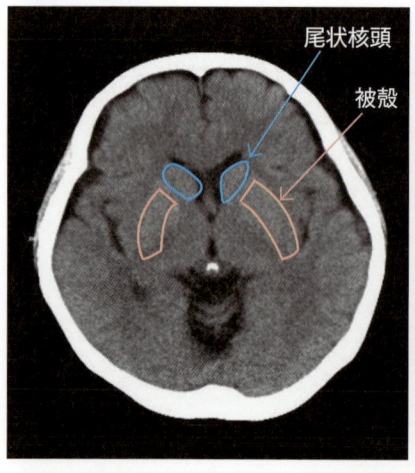

MRI 正常：内包、尾状核頭、レンズ核、側脳室三角部、視床

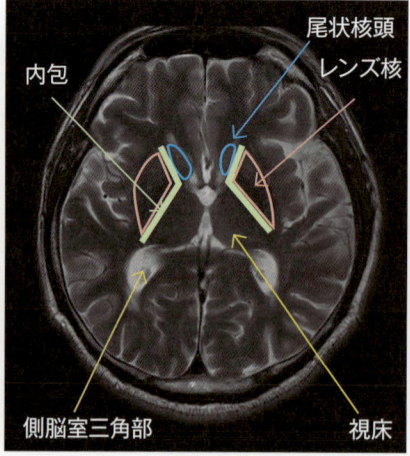

CT 脳出血：被殻出血

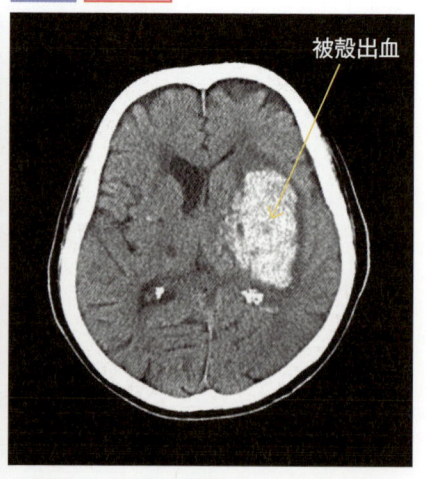

左被殻に大きな出血を認める。

意識障害、失語、右片麻痺で発症

症状 ① パーキンソン症状

線条体やレンズ核、視床、白質の障害によりパーキンソン症状が出現することがあります(**図1**)。パーキンソン病や脳血管障害、薬剤性などの原因が考えられます。

脳血管障害によるパーキンソニズムは、パーキンソン病と異なり一般的に振戦は軽く、小刻み歩行やすくみ足が見られ、上半身より下半身の障害が目立ちます。

図1　パーキンソン症状

パーキンソン病の歩容／脳血管性パーキンソニズムの歩容

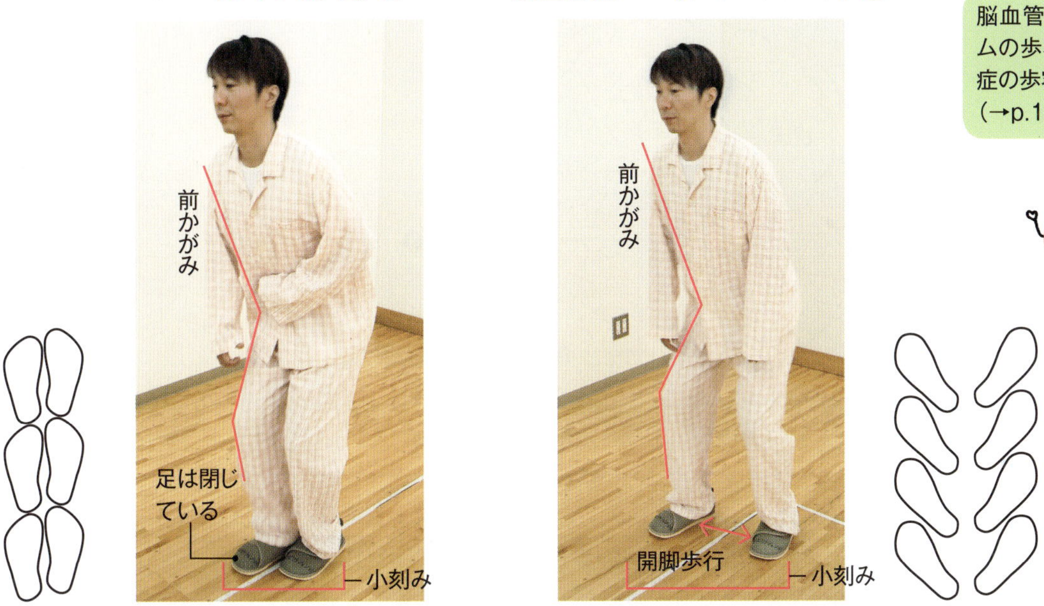

- 前かがみ
- 足は閉じている
- 小刻み
- 前かがみ
- 開脚歩行
- 小刻み

> 脳血管性パーキンソニズムの歩容は、正常圧水頭症の歩容とよく似ています(→p.170)。

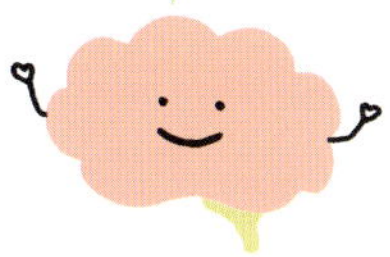

評価方法と看護ケアのポイント

小刻み歩行や表情の乏しい顔(仮面様顔貌)、上肢の固さ(固縮)、安静時の振戦などを認めれば、パーキンソン症状を疑います。

小刻み歩行やすくみ足を呈する患者さんは、前傾姿勢となり視野が下方に制限され、転倒の危険性が高くなります。決して急かさず、患者さんのペースに合わせた歩行介助を行うようにします。

症状 ② 不随意運動

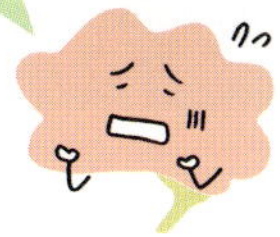

上肢や下肢が自分で意図しないにもかかわらず、勝手に動く症状が出現することがあります。

評価方法や看護ケアは、視床の不随意運動の解説を参照(→p.150)。

> 尾状核の障害により、傾眠や意欲の低下、無気力、記憶障害、精神症状が出現することもあります。

部位別 脳脊髄の障害とケア

脳幹

主な症状 片麻痺　脳神経麻痺　感覚障害　嚥下障害　意識障害

- 脳幹は中脳、橋、延髄からなる。
- 大脳や小脳から下された運動の情報を脊髄に伝え、脊髄から上行する感覚の情報を視床に伝えるという、脳と脊髄を橋渡しする機能がある。
- 脳神経の核が存在する他、自律神経の中枢や、意識を司る上行性網様体賦活系が存在する。

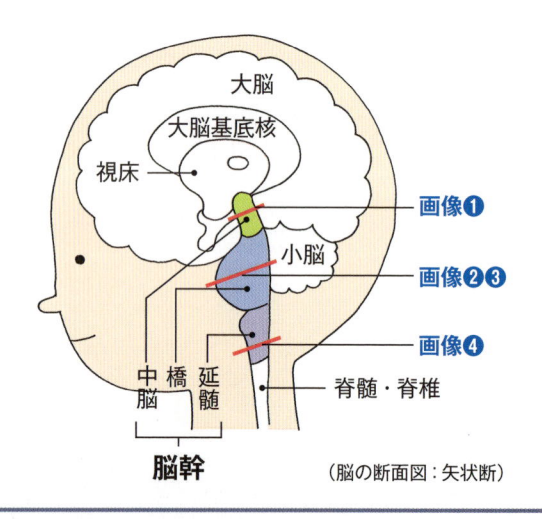

（脳の断面図：矢状断）

画像の特徴

❶ MRI 正常

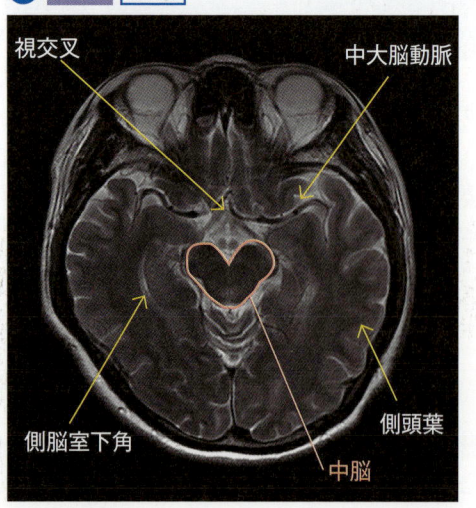

［ピンクで囲んだ部分の拡大図］
（前）動眼神経、大脳脚、動脈神経核、内側毛帯、網様体、外側脊髄視床路、中脳水道（後）

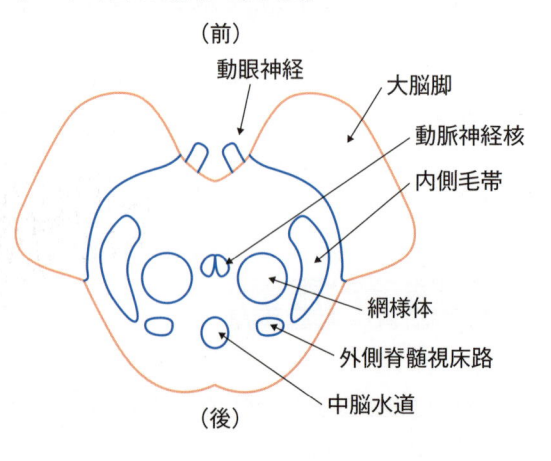

❷ MRI 正常

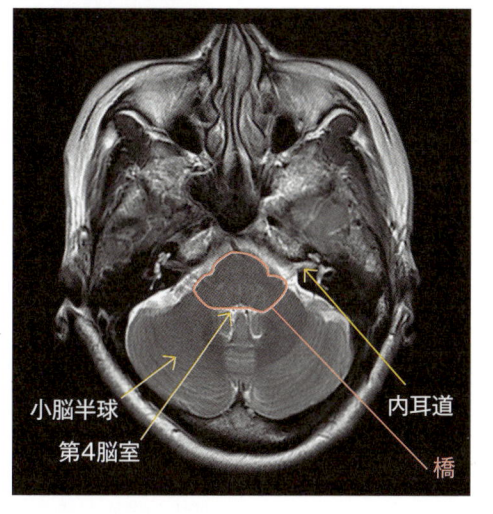

小脳半球
第4脳室
内耳道
橋

[ピンクで囲んだ部分の拡大図]
（前）
錐体路
顔面神経
内耳神経
外側脊髄視床路
外側膝状体
顔面神経核
三叉神経核
網様体
外転神経核
第4脳室
（後）

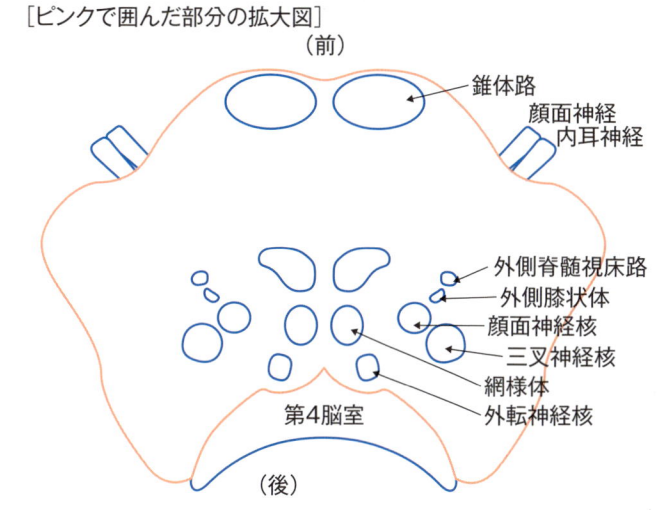

❸ MRI 脳梗塞

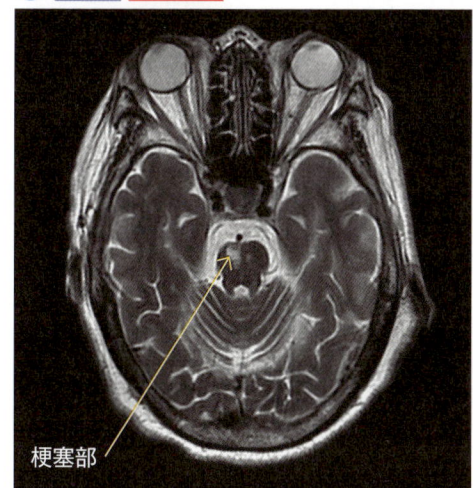

梗塞部

T2強調画像で、橋正中右側に脳梗塞を認める。

左不全麻痺、構音障害で発症

❹ MRI 正常

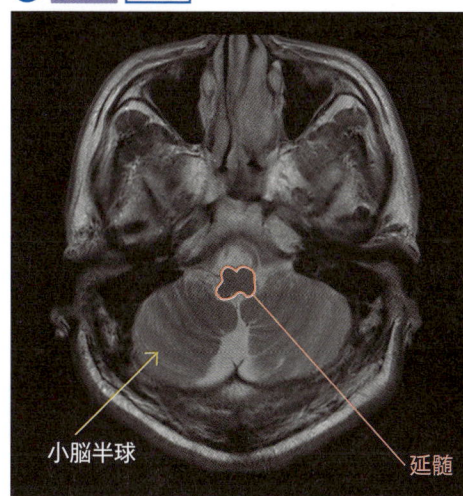

小脳半球
延髄

[ピンクで囲んだ部分の拡大図]
（前）
錐体路
舌下神経
内側毛帯
網様体
外側脊髄視床路
疑核
三叉神経核
前庭神経下核
最後野　舌下神経核
（後）

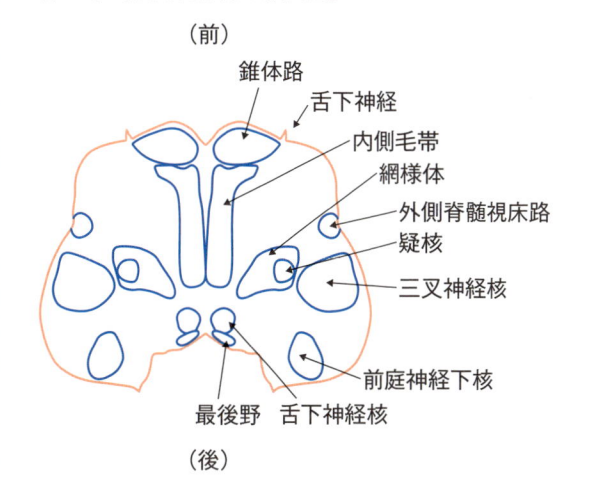

症状 1　片麻痺

　脳幹の腹側(前面)を錐体路が走行しており、錐体路の障害によって障害側と反対側の麻痺が出現します。評価方法や看護ケアについては、前頭葉の片麻痺の解説を参照(→p.127)。

症状 2　感覚障害

　脳幹には体幹および四肢の感覚路である内側毛帯、外側脊髄視床路や、顔面の知覚神経核である三叉神経主知覚核と三叉神経脊髄路核などがあります。これらが障害されるとさまざまな程度の感覚障害が出現します。

　一般的に、体幹や四肢の感覚路は交叉するため、障害側と反対側の感覚障害が出現しますが、三叉神経核の障害では同側の顔面の感覚障害が出現します。延髄梗塞などでは、四肢と顔面で感覚障害の左右が逆転する交叉性感覚障害をみとめることがあります(ワレンベルグ症候群)。

　評価方法や看護ケアについては、頭頂葉の感覚障害の解説を参照(→p.140)。

症状 3　意識障害

　脳幹には上行性網様体賦活系(網様体)と呼ばれる、意識や覚醒、睡眠などに関する重要な構造が広く分布し、その障害によってさまざまな程度の意識障害が出現します(→p.114)。

評価方法

　JCSやGCSを用いて、重症度の評価を行います(→p.116〜117)。

看護ケアのポイント

1. 急性期

　可逆的な状態にある脳組織を壊死させないために、刻一刻と変化する患者さんの状態を把握します。異常を発見したらただちに医師に報告し、対処することが重要です。脳ヘルニアの早期発見をするために、頭痛(有無と強さ、発症の時間帯)、眼症状(瞳孔、対光反射)、意識レベル、神経所見、バイタルサインの観察を頻回に行い、悪化がある場合はすぐに医師へ報告し、指示を仰ぎます。

　看護室から近くの部屋で管理を行い、すぐ対応できる場所を選び、モニターのアラームには素早く反応し訪室するようにします。

　尿閉や排尿障害を合併することが多く、急性期には膀胱留置カテーテルの留置を検討します。

呼吸状態が悪化している場合

気道確保を行って体位を整えます。低酸素血症により脳組織の壊死と脳浮腫が助長されるため、SpO_2をモニタリングし必要に応じて酸素投与を行います。気管吸引により頭蓋内圧が上昇するため、必要最小限の頻度で行い刺激を少なくします。

脳浮腫が強い場合

頭部を20〜30度挙上して静脈灌流を促し頭蓋内圧の上昇を予防します。

2. 慢性期

合併症を予防するとともに、残存機能を生かしてQOLを高めるような援助が必要です。長期療養に伴い、看病疲れ、経済的負担、反応の乏しい患者さんに対するあきらめや絶望など、家族はさまざまな問題を抱えていることが多いため、思いやりのある態度で接し、解決の方向性を見出せるようかかわる必要があります。

膀胱留置カテーテルは早期に抜去して尿路感染を予防し、廃用症候群の予防のため車椅子への移乗を行い、離床を心がけます。言葉による刺激や座位をとることによって刺激を与え、覚醒を促すことも重要です。

症状 4 脳神経麻痺

脳幹には12脳神経の核とそれぞれの神経が存在し（→p.21）、障害によって脳神経麻痺が出現します（表1）。

表1 脳幹障害による脳神経麻痺

障害		症状
中脳の損傷	動眼神経の障害	複視、眼瞼下垂、瞳孔異常
橋の損傷	外転神経麻痺	複視
	顔面神経核の障害	顔面麻痺
	外側毛帯の障害	難聴
	三叉神経核の障害	顔面知覚の異常
延髄の損傷	疑核の障害	嚥下障害、構音障害、嗄声
	三叉神経核の障害	顔面の知覚障害
	舌下神経核の障害	舌の運動麻痺や萎縮
	下前庭核の障害	バランス障害、眼振、めまい
	網様体の呼吸中枢の障害	吃逆
	最後野の障害	嘔気・嘔吐

評価方法

図1　脳神経の障害評価

動眼神経・外転神経・滑車神経麻痺

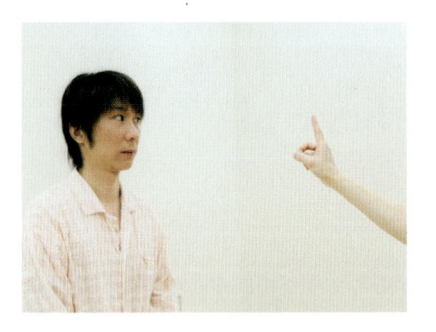

- 患者の目の前に人差し指を示して、動かす。
- 患者が頭を動かさないように注意しながら、両目で見て物がダブって見えないか、複視の存在を評価する。
- 動眼神経麻痺では、眼瞼下垂、瞳孔散大、眼球運動性が出現し、外転位を除いて全方向で複視が出現する。外転神経麻痺では、外転時に物が真横に重なってずれて見える。滑車神経麻痺では、物が斜めにずれて見え、特に下方向が見づらくなる。

顔面神経麻痺・三叉神経の障害

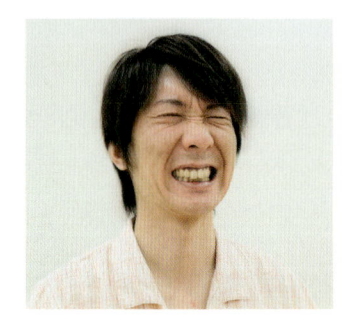

- 患者に両目をぎゅっと閉じてもらう。口を横に開いて「イー」と言ってもらうことで、左右差がないか評価する。
- 顔面の感覚は、患者の顔に手で触れたり、温かいおしぼりなどを当て、触っている感覚や温度覚が左右で差がないか確認して評価する。

舌下神経麻痺

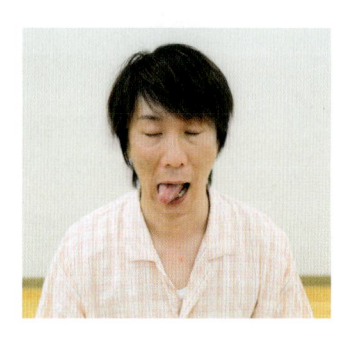

- 舌をまっすぐ前に出してもらう。
- 舌がどちらか一方に曲がらないか確認することで評価できる。

看護ケアのポイント

複視がある場合

　複視により気分不良などが強い場合は、患側に眼帯を着用するように勧めることもあります。

顔面麻痺がある場合

　顔面麻痺がある場合は患側に食物が残留しやすいため、繁殖した菌が気道に入り込んでしまわないよう、食後の口腔ケアの際に食物が残っていないか確認します。また、咀嚼は健側で行うように説明しています。
　顔面麻痺の患者さんはボディイメージの変化を伴いやすく、人目を気にしたり、落ち込んだりすることがあります。患者さん本人に確認して面会制限を行ったり、環境の整備やマスクの着用を促したりします。

疼痛やしびれが強い場合

疼痛やしびれの強い場合には、医師に内服薬の調整を考慮してもらうことがあります。痛みやしびれによる精神的苦痛を表出しやすいように、患者さんに話しかけ思いを傾聴します。

症状 5 嚥下障害

嚥下障害は大脳や小脳の障害でも起こりますが、嚥下にかかわる神経が脳幹に集中しているため、脳幹の障害により嚥下機能は大きな影響を受けます（図2）。

図2 正常な嚥下と誤嚥

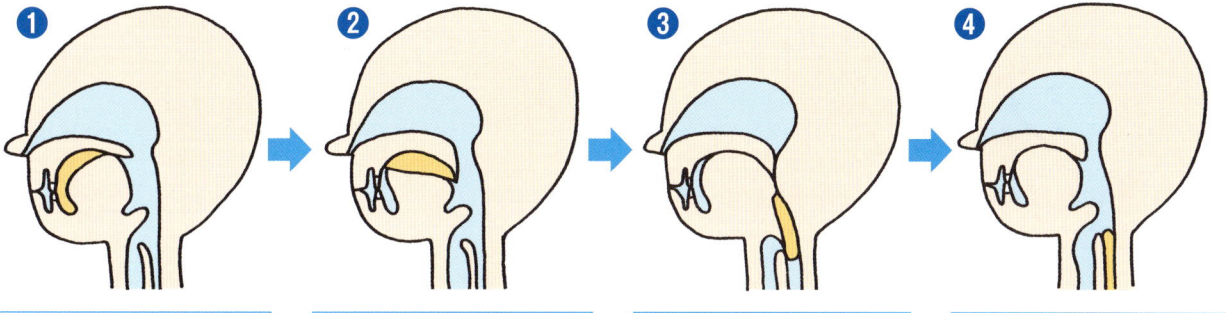

❶ 口の中に入った食べ物を噛んで（咀嚼して）飲み込みやすい形に変える。

❷ 舌を動かして飲み込みやすい形に変わった食べ物をのどの奥に送り込む。

❸ のどの奥に送り込まれると嚥下反射が起こると同時に、のどの奥から食道入り口に向かって圧力がかかり、食道の入り口へ食べ物が送り込まれる。
嚥下反射が起こると、喉頭が上方に向かって動くことにより、気管の入り口と声門が閉じ、食道の入り口が開く。

❹ 食道の蠕動運動によって、食べ物は胃に運ばれる。

嚥下前誤嚥
食べ物や飲み物が口の中に入った時点で咽頭から気管に水分が流れてしまいむせてしまう。

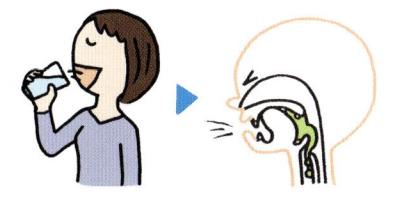

嚥下中誤嚥
飲み込もうとしたときに気管の入り口の閉まりが不十分になっているため、その隙間に水分などが入りむせてしまう。

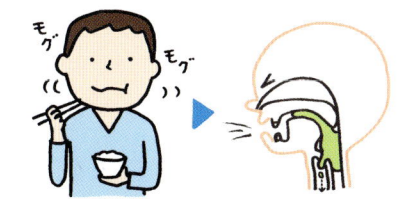

嚥下後誤嚥
飲み込んだ後に食道に入りきらなかった水分や食べ物が、飲み込んだ後の呼吸によって気管に入りむせてしまう。

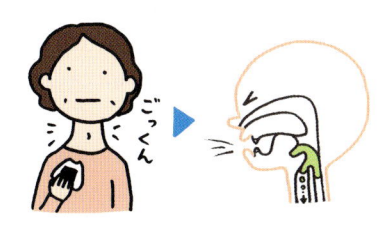

評価方法

誤嚥のリスクが高そうであれば、水にとろみにつけてスクリーニングテスト(**図3**)を行うなど、個々の患者さんの状態に合わせて評価します。

図3　嚥下障害のスクリーニングテストの例

❶ 反復唾液飲みテスト

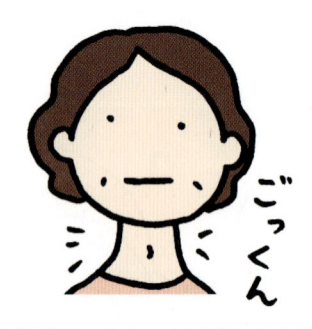

唾液の嚥下を繰り返してもらい、30秒間に3回以上飲み込むことができれば正常。

> 反復唾液飲みテストは、認知症などで意思疎通が困難な場合には実施が難しくなります。

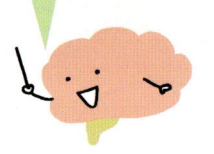

❷ 改訂水飲みテスト

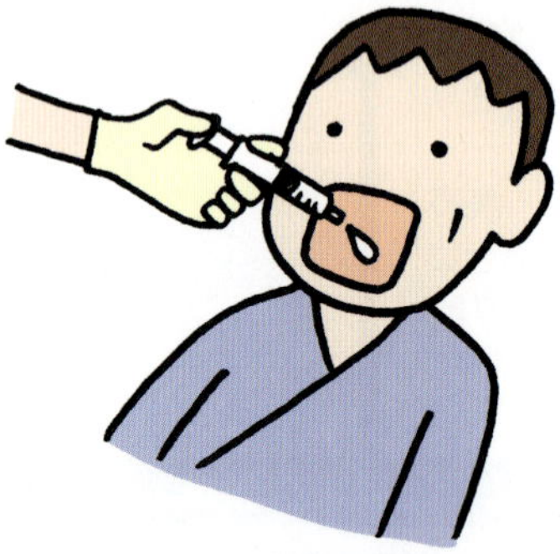

3mLの水を口の中に入れて嚥下してもらう。うまく飲み込めたら、さらに2回同じことを繰り返す。むせなく飲み込め、呼吸状態が変わらず、がらがら声（湿性嗄声）がなければ正常。

❸ フードテスト

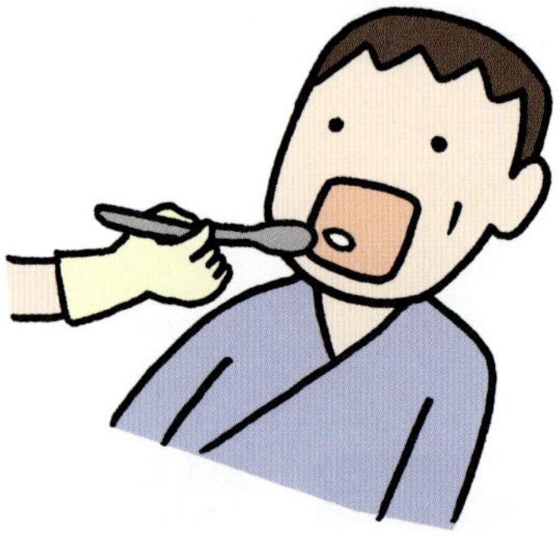

ティースプーン1杯（3～4g）のゼリーを嚥下してもらう。うまく飲み込めたら、さらに2回同じことを繰り返す。むせなく飲み込め、呼吸状態が変わらず、がらがら声（湿性嗄声）がなければ正常。

看護ケアのポイント

看護師は、嚥下機能評価を行ったうえでリハビリテーションを継続し、段階的に食事形態を変更しながら、安全な経口摂取ができるように支援します。

なかでも脳卒中急性期は嚥下機能が変化しやすく、全身状態をふまえたスクリーニングテストや食事形態の評価を実施することが重要です。高齢者や脳幹に病巣がある場合は注意が必要です。

脳卒中や手術後などの急性期から誤嚥を予防することが、その後の回復経過に影響を及ぼします（表2）。

悪性脳腫瘍など症状が進行する疾患においては、悪化していく嚥下機能に合わせたかかわりを行い、誤嚥を予防することで、患者さんの負担を軽減します。

表2　嚥下障害の観察ポイント

覚醒状態	・十分に覚醒していなければ、ボーっとした状態で口の中に食物が運ばれることになり、誤嚥につながる ・口のなかにためている間に、自然にのどの奥に流れ込んでむせたり、咀嚼する回数や嚥下するタイミングがずれることでむせたりする
口腔内環境	・誤嚥性肺炎の原因に、口腔内の細菌が混入した唾液の誤嚥がある ・1日あたり1〜1.5Lの唾液が分泌されるが、通常無意識に唾液を飲み込むため、口腔内に唾液は貯留しない。嚥下障害があると、飲み込むことができずに唾液が貯留する
呼吸状態	・通常飲食物を嚥下する際は、息を止め、嚥下し、息を吐くという一連の動作を行っている ・呼吸状態が不安定であると、嚥下時に呼吸のタイミングが合わず、咽頭に飲食物が残存している状態で息を吸って、誤嚥してしまうことがある
頸部・体幹の安定	・頸部の筋肉が緊張していると、嚥下筋も緊張した状態となる。頸部筋肉の支えが弱く、自分の頭を支えられないような状態は、嚥下筋も同様に衰えていることが予想される ・体幹を支える力が弱いと、座位の保持ができない。食事中に座っているだけでも疲労し、食事を摂取する余力がなくなる
声の変化	・絶食中に咳を促して湿性嗄声（がらがら声）がある場合や、飲食物嚥下後に発声を促し湿性嗄声や湿性咳嗽に変化する場合は、咽頭や喉頭に唾液や食物残渣が貯留している可能性があり、残留した状態のままでは誤嚥する危険がある ・咳を促しても十分取り除けない場合は吸引を行い、咽頭での痰の引っかかりを取り除く必要がある

> 飲水や食事中にむせる場合は、誤嚥している可能性が高いと考えましょう。

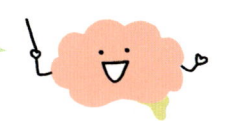

ここもポイント！　むせない誤嚥（不顕性誤嚥）

嚥下障害がある場合、食事摂取に限らず、唾液による誤嚥をしている可能性があります。唾液誤嚥は、臥床時や就寝中に起こることが多いです（むせない誤嚥：不顕性誤嚥）。むせないため、注意して観察しないとわからない誤嚥で、誤嚥性肺炎の原因となります。痰の量や発熱に注意を払い、体位の調整や口腔ケアを継続して行い、誤嚥性肺炎を予防します。

1. 口腔内環境の調整

　口腔内環境が汚染されていないか観察し、適切な口腔ケアを行います（**図4～6**）。絶飲絶食中や経管栄養のみの場合も、経口摂取しているときと同様に、口腔ケアを継続する必要があります。

図4　口腔ケアを怠った場合

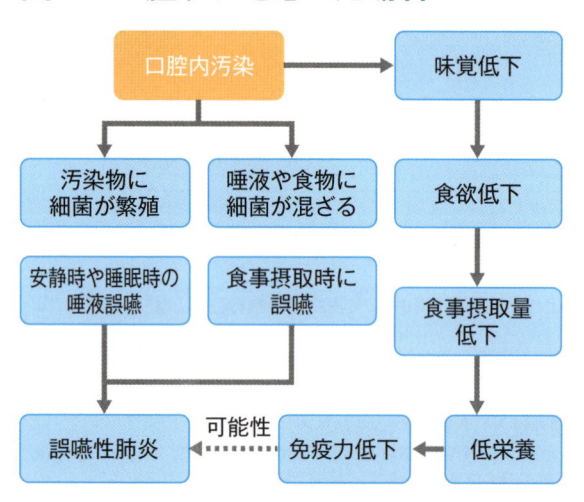

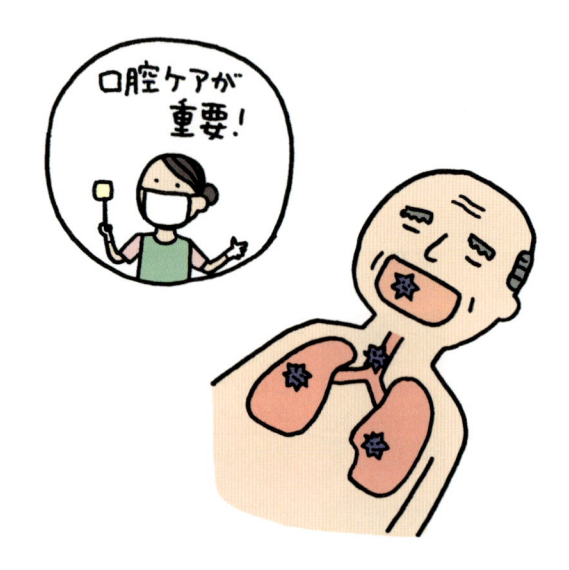

図5　口腔ケア実施時の体位の例

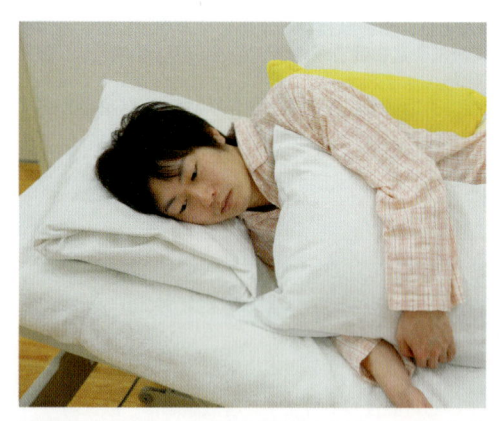

臥床時は健側を下にした完全側臥位として、クッションを使用し体位を安定させる。

図6　口腔ケア実施時のポイント

❶ 歯は歯ブラシ、頬の内側の粘膜はスポンジブラシでみがく。

❷ 嚥下障害はあってもうがいができる場合は、のどまで水を送らずに口の中でブクブクとうがいをするように指導する。

❸ 終了後、唾液や汚れを口腔ケアウェットシートや濡れたガーゼなどで拭き取る（写真）。

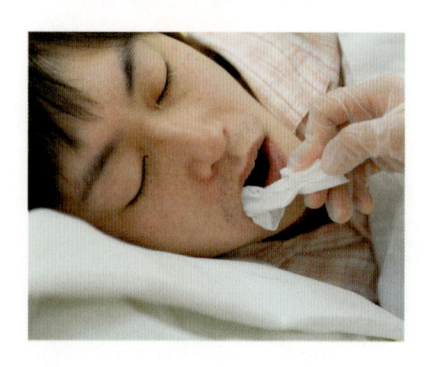

ガラガラとのどを使ったうがいは、誤嚥の原因になります。

2. 生活リズムの調整

　患者さんは長い時間病室にいることで、脳への覚醒刺激が減り、会話の機会や感覚への刺激が少なく、睡眠時間が増え、食欲低下や認知機能、筋力、体力の低下、昼夜の逆転につながります（**図7**）。
　食事やリハビリテーションの時間に起きていられるように、生活のリズムを整えましょう（**図8**）。

図7　1日の半分は病室ということは…

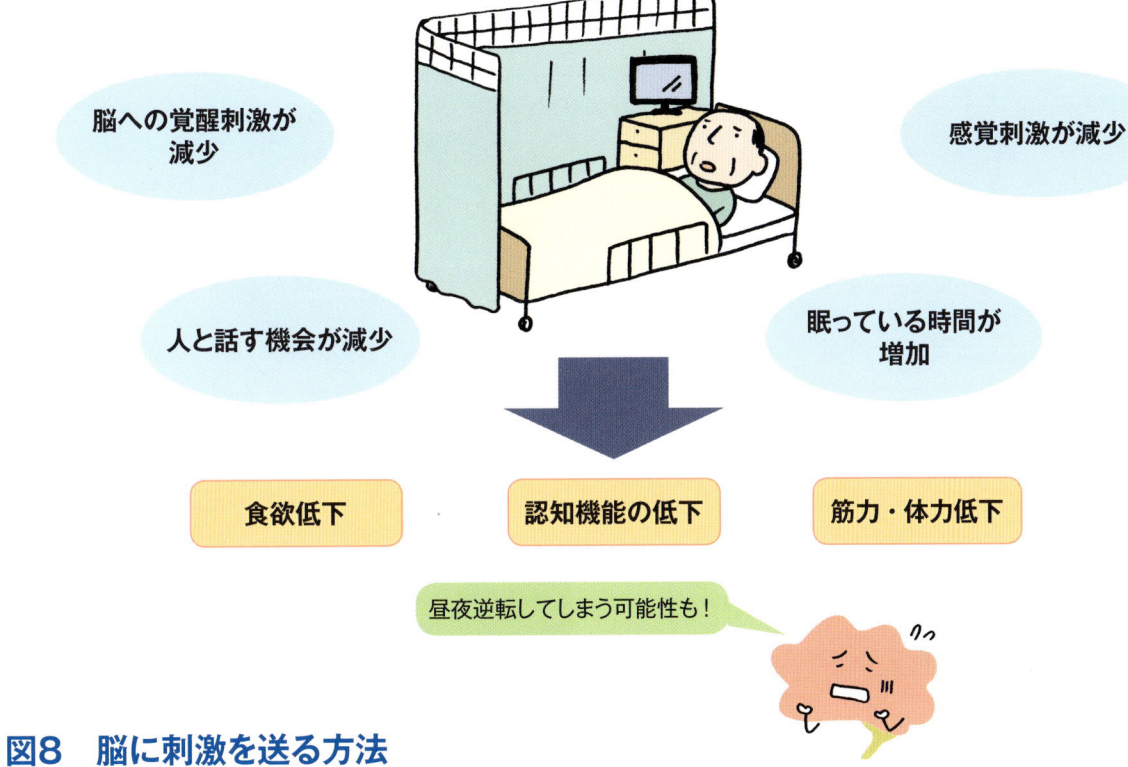

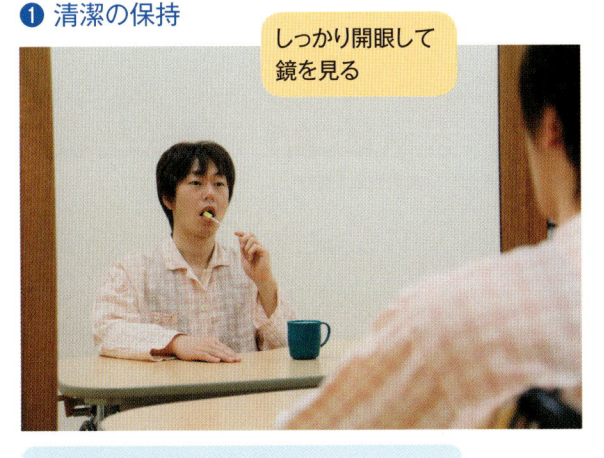

- 脳への覚醒刺激が減少
- 感覚刺激が減少
- 人と話す機会が減少
- 眠っている時間が増加

↓

- 食欲低下
- 認知機能の低下
- 筋力・体力低下

昼夜逆転してしまう可能性も！

図8　脳に刺激を送る方法

❶ 清潔の保持

しっかり開眼して鏡を見る

いろいろな感覚器を刺激したり、自ら動いてもらったりすることによって、なるべく多くの刺激を脳に送るように努めます。

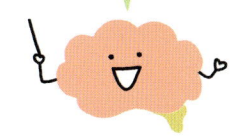

⇒洗面所で髭剃りや口腔ケア
⇒温タオルでの頬や口腔周囲マッサージ

❷ 車椅子乗車

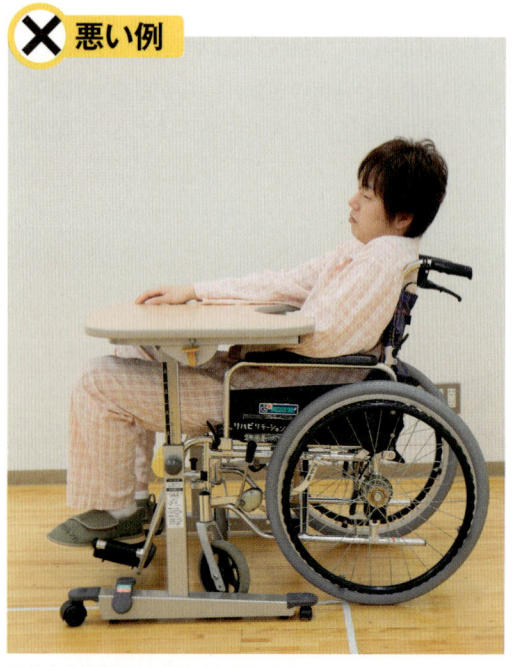

✕ 悪い例

◯ よい例

不安定な姿勢では嚥下に必要な筋肉を十分に動かすことができず、安全に嚥下できない。

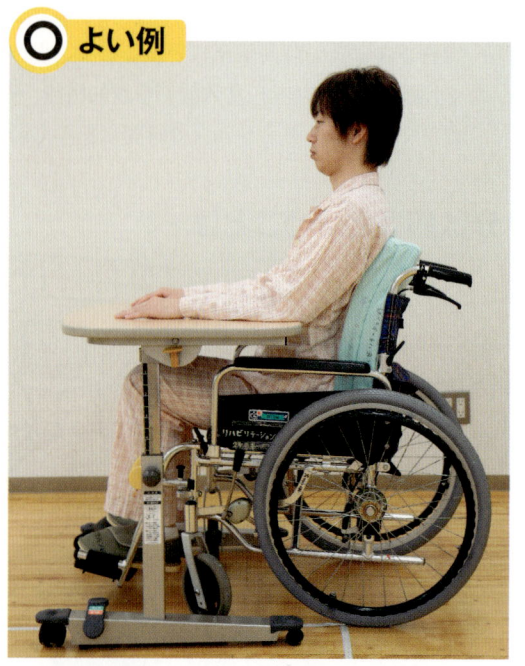

- 洗面所や食堂まで車椅子で自走を促す。
- 麻痺側や背中にクッションを入れて姿勢を調整する。

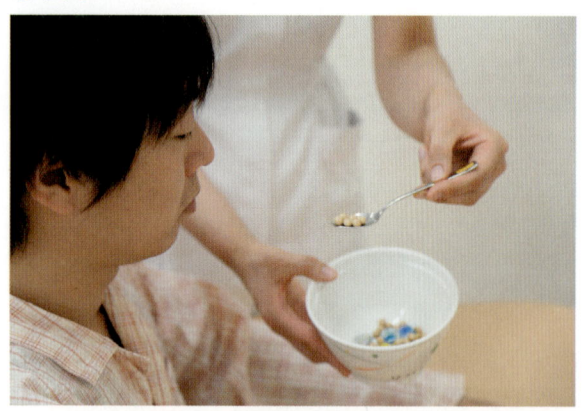

❸ 食事

- 食事摂取時は食べるものを視線に合った位置で見てもらう。
- 食べるものの香りをかいでもらう。

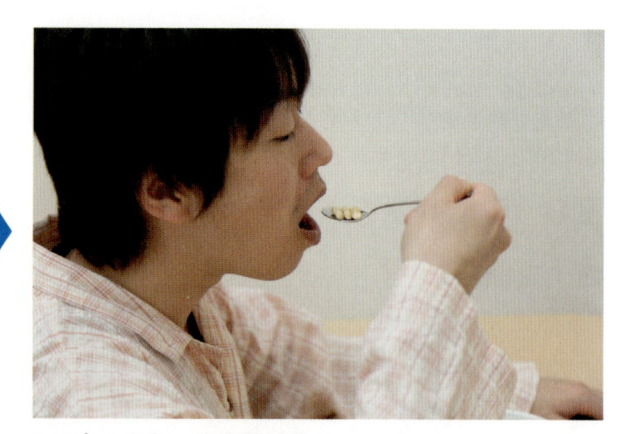

- スプーンを渡し、自己摂取を促す。

3. 臥床時の誤嚥予防

長期間の臥床により筋肉が萎縮し頸部が後屈しやすくなるため、頸部前屈位が保持できるよう体位を調整します（**図9**）。

4. 食事形態や食事摂取方法の決定・実施

嚥下機能評価をしたうえで、患者さんに適した食事形態・食事摂取方法を決定し、食事形態は嚥下機能に合わせて段階的に上げていきます。疲労や覚醒状態・全身状態の変化により、嚥下機能は日々変化します。多職種で情報を共有して、患者さんに適した食事摂取方法を継続していくことが大切です（**表3**、**4**）。

図9 誤嚥を防ぐ臥床時の体位

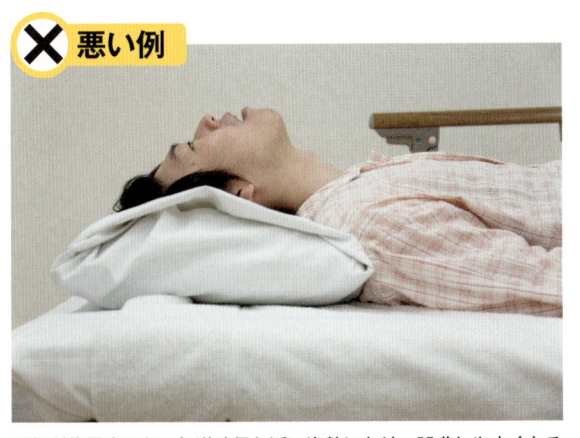

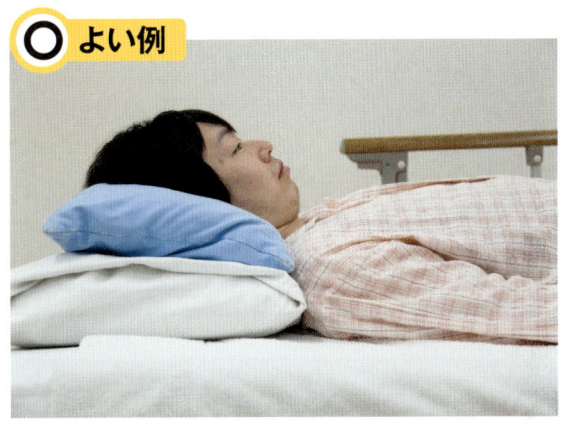

✕ 悪い例

頭部が後屈すると、気道確保と近い姿勢になり、誤嚥しやすくなる。

〇 よい例

頸部が安定するように隙間なく枕やクッションを使用する。

表3 嚥下機能に合った食事形態

きざみ食	ミキサー食
歯か義歯あり 咀嚼は少しはできる ＋ 舌の動きはある	歯がない ＋ 咀嚼ができない

きざみ＋とろみ食	ミキサーとろみ食
歯か義歯あり 咀嚼は少しできる ＋ 舌の動きが弱い or 咀嚼しているときにむせたり飲み込んだ後にむせる	歯がなく、咀嚼ができない ＋ 水分でむせる
	とろみ 水分でむせる

表4 誤嚥を防止するための援助

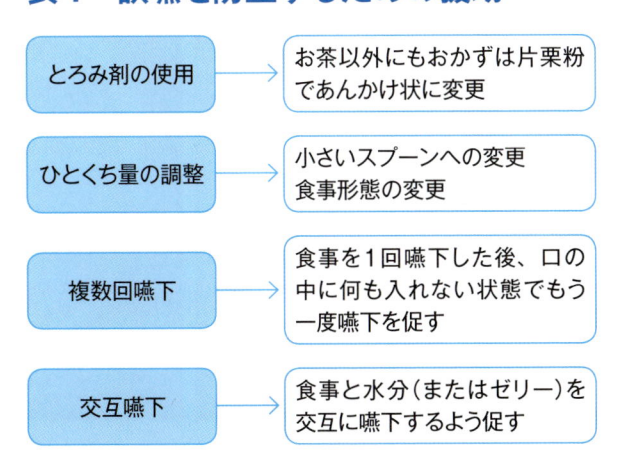

とろみ剤の使用	→	お茶以外にもおかずは片栗粉であんかけ状に変更
ひとくち量の調整	→	小さいスプーンへの変更 食事形態の変更
複数回嚥下	→	食事を1回嚥下した後、口の中に何も入れない状態でもう一度嚥下を促す
交互嚥下	→	食事と水分（またはゼリー）を交互に嚥下するよう促す

部位別 脳脊髄の障害とケア

小 脳

主な症状 運動失調／構音障害／振戦

- 主に3つの部分（大脳小脳、脊髄小脳、前庭小脳）に分類される。
- 運動を制御する役割をもつ。
- 大脳と密に情報交換をしており、各種感覚器官からの情報を受けて、大脳から出た運動の命令を調整し、脳神経や脊髄を介して筋肉に指令を送る。

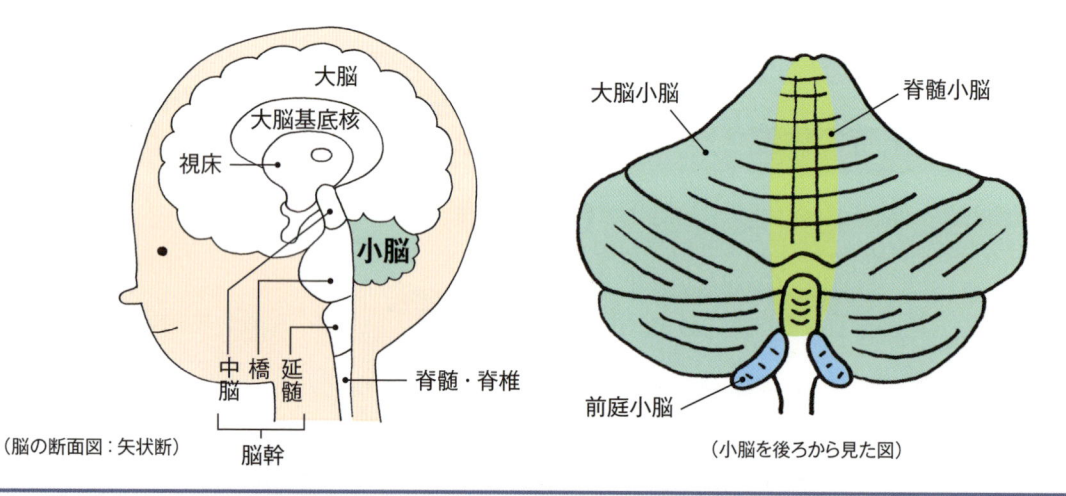

（脳の断面図：矢状断）
ラベル：大脳、大脳基底核、視床、小脳、中脳、橋、延髄、脊髄・脊椎、脳幹

（小脳を後ろから見た図）
ラベル：大脳小脳、脊髄小脳、前庭小脳

画像の特徴

CT 正常 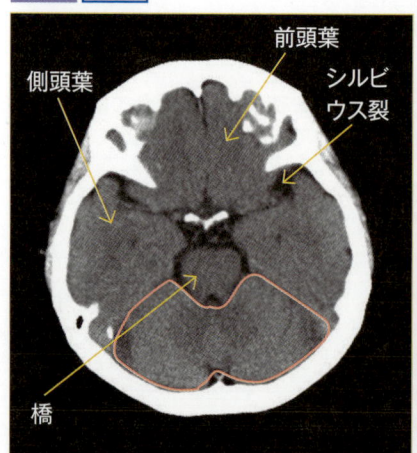
ラベル：側頭葉、前頭葉、シルビウス裂、橋
ピンクで囲んだ部分が小脳

MRI 正常
ラベル：内耳道

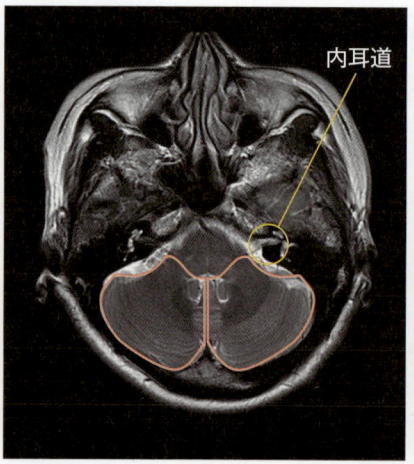

MRI 脳梗塞
両側の小脳半球に脳梗塞を認める。 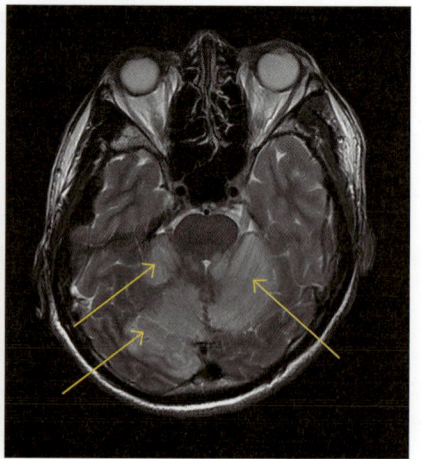

失調、構音障害、めまい、嘔吐により発症

症状 運動失調、構音障害、振戦

1. 前庭小脳の障害

前庭小脳の障害によって立つことが困難となったり、歩けなくなったり、大股で不安定な歩行となったり、眼振が出現したりします。

2. 脊髄小脳の障害

脊髄小脳の障害によって立位や座位の保持が困難となり、歩行が不安定となります。

3. 大脳小脳の障害

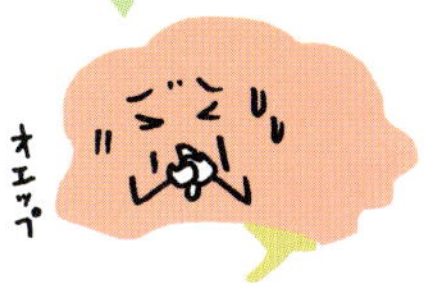

大脳小脳は、大脳の運動野および運動前野と密接な関連があります。

症状の例
- 手や指がうまく目標物にたどり着かない→測定障害
- 個々の筋がばらばらに収縮してしまいうまく動作ができない→共同収縮異常
- 手を連続して回内回外する動作が困難となる→反復拮抗運動障害
- 運動時に上肢・下肢が震える→振戦（企図振戦や姿勢時振戦）
- 発声がゆっくりかつ不明瞭で酔っ払っているような話し方になる→失調性構音障害

> 小脳の障害では、めまいや嘔気・嘔吐が起こることが多いです。

評価方法

上肢の失調は指鼻テスト（**図1**）、下肢の失調は膝踵テスト（**図2**）で評価できます。体幹の失調は、支えがない状態で座位や立位が保持できるかをみることで評価します。

図1 指鼻テスト

❶ 患者に人指し指などで自分の鼻を触ってもらう。 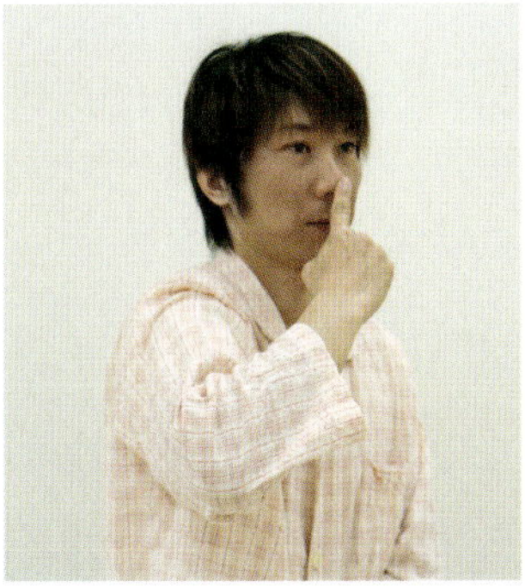
❷ 次に看護師が患者の目の前に指を差し出し、同じ指で触ってもらう。 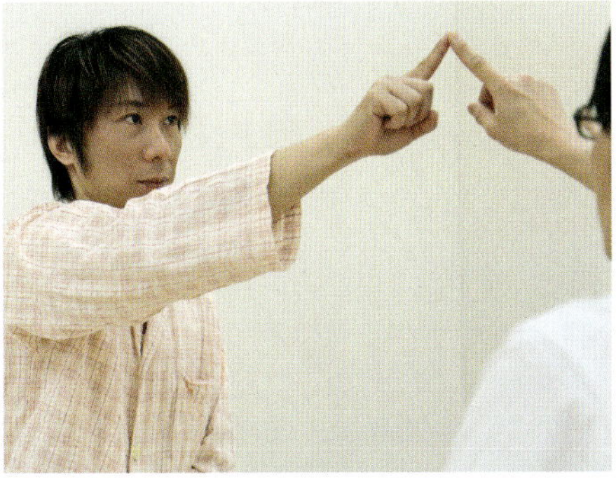
❸ この動作を繰り返してもらう。

失調があると…
自分の指をうまく鼻や指に到達させることができない

図2　膝踵テスト

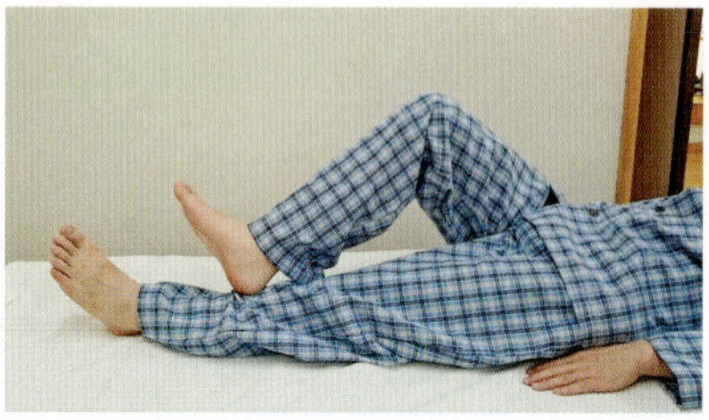

❶ 仰臥位になる。
❷ 片足の踵でもう片方の足の膝に触れてもらう。
❸ そのまま脛の上を滑らせて行ったり来たりしてもらう。

失調があると…
この動作がうまくできない

看護ケア、リハビリテーションのポイント

失調の程度をよく観察し、把握しておくことが必要です。
失調に対するリハビリテーションに決定的なものはなく、初期にはバランス保持のための座位や立位保持動作を行います。小脳失調は時間の経過とともに改善してくることが多く、リハビリテーションを継続しつつ、危険を回避するよう援助を行います。

失調症状が強い場合

座位が困難となり、座位をとろうとして転倒したり、打撲したりすることがあります。仰臥位の場合も、ベッド柵に手が当たったり挟まったりして危険なため、ベッド柵にカバーをつけたり、クッションを挟んで予防します（**図3**）。

動けるようになっても失調症状が持続する場合

症状が持続する間は必ず看護師とともに行動するように説明します。トイレまでの歩行状態を観察し、付き添いが必要であるかアセスメントをします。

めまいがある場合

ゆっくりと起き上がるように説明し、ベッドでの移動が必要な場合には移動中は閉眼するように説明し、苦痛軽減に努めます。

嘔気・嘔吐がある場合

無理に食事を勧めず、食べやすいものや水分の摂取を促します。医師の指示に従い、症状を緩和させる投薬を行って苦痛の軽減を図ります。

図3　失調症状が強い場合の対応

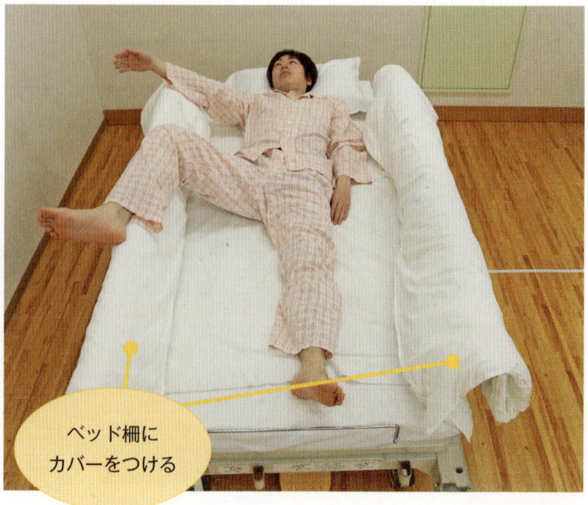

ベッド柵にカバーをつける

部位別 脳脊髄の障害とケア

脳室

主な症状	[急性の水頭症]	[慢性の水頭症]
	頭痛 嘔気・嘔吐 意識障害	頭痛 認知機能低下 歩行障害 尿失禁

- 脳室は脳の内部にあるスペースで、大脳の左右に側脳室、間脳に第3脳室、橋・延髄・小脳に囲まれた第4脳室がある。
- 4つの脳室は互いに連絡し、脳室内で産生された脳脊髄液（髄液）で満たされている。
- 第4脳室はくも膜下腔と交通し、ここで脳室内の髄液はくも膜下腔に流出する。
- 第4脳室は、脊髄の中心管ともつながっている。

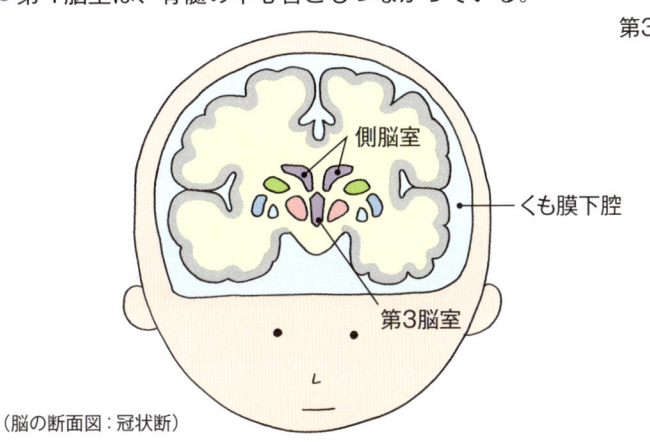

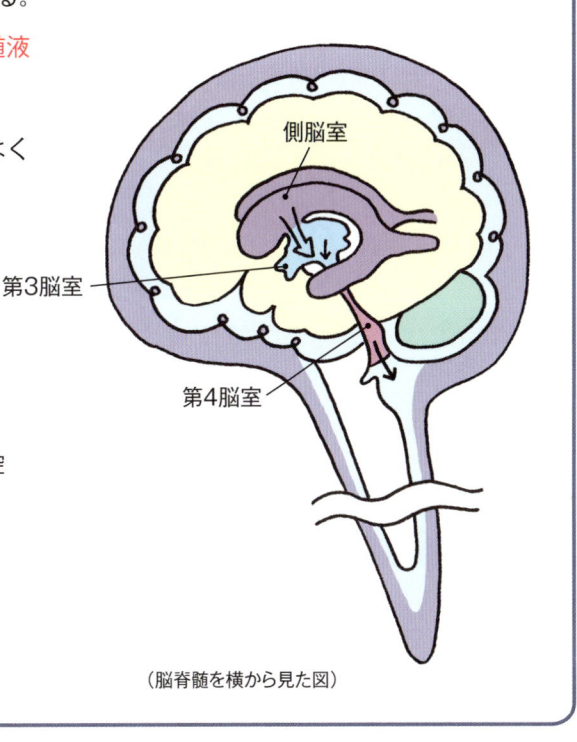

（脳の断面図：冠状断）

（脳脊髄を横から見た図）

画像の特徴

CT 正常

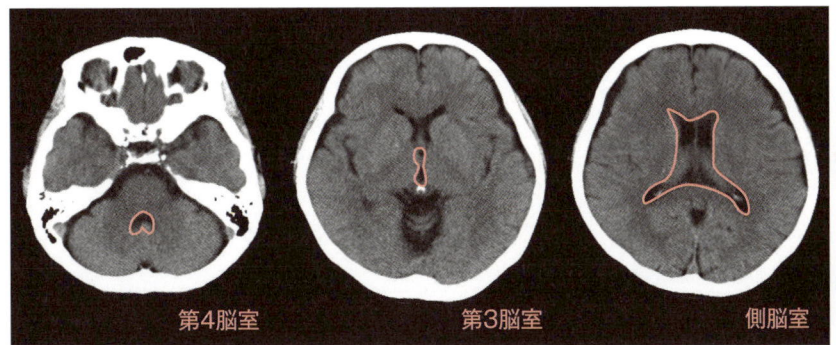

ピンクで囲んだ部分が脳室

CT 脳室拡大（水頭症）

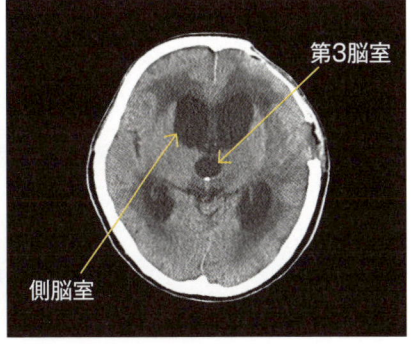

著明な脳室拡大（水頭症）を認める。なお、くも膜下出血術後で、左側の外減圧がされている。

症状 ① 水頭症

脳室内で、凝血塊や腫瘍などにより髄液の流れがせき止められたり、髄液の吸収が何かの原因で障害されることによって水頭症が起こります（**図1**）。

図1 水頭症

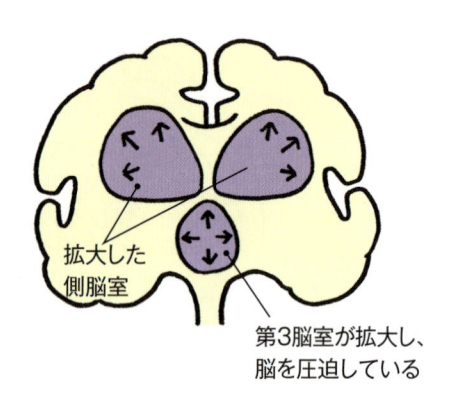

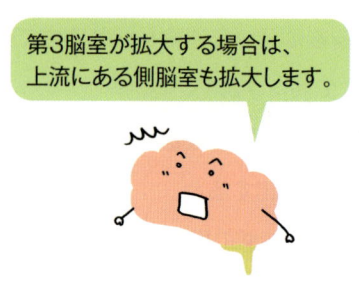

- 拡大した側脳室
- 第3脳室が拡大し、脳を圧迫している

第3脳室が拡大する場合は、上流にある側脳室も拡大します。

看護ケアのポイント

1. 急性期

急激に水頭症をきたす場合には、急激な頭蓋内圧亢進を合併するため、頭痛、嘔気・嘔吐、意識障害といった症状が出現します。脳ヘルニアをきたすと不可逆的なダメージを脳に及ぼすため、緊急手術が必要になることもあり、厳重な管理が必要です。頭痛や嘔吐などの症状、意識レベルの変化などがあれば、医師に報告します。

2. 慢性期

ゆっくりと水頭症をきたす場合には、頭痛、認知機能低下、歩行障害、尿失禁といった症状によって発症します。

<mark>歩行障害がある場合</mark>

歩幅の減少、ゆっくりで不安定な歩行、下肢の挙上低下、すり足歩行などの歩行障害がある場合は、見守り歩行を行い、転倒防止に努めます。

認知機能低下がある場合

認知機能低下がある場合には、安静度や歩行状態、認知機能を確認してアセスメントを行い、やむを得ないときのみ離床センサーマットや体幹抑制ベルトなどの使用を検討します。しかしこのような身体拘束は、せん妄や認知機能の悪化を助長してしまうため、カンファレンスを行って早期に拘束解除を行うように努めます。

尿失禁がある場合

失禁をしていないか適宜確認し、その患者さんの排泄パターンを把握してトイレへの誘導を行います。

症状 ② 低髄液圧症候群

頭部外傷や腰椎穿刺などが原因で髄液がどこかから漏れ出したり、髄液シャント手術によって髄液が過剰に流出することによって、低髄液圧症候群をきたすことがあります。

看護ケアのポイント

症状として、頭位挙上で悪化する頭痛や嘔気・嘔吐などが出現するため、臥床を促し安静保持に努めます。特に髄液シャント術後の場合は、頭痛や嘔気・嘔吐が水頭症による症状なのか低髄液圧による症状であるのか、判別が難しい場合があり注意が必要です。

部位別 脳脊髄の障害とケア

脊髄

主な症状
- 麻痺
- 呼吸障害
- 感覚障害
- 膀胱直腸障害

- 脊髄は脳から脊椎の中を通って伸びている神経の集まりである。
- 脳からの指令を四肢や体幹に送ったり、逆に四肢や体幹からの情報を脳に伝える役割を担う。
- 脊髄は脳と体幹および四肢をつなぐ唯一の通路であり、障害される部位によってさまざまな症状が出現する。

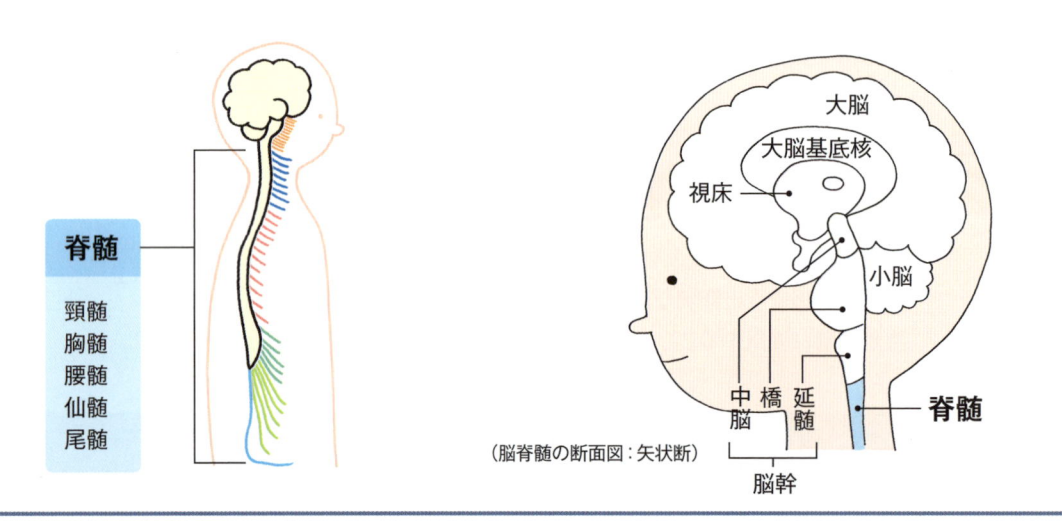

脊髄
- 頸髄
- 胸髄
- 腰髄
- 仙髄
- 尾髄

（脳脊髄の断面図：矢状断）

大脳／大脳基底核／視床／小脳／中脳／橋／延髄／脊髄／脳幹

画像の特徴

MRI 正常

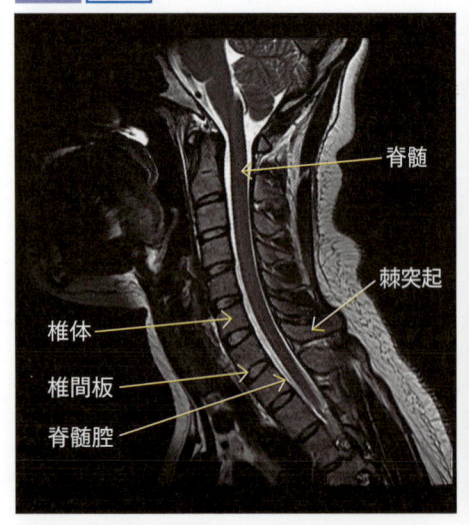

脊髄／棘突起／椎体／椎間板／脊髄腔

矢状断で正常では脊髄の前後に髄液（白）を認める。

MRI 脊柱管狭窄

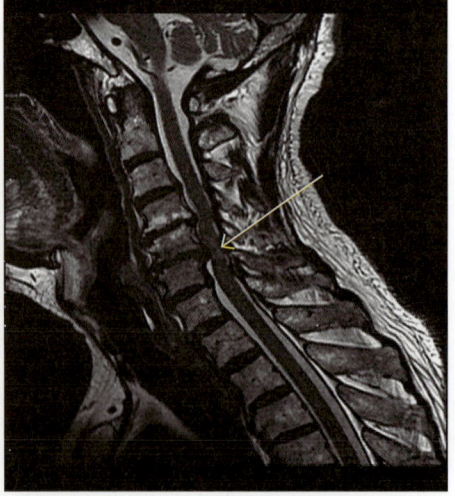

T2強調画像で矢印の部位に脊柱管狭窄を認め、同部位で脊髄が損傷され脊髄内に高信号域（白）を認める。

歩行障害により発症

脊柱管狭窄の部分では脊髄前後の髄液を認めない。

> 図1、2のように、脊髄は損傷部位によって起こる症状が異なります。

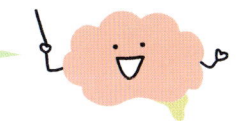

図1　脊髄の損傷部位別の主な症状

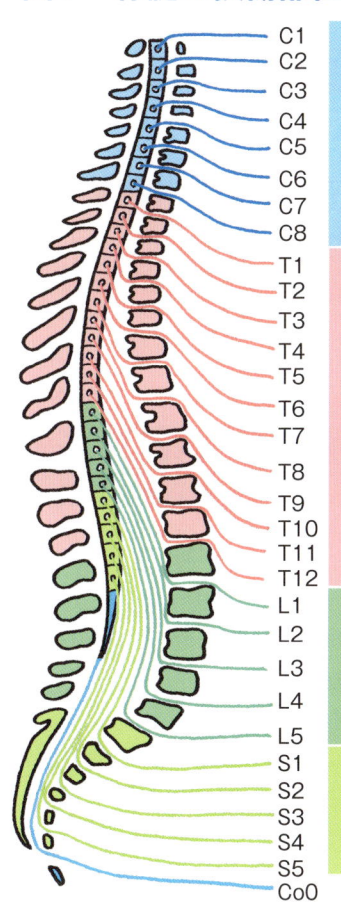

	部位	主な症状
C1～C8	C（頸髄）	・呼吸障害（特に頸髄1～5） ・両上下肢の麻痺 ・両上下肢および体幹の感覚障害 ・膀胱直腸障害
T1～T12	T（胸髄）	・両下肢の麻痺 ・体幹・下肢の感覚障害 ・膀胱直腸障害
L1～L5	L（腰髄）	・両下肢の麻痺 ・感覚障害 ・膀胱直腸障害
S1～S5、CoO	S（仙髄）	・膀胱直腸障害

> 脊髄の損傷で対応する部位の感覚が障害されます。
> 例えばC6で脊髄が損傷されると、C7以下の感覚障害が起こります。

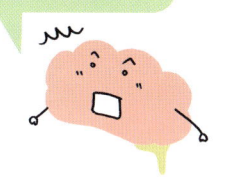

図2　各脊髄神経が支配する感覚領域

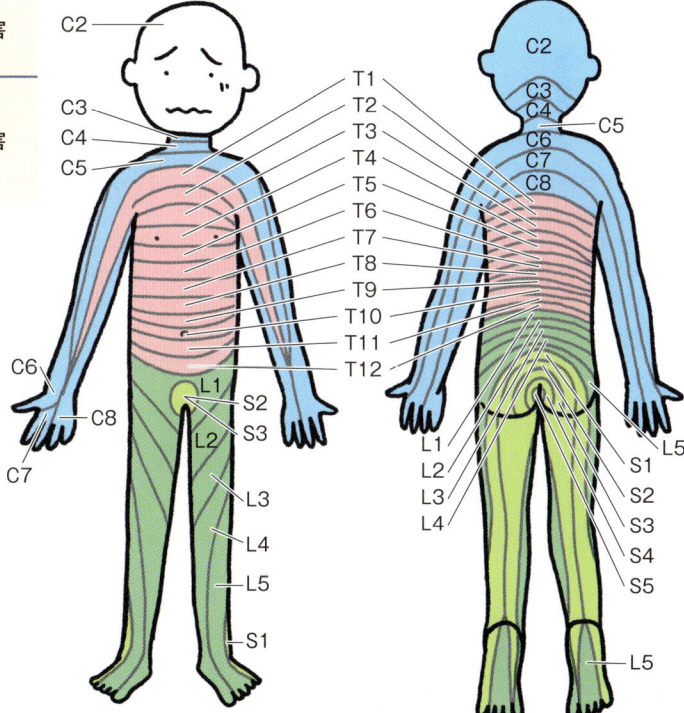

ここもポイント！　深部感覚の障害

　体の皮膚、筋肉、関節などから伝えられる体性感覚には、温痛覚（表在覚）以外に深部感覚があります。
　深部感覚は、体の各部位の位置や姿勢、振動などの感覚です。じつは、深部感覚を伝える経路は、温痛覚と異なり、延髄で交叉します。脊髄を上行する神経線維が存在する部位も温痛覚と深部感覚は異なるため、脊髄障害では、障害部位により感覚障害の出現の仕方がさまざまです。

症状 1 呼吸障害

胸郭や横隔膜を動かす神経の麻痺により、呼吸障害が起こります（特に上位頸髄1～5の障害）。

評価方法と看護ケアのポイント

呼吸状態、SpO_2、チアノーゼの有無を観察します。
呼吸器使用時は口腔ケアを行い、肺炎予防に努めます。外傷による障害の場合は、頸椎を安静に保つために頸椎カラーを装着し、装着部の皮膚観察を行います。

症状 2 麻痺

評価方法と看護ケアのポイント

麻痺、しびれの拡大、疼痛の程度を観察し、外傷による障害の場合は頸椎カラーやコルセットを装着し、安静を保ちます。
上肢麻痺を伴う場合は、ナースコールの工夫が必要です（**図3**）。
医師の指示のもと、臥床→ギャッチアップ→端座位→車椅子→歩行器→杖→独歩と順にADLを拡大していきます。

図3 ナースコールに代わる物品の例

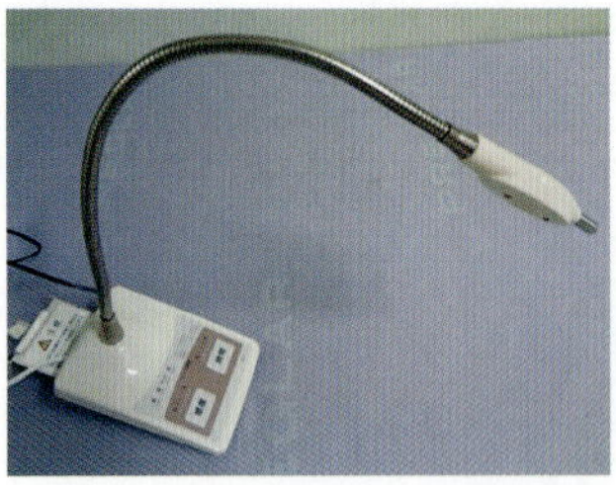

脊髄の損傷によって四肢を動かすことができなかったり、気管切開が必要で言葉を発することができなくなることがある。そのような場合には、ブレスコール（写真：息や音声でナースコールを代行）を使用することがある。

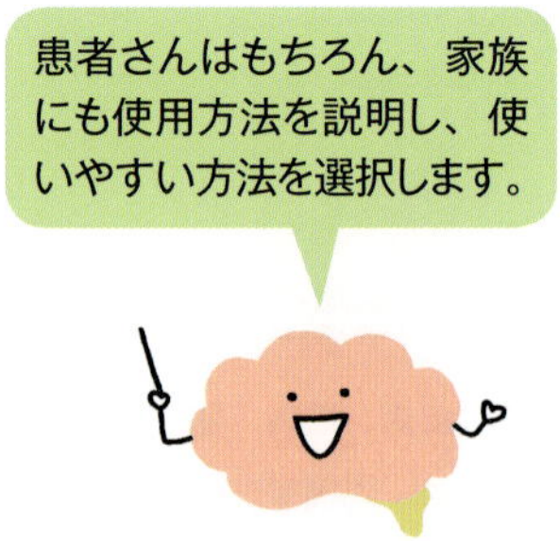

> 患者さんはもちろん、家族にも使用方法を説明し、使いやすい方法を選択します。

症状 ③ 感覚障害

評価方法と看護ケアのポイント

　しびれ、知覚鈍麻、疼痛、麻痺の有無・程度・部位を観察します。
　跛行の有無を観察し、補助具が必要か検討し、可動域制限の観察や評価を行います。損傷部位の脊髄レベル以下の感覚障害をきたします（図2）。
　看護ケアについては、頭頂葉の感覚障害の解説を参照（→p.140）。

症状 ④ 膀胱直腸障害

評価方法と看護ケアのポイント

　便意・尿意、失禁・失便の有無を観察します。
　排尿回数や間隔を確認し、便秘の有無、腸蠕動音、腹部膨満や緊満の有無の観察を行います。尿閉時は導尿もしくは膀胱留置カテーテルを検討します。
　尿意・便意がないため、時間ごとにおむつ交換を行います。おむつかぶれに注意し、皮膚状態を観察します。
　便秘に対しては腹部マッサージ・温罨法を行い、排便を促します。排便がみられない場合は、緩下剤の使用・摘便を考慮します。

ここもポイント！　褥瘡予防

　褥瘡を防ぐために、同じ部位に圧が加わり続けないようにクッションを使用し、2時間ごとに体位変換を行います。除圧ベッド（体圧分散マットレスなど）を用いて、栄養を十分にとり、身体を清潔にしておくことも大切です。毎日皮膚観察を行い、皮膚損傷がないか観察しましょう。
　日々の体圧測定も重要です。適正なマットレスを使用しているかを確認し、体圧が高い場合はエアマットレスへ変更します。

参 考 文 献 一 覧

1. 日本脳卒中学会 脳卒中ガイドライン委員会編：脳卒中治療ガイドライン2015. 共和企画, 東京, 2015.
2. 医療情報科学研究所編：病気がみえる vol. 7 脳・神経. メディックメディア, 東京, 2011.
3. 日本脳神経外科学会, 日本脳神経外傷学会監修, 重症頭部外傷治療・管理のガイドライン作成委員会編：重症頭部外傷治療・管理のガイドライン 第3版. 医学書院, 東京, 2013.
4. 国立がん研究センターホームページ http://www.ncc.go.jp/jp/
5. 寺本明編：インフォームドコンセントのための図説シリーズ 脳腫瘍. 医薬ジャーナル社, 東京, 2013.
6. 太田富雄, 川原信隆, 西川亮, 他 編：脳神経外科学 改訂11版. 金芳堂, 京都, 2012.
7. 太田富雄 監訳：プラムとポスナーの昏迷と昏睡. メディカル・サイエンス・インターナショナル, 東京, 2010.
8. 田川皓一 編著：脳卒中症候群. 西村書店, 東京, 2010.
9. 石合純夫：高次脳機能障害学 第2版. 医歯薬出版, 東京, 2012.
10. 日本認知症学会 編：認知症テキストブック. 中外医学社, 東京, 2008.
11. 花北順哉 訳：神経局在診断 改訂第5版. 文光堂, 東京, 2010.
12. 国立循環器センター看護部 編著：標準脳血管障害ケアマニュアル. 日総研出版, 名古屋, 2003.
13. 田附興風会医学研究所 北野病院 脳神経外科病 編著：超早わかり脳神経ナーシングマップ. メディカ出版, 大阪, 2009.
14. 山口晴保 編著：認知症の正しい理解と包括的医療・ケアのポイント 快一徹！脳活性化リハビリテーションで進行を防ごう 第2版. 協同医書出版社, 東京, 2010.
15. 中島紀惠子, 奥野茂代, 水谷信子, 他 編：新版 認知症の人々の看護. 医歯薬出版, 東京, 2013.
16. 石川ふみよ, 奥宮暁子 編：ナーシング・プロフェッショナル・シリーズ 高次脳機能障害をもつ人へのナーシングアプローチ. 医歯薬出版, 東京, 2013.
17. 才藤栄一, 向井美恵 監修：摂食・嚥下リハビリテーション 第2版. 医歯薬出版, 東京, 2007.
18. 三鬼達人 編著：今日からできる！摂食・嚥下・口腔ケア. 照林社, 東京, 2013.
19. 藤島一郎 編著：よくわかる嚥下障害 改訂第3版. 永井書店, 大阪, 2012.

資料①：早引き 脳から起こる症状一覧

赤字：詳しい解説のある頁

	主な症状（五十音順）	掲載ページ
い	意識障害	15, 19, 20, 46, 61, 63, 65, 68, 69, 74, 78, 81, 85, 88, 103, 104, 114, 115, 116, 117, 118, 119, 122, 149, 151, 156, 169, 170
	意識清明期	81
	意欲低下	135
え	嚥下障害	21, 25, 42, 99, 103, 157, 159, 160, 161, 162
か	下垂体性巨人症	100, 101
	片麻痺	57, 61, 69, 81, 86, 122, 127, 128, 129, 130, 131, 145, 156
	感覚障害	17, 19, 20, 21, 42, 61, 103, 111, 140, 150, 156, 173, 175
	観念運動失行	141
	観念失行	141, 142
き	記憶障害	75, 103, 132, 133, 138, 151, 153
く	Cushing現象	119
	Cushing病	100, 101
け	傾眠	69, 151, 153
	幻視錯視	148
こ	構成障害	17, 145
	呼吸障害	61, 87, 122, 123, 173
し	色彩失認	17, 148
	失計算	17, 143
	失語	17, 40, 61, 69, 74, 81, 116, 131, 135, 136, 138, 143, 151
	失調	20, 40, 61, 69, 150, 167, 168
	失調性呼吸	123

	主な症状（五十音順）	掲載ページ
し	失読失書	17, 143
	社会的行動障害	75
	視野障害	17, 21, 22, 61, 81, 100, 102, 103, 122, 146, 147, 148
	情動の障害	138, 151
	褥瘡	42, 75, 88, 89, 129, 130, 140, 174
	身体失認	17, 141
す	遂行機能障害	75, 136
せ	性格の変化	134
	先端巨大症	100, 101
そ	相貌失認	17, 148
ち	チェーン・ストークス呼吸	123
	地誌的見当識障害	145
	着衣失行	17, 145
	注意障害	40, 75, 134
	聴覚障害	138
に	尿崩症	19, 102, 104, 111
の	脳神経麻痺	21, 69, 157, 158
は	排尿排便障害	135
	パーキンソン症状（病）	19, 153
	Battle徴候	79, 80
	半側空間無視	17, 131, 143, 144, 148
	パンダの目徴候	79, 80
ひ	病態失認	17, 145
ふ	不随意運動	150, 153
	物体失認	17, 148

資料②：早引き 臨床で必要な重症度分類・スケール一覧

赤字：詳しい解説のある頁

GCS (Glasgow Coma Scale) 意識障害の評価
掲載頁 65, 69, 87, 117, 118, 123, 156

E (eye opening) 開眼	
4	自発的に開眼
3	言葉により開眼
2	痛み刺激により開眼
1	開眼しない

V (verbal response) 言葉反応	
5	正確な応答
4	混乱した会話、見当識障害あり
3	不適当な言語、会話が成立しない
2	理解不能な声
1	発語しない

M (motor response) 運動反応	
6	命令に従う
5	痛み刺激を払いのける
4	痛み刺激で四肢を引っ込める
3	痛み刺激で四肢異常屈曲
2	痛み刺激で四肢伸展
1	まったく動かない

＊3つの要素の合計点数が低いほど重症。
最高点は15（E4V5M6）、最低点は3（E1V1M1）

JCS (Japan Coma Scale) 意識障害の評価
掲載頁 65, 87, 116, 118, 156

	0	意識清明
Ⅰ（1桁）刺激しなくても覚醒している	1	大体意識清明だが、今1つはっきりしない
	2	見当識障害がある
	3	自分の名前、生年月日が言えない
Ⅱ（2桁）刺激すると覚醒する（刺激をやめると眠り込む）	10	普通の呼びかけで容易に開眼する
	20	大きな声または体を揺さぶることにより開眼する
	30	痛み刺激を加えつつ呼びかけを繰り返すとかろうじて開眼する
Ⅲ（3桁）刺激しても覚醒しない	100	痛み刺激に対し、払いのけるような動作をする
	200	痛み刺激で、少し手足を動かしたり顔をしかめたりする
	300	痛み刺激に反応しない

＊桁が多くなるほど重症

NIHSS (National Institutes of Health Stroke Scale) 脳卒中の重症度評価
掲載頁 40, 41, 46

1a. 意識水準	□0：完全覚醒　□1：簡単な刺激で覚醒 □2：繰り返しの刺激、強い刺激で覚醒 □3：完全に無反応
1b. 意識障害−質問（今月の月名および年齢）	□0：両方正解 □1：片方正解　□2：両方不正解
1c. 意識障害−従命（開閉眼、「手を握る・開く」）	□0：両方可能　□1：片方可能 □2：両方不可能
2. 最良の注視	□0：正常　□1：部分的注視視野 □2：完全注視麻痺
3. 視野	□0：視野欠損なし　□1：部分的半盲 □2：完全半盲　□3：両側性半盲
4. 顔面麻痺	□0：正常　□1：軽度の麻痺 □2：部分的麻痺　□3：完全麻痺
5. 上肢の運動（右）※仰臥位のときは45度右上肢 ■9：切断、関節癒合	□0：90度＊を10秒保持可能（下垂なし） □1：90度＊を保持できるが、10秒以内に下垂 □2：90度＊の挙上または保持ができない □3：重力に抗して動かない □4：まったく動きが見られない
上肢の運動（左）※仰臥位のときは45度左上肢 ■9：切断、関節癒合	□0：90度＊を10秒保持可能（下垂なし） □1：90度＊を保持できるが、10秒以内に下垂 □2：90度＊の挙上または保持ができない □3：重力に抗して動かない □4：まったく動きが見られない
6. 下肢の運動（右）■9：切断、関節癒合	□0：30度を5秒間保持できる（下垂なし） □1：30度を保持できるが、5秒以内に下垂 □2：重力に抗して動きが見られる □3：重力に抗して動かない □4：まったく動きが見られない
下肢の運動（左）■9：切断、関節癒合	□0：30度を5秒間保持できる（下垂なし） □1：30度を保持できるが、5秒以内に下垂 □2：重力に抗して動きが見られる □3：重力に抗して動かない □4：まったく動きが見られない
7. 運動失調 ■9：切断、関節癒合	□0：なし　□1：1肢　□2：2肢
8. 感覚	□0：障害なし　□1：軽度から中等度 □2：重度から完全
9. 最良の言語	□0：失語なし　□1：軽度から中等度 □2：重度の失語　□3：無言、全失語
10. 構音障害 ■9：挿管または身体的障壁	□0：正常　□1：軽度から中等度 □2：重度
11. 消去現象と注意障害	□0：異常なし □1：視覚、触覚、聴覚、視空間、または自己身体に対する不注意、あるいは1つの感覚様式で2点同時刺激に対する消去現象 □2：重度の半側不注意あるいは2つ以上の感覚様式に対する半側不注意

＊合計点にて評価し、0点が正常で点数が高いほど重症

（Lyden P, Lu M, Jackson C, et al. Underlying structure of the National Institutes of Health Stroke Scale：results of a factor analysis. NINDS tPA Stroke Trial Investigators. *Stroke* 1999；30：2347-2354.）

Hunt and Kosnik分類　くも膜下出血の重症度分類　掲載頁 69

Grade 0	未破裂の動脈瘤
Grade I	無症状か、最小限の頭痛および軽度の項部硬直をみる
Grade Ia	急性の髄膜あるいは脳症状をみないが、固定した神経学的失調のあるもの
Grade II	中等度から強度の頭痛、項部硬直をみるが、脳神経麻痺以外の神経学的失調はみられない
Grade III	傾眠状態、錯乱状態、または軽度の巣症状を示すもの
Grade IV	昏迷状態で、中等度から重篤な片麻痺があり、早期除脳硬直および自律神経障害を伴うこともある
Grade V	深昏睡状態で除脳硬直を示し、瀕死の様相を示すもの

(Hunt WE, Kosnik EJ. Timing and perioperative care in intracranial aneurysm surgery. *Clin Neurosurg* 1974; 21: 79-89.)

WFNS分類　くも膜下出血の重症度分類　掲載頁 69

Grade	GCS score	主要な局所神経症状(失語あるいは片麻痺)
I	15	なし
II	14-13	なし
III	14-13	あり
IV	12-7	有無は不問
V	6-3	有無は不問

(Report of World Federation of Neurological Surgeons Committee on a Universal Subarachnoid Hemorrhage Grading Scale. *J Neurosurg* 1988; 68: 985-986.)

Fisher分類　くも膜下出血のCT所見による分類　掲載頁 70

group1	CTでは出血なし
group2	くも膜下腔のびまん性の薄い出血(厚さ1mm以下)
group3	くも膜下腔の厚い出血(厚さ1mm以上)、あるいは局所性の血腫
group4	脳内もしくは脳室内の血腫

(Fisher CM, Kistler JP, Davis JM. Relation of cerebral vasospasm to subarachnoid hemorrhage visualized by computerized tomographic scanning. *Neurosurgery* 1980;6:1-9.)

$ABCD^2$ score　一過性脳虚血性発作(TIA)から脳梗塞への移行リスクの評価指標　掲載頁 56

	臨床所見	カテゴリー	スコア
A	年齢 (age)	60歳以上	1
		60歳未満	0
B	血圧 (blood pressure)	収縮期>140mmHg and/or 拡張期>90mmHg	1
		その他	0
C	臨床症状 (clinical features)	一側の筋力低下	2
		麻痺を伴わない構音障害	1
		その他	0
D	持続時間 (duration)	60分以上	2
		10〜59分	1
		10分未満	0
D	糖尿病 (diabetes)	あり	1
		なし	0

* A、B、C、Dの合計得点が高いほど、TIAが疑わしい、今後脳梗塞になる可能性が高い。

(Johnston SC, Rothwell PM, Nguyen-Huynh MN, et al. Validation and refinement of scores to predict very early stroke risk after transient ischaemic attack. *Lancet* 2007 ; 369 : 283-292.)

$CHADS_2$ score　心房細動患者における脳梗塞発症リスクの評価指標　掲載頁 44, 53

	危険因子		スコア
C	Congestive heart failure	心不全	1
H	Hypertension	高血圧	1
A	Age≧75	年齢75歳以上	1
D	Diabetes Mellitus	糖尿病	1
S_2	Stroke/TIA	脳卒中/TIA(一過性脳虚血発作)	2
	合計		6

* 合計0〜6点で評価し、通常1〜2点以上であれば抗凝固薬を開始する。

(Gage BF, Waterman AD, Shannon W, et al. Validation of clinical classification schemes for predicting stroke: results from the National Registry of Atrial Fibrillation. *JAMA* 2001; 285: 2864-2870.)

原発性脳腫瘍のGrade（悪性度）分類　脳腫瘍の分類　掲載頁 93

悪性度が比較的低い　←→　悪性度が最も高い

Grade I	Grade II	Grade III	Grade IV
神経膠腫			
毛様細胞性星細胞腫	びまん性星細胞腫	退形成星細胞腫	膠芽腫
髄膜腫			
下垂体腺腫			
神経鞘腫			
頭蓋咽頭腫			

索 引

和文

あ

アイウエオ・チップス(AIUEO TIPS)‥115
悪性脳腫瘍‥‥‥‥‥‥‥‥‥‥‥93
悪性リンパ腫‥‥‥‥‥‥‥‥‥‥106
アストロサイト‥‥‥‥‥‥‥‥‥‥6
アテローム血栓性脳梗塞‥‥44, 46, 57
アミロイドアンギオパチー‥‥‥‥60
アルツハイマー型認知症‥‥‥‥‥60
アルテプラーゼ‥‥‥‥‥‥‥‥‥49
鞍結節部髄膜腫‥‥‥‥‥‥‥‥‥96

い

意識障害
‥‥‥‥68, 114, 116, 119, 151, 156, 170
意識清明期‥‥‥‥‥‥‥‥‥‥‥81
意識レベル‥‥‥‥‥‥‥‥‥‥‥57
異常肢位‥‥‥‥‥‥‥‥‥‥‥123
異常知覚‥‥‥‥‥‥‥‥‥‥‥150
一次運動野‥‥‥‥‥‥‥‥‥17, 19
一次視覚野‥‥‥‥‥‥‥‥‥‥‥17
一次聴覚野‥‥‥‥‥‥‥‥‥‥‥17
一過性脳虚血性発作‥‥‥‥‥‥‥56
遺伝子組み換え組織型プラスミノゲン・
　アクチベーター‥‥‥‥‥‥‥‥49
意欲の低下‥‥‥‥‥‥‥‥‥‥134

う

ウィリス動脈輪‥‥‥‥‥‥14, 55, 66
ウェルニッケ失語(感覚性失語)‥‥138
運動失調‥‥‥‥‥‥‥‥‥150, 167
運動性言語野(ブローカ野)‥‥‥‥17
運動性失語(ブローカ失語)‥‥‥131
運動麻痺‥‥‥‥‥‥‥‥‥‥‥‥18
運動路‥‥‥‥‥‥‥‥‥‥‥‥‥18

え

栄養血管塞栓術‥‥‥‥‥‥‥‥‥97
円蓋部骨折‥‥‥‥‥‥‥‥‥‥‥79
円蓋部髄膜腫‥‥‥‥‥‥‥‥‥‥96
嚥下障害‥‥‥‥‥‥‥‥‥‥‥159
遠心路‥‥‥‥‥‥‥‥‥‥‥‥‥18
延髄‥‥‥‥‥‥‥‥‥‥‥‥9, 154

お

嘔気・嘔吐‥‥‥‥‥68, 119, 168, 170
オーバードレナージ‥‥‥‥‥‥‥90
オリゴデンドロサイト‥‥‥‥‥‥6
温痛覚‥‥‥‥‥‥‥‥‥‥‥‥‥18

か

外減圧術‥‥‥‥‥‥‥‥‥‥‥‥52
外傷性くも膜下出血‥‥‥‥‥‥‥77
外側膝状体‥‥‥‥‥‥‥‥‥‥‥22
改訂長谷川式簡易知能評価スケール
　(HDS-R)‥‥‥‥‥‥‥‥‥‥132
改訂水飲みテスト‥‥‥‥‥‥‥160
外転神経(Ⅵ)‥‥‥‥‥‥‥‥‥‥21
外転神経麻痺‥‥‥‥‥‥‥‥‥158
開頭クリッピング術‥‥‥‥‥‥‥71
開頭血腫除去術‥‥‥‥‥‥‥‥‥65
開頭腫瘍摘出術‥‥‥‥‥‥‥‥‥97
灰白質‥‥‥‥‥‥‥‥‥‥‥‥‥8
開放式ドレナージ‥‥‥‥‥‥‥‥90
解離性脳動脈瘤‥‥‥‥‥‥‥‥‥67
化学療法‥‥‥‥‥‥‥‥‥110, 111
過換気療法‥‥‥‥‥‥‥‥‥‥‥85
過灌流症候群‥‥‥‥‥‥‥‥‥‥51
核医学検査‥‥‥‥‥‥‥‥‥‥‥28
拡散強調画像(DWI)‥‥‥‥‥‥‥34
下行性海馬ヘルニア‥‥‥‥‥‥122
下行性鉤ヘルニア‥‥‥‥‥‥‥122
下行性正中ヘルニア‥‥‥‥‥‥122
下垂体機能低下症‥‥‥‥‥‥‥100
下垂体性巨人症‥‥‥‥‥‥‥‥101
下垂体腺腫(ピチュイタリー アデノーマ)
‥‥‥‥‥‥‥‥‥‥‥‥‥‥‥100
下垂体ホルモン異常‥‥‥‥‥‥104
仮性球麻痺‥‥‥‥‥‥‥‥‥‥‥25
片麻痺‥‥‥‥‥‥‥‥‥‥127, 156
滑車神経(Ⅳ)‥‥‥‥‥‥‥‥‥‥21
滑車神経麻痺‥‥‥‥‥‥‥‥‥158
仮面様顔貌‥‥‥‥‥‥‥‥‥‥153
感覚障害‥‥‥‥‥‥‥140, 150, 156, 175
感覚性言語野(ウェルニッケ野)‥‥17
感覚性失語(ウェルニッケ失語)‥138
感覚路‥‥‥‥‥‥‥‥‥‥‥‥‥18
眼球運動‥‥‥‥‥‥‥‥‥‥‥‥23
眼球運動障害‥‥‥‥‥‥‥‥‥‥23
環境調整‥‥‥‥‥‥‥‥130, 148, 150

眼瞼下垂‥‥‥‥‥‥‥‥‥‥‥‥23
患者教育‥‥‥‥‥‥‥‥‥‥‥‥42
間接対光反射‥‥‥‥‥‥‥‥‥‥24
眼動脈‥‥‥‥‥‥‥‥‥‥‥‥‥13
観念運動失行‥‥‥‥‥‥‥‥‥141
観念失行‥‥‥‥‥‥‥‥‥‥‥141
間脳‥‥‥‥‥‥‥‥‥‥‥‥8, 19
陥没骨折‥‥‥‥‥‥‥‥‥‥79, 83
ガンマナイフ‥‥‥‥‥‥‥59, 110
顔面神経(Ⅶ)‥‥‥‥‥‥‥21, 25, 158
顔面神経麻痺‥‥‥‥‥‥‥‥‥158
顔面麻痺‥‥‥‥‥‥‥‥‥‥‥‥25

き

記憶障害‥‥‥‥‥‥‥75, 132, 138, 151
きざみ食‥‥‥‥‥‥‥‥‥‥‥165
気脳症‥‥‥‥‥‥‥‥‥‥‥‥‥80
機能性下垂体腺腫‥‥‥‥‥‥‥100
嗅窩部髄膜腫‥‥‥‥‥‥‥‥‥‥96
嗅神経(Ⅰ)‥‥‥‥‥‥‥‥‥‥‥21
求心路‥‥‥‥‥‥‥‥‥‥‥‥‥18
急性硬膜外血腫‥‥‥‥‥‥77, 78, 82
急性硬膜下血腫‥‥‥‥‥‥77, 78, 82
急性水頭症‥‥‥‥‥‥‥‥‥63, 64
球麻痺‥‥‥‥‥‥‥‥‥‥‥‥‥25
橋‥‥‥‥‥‥‥‥‥‥‥‥‥9, 154
狭窄‥‥‥‥‥‥‥‥‥‥‥‥‥‥43
橋出血‥‥‥‥‥‥‥‥‥‥‥‥‥61
胸神経‥‥‥‥‥‥‥‥‥‥‥‥‥5
胸髄‥‥‥‥‥‥‥‥‥‥‥‥‥172
局所脳損傷‥‥‥‥‥‥‥‥‥‥‥81
虚血性脳卒中‥‥‥‥‥‥‥‥‥‥38
起立性低血圧‥‥‥‥‥‥‥‥‥‥42
筋緊張‥‥‥‥‥‥‥‥‥‥‥‥‥18

く

クッシング病‥‥‥‥‥‥‥‥‥101
くも膜‥‥‥‥‥‥‥‥‥‥‥‥‥2
くも膜下腔‥‥‥‥‥‥2, 11, 13, 66, 169
くも膜下出血‥‥‥‥2, 14, 38, 59, 66, 69, 71
くも膜顆粒‥‥‥‥‥‥‥‥‥‥2, 11
グリア細胞(神経膠細胞)‥‥‥‥6, 94
グリオーマ(神経膠腫)‥‥‥‥‥‥94
車椅子乗車‥‥‥‥‥‥‥‥144, 164

け

頸静脈孔神経鞘腫	98
頸神経	5
頸髄	172
痙性麻痺	18
頸動脈エコー	36
頸動脈ステント留置術	54
頸動脈内膜剥離術	54
経鼻内視鏡手術	102
痙攣	104
痙攣重積発作	104
血圧管理	57, 63
血管溝	83
血管性脳浮腫	27
血管内治療	50, 58
結合組織	2
血行力学性脳梗塞	45
血腫腔ドレーン	90
血腫除去術	63
血栓回収機器	50
血栓除去術	63
血栓性脳梗塞	45
血栓溶解療法	49
幻覚	148
幻視	148
原発性脳腫瘍	92
腱反射	18
腱膜	2

こ

コイル塞栓術	71
高エネルギー外傷	76, 87
構音障害	167
膠芽腫	94, 105, 107
後下小脳動脈（PICA）	13
交感神経系	10
口腔ケア	162
口腔内環境の調整	162
高血圧症	59
高血圧性脳出血	60, 63
後交通動脈	13
高次運動野	17
高次脳機能障害	75
後出血	65
構成障害	145
後大脳動脈（PCA）	13
交通性水頭症	11
交通動脈	14
行動異常	134
後頭骨	3
後頭葉	7, 16, 17, 124, 146
硬膜	2
硬膜外血腫	2
硬膜外ドレーン	90
硬膜下血腫	2
硬膜静脈洞	2, 15
誤嚥	159
誤嚥性肺炎	161
誤嚥予防	165
小刻み歩行	153
呼吸障害	123, 173
呼吸停止	123
黒質	152
骨膜	2
五苓散	86

さ

再出血	64
再発予防	53
細胞毒性脳浮腫	27
錯語	138, 143
三叉神経（Ⅴ）	21
三叉神経鞘腫	98
三叉神経の障害	158
散瞳	24

し

視覚前野	17
視覚野	146
色彩失認	148
軸索	6
視交叉	22
篩骨	3
視索	22
耳出血	80
視床	8, 19, 124, 149
視床下核	152
視床下部	8, 19
視床出血	61
視床上部	8
視床痛	150
視神経（Ⅱ）	21, 22
姿勢保持	140
持続性過呼吸	123
持続性吸気呼吸	123
失計算	143
失語	131, 138, 143, 151
失行	141
湿性嗄声	160
失調	167, 168
失調性呼吸	123
失読失書	143
しびれ	159
視放線	22
社会的行動障害	75
視野障害	22, 147
ジャルゴン	138
シャント術	73, 74
終末期患者	112
縮瞳	24
樹状突起	6
出血性梗塞	52
出血性脳卒中	38
出血の拡大	64
シュワン細胞	98
上衣細胞系腫瘍	94
上衣腫	94
上行性ヘルニア	122
上行性網様体賦活系	20, 115, 154
上肢の固縮	153
上肢バレー徴候	127
上小脳動脈（SCA）	13
小泉門	3
情動障害	138, 151
小脳	9, 20, 124, 166
小脳脚	9
小脳橋角部髄膜腫	96
小脳失調	20
小脳出血	61
小脳テント	4, 121
小脳動脈	13
食具	150
食事	164
食事介助	129, 144
褥瘡	174
ショックの5P	87
除脳硬直	123
除皮質硬直	123
自律神経系	10
シルビウス溝	7
シルビウス槽	11
神経経路	18
神経膠細胞（グリア細胞）	6, 94
神経膠腫（グリオーマ）	94
神経細胞	6
神経細胞体	6

神経鞘腫(ニューリノーマ/シュワノーマ) ・・・・・・・・・・・・・・・・・・・・・・・・・・・・・・・・・・・・98
神経症状・・・・・・・・・・・・・・・・・・・・・・・・・57
心原性脳塞栓症・・・・・・・・・・・・・44, 46, 57
振戦・・・・・・・・・・・・・・・・・・・150, 153, 167
身体失認・・・・・・・・・・・・・・・・・・・・・・141
浸透圧利尿薬・・・・・・・・・・・・・・・・63, 85
深部感覚・・・・・・・・・・・・・・・・・・150, 173
深部静脈血栓・・・・・・・・・・・・・・・・・130

す

髄液・・・・・・・・・・・・・・・・・・・・・・・・2, 11
髄液圧・・・・・・・・・・・・・・・・・・・・・・・・11
髄液灌流障害・・・・・・・・・・・・・・・・・・・63
髄液腔・・・・・・・・・・・・・・・・・・・・・・・・11
髄液量・・・・・・・・・・・・・・・・・・・・・・・・11
髄液漏・・・・・・・・・・・・・・・・・・・・・・・・80
遂行機能障害・・・・・・・・・・・・・・・75, 136
髄鞘・・・・・・・・・・・・・・・・・・・・・・・・・・6
錐体交叉・・・・・・・・・・・・・・・・・・・・・・18
錐体斜台部髄膜腫・・・・・・・・・・・・・・・96
錐体路・・・・・・・・・・・・・・・・・・・・・・・・18
水頭症・・・・・・・11, 63, 73, 74, 103, 169, 170
髄膜・・・・・・・・・・・・・・・・・・・・・・・・・・2
髄膜腫(メニンジオーマ)・・・・・・・・96, 106
すくみ足・・・・・・・・・・・・・・・・・・・・・153
頭痛・・・・・・・・・・・・・・・・・・68, 119, 170
ステント型血栓回収機器・・・・・・・・・・50
スパイナルドレナージ・・・・・・・・・・・・90

せ

性格の変化・・・・・・・・・・・・・・・・・・・134
生活習慣病・・・・・・・・・・・・・・・・・・・・39
生活リズムの調整・・・・・・・・・・・・・・163
清潔の保持・・・・・・・・・・・・・・・・・・・163
正常圧水頭症・・・・・・・・・・・・・・・・・・11
星状細胞系腫瘍・・・・・・・・・・・・・・・・94
精神症状・・・・・・・・・・・・・・・・・・・・134
正中線偏位(mid line shift)・・・・・・・・・82
成長ホルモン(GH)産生下垂体腺腫・・・100
整髪・・・・・・・・・・・・・・・・・・・・・・・・144
生理機能検査・・・・・・・・・・・・・105, 107
脊髄・・・・・・・・・・・・・・・・5, 9, 124, 172
脊髄視床路・・・・・・・・・・・・・・・・・・・・18
脊髄小脳・・・・・・・・・・・・・・・・・・9, 167
脊髄神経・・・・・・・・・・・・・・・・・・・5, 10
脊柱管狭窄・・・・・・・・・・・・・・・・・・・172
舌咽神経(Ⅸ)・・・・・・・・・・・・・・・・・・21
舌下神経(Ⅻ)・・・・・・・・・・・・・・・・・・21

舌下神経麻痺・・・・・・・・・・・・・・・・・158
前下小脳動脈(AICA)・・・・・・・・・・・・・13
前交通動脈・・・・・・・・・・・・・・・・・・・・13
線状骨折・・・・・・・・・・・・・・・・・・79, 83
線条体・・・・・・・・・・・・・・・・・・・・・・152
仙骨神経・・・・・・・・・・・・・・・・・・・・・・5
仙髄・・・・・・・・・・・・・・・・・・・・・・・・172
浅側頭動脈-中大脳動脈吻合術・・・・・54
前大脳動脈(ACA)・・・・・・・・・・・・・・・13
先端巨大症・・・・・・・・・・・・・・・・・・・101
穿通枝・・・・・・・・・・・・・・・・・・・・・・・14
前庭小脳・・・・・・・・・・・・・・・・・・9, 167
前頭骨・・・・・・・・・・・・・・・・・・・・・・・・3
前頭前野・・・・・・・・・・・・・・・・・・・・126
穿頭ドレナージ・・・・・・・・・・・・・・・・・86
前頭葉・・・・・・・・・・・・・7, 16, 17, 124, 126
前頭連合野・・・・・・・・・・・・・・・・・・・17

そ

早期離床・・・・・・・・・・・・・・64, 74, 111
相貌失認・・・・・・・・・・・・・・・・・・・・148
塞栓性脳梗塞・・・・・・・・・・・・・・・・・・45
側頭骨・・・・・・・・・・・・・・・・・・・・・・・・3
側頭葉・・・・・・・・・・・・7, 16, 17, 124, 137
側頭連合野・・・・・・・・・・・・・・・・・・・17
側脳室・・・・・・・・・・・・・・・・・・・11, 169
側副血行路・・・・・・・・・・・・・・・・14, 55

た

体位変換・・・・・・・・・・・・・・・・129, 140
退院調整・・・・・・・・・・・・・・・・・・・・・89
退形成性上衣腫・・・・・・・・・・・・・・・・94
退形成性星細胞腫・・・・・・・・・・・・・・94
退形成性乏突起膠腫・・・・・・・・・・・・94
退形成性乏突起星細胞腫・・・・・・・・・94
大後頭孔・・・・・・・・・・・・・・・・・・・・・・3
大後頭孔ヘルニア(小脳扁桃ヘルニア) ・・・・・・・・・・・・・・・・・・・・・・120, 122
対光反射・・・・・・・・・・・・・・・・・・・・・24
第3脳室・・・・・・・・・・・・・・・・8, 11, 169
体性感覚野・・・・・・・・・・・・・・・・17, 19
体性神経系・・・・・・・・・・・・・・・・・・・10
大泉門・・・・・・・・・・・・・・・・・・・・・・・・3
対側損傷・・・・・・・・・・・・・・・・・・・・・83
大脳・・・・・・・・・・・・・・・・・・・・・・7, 16
大脳鎌・・・・・・・・・・・・・・・・・・・・・2, 4
大脳鎌下ヘルニア(帯状回ヘルニア)・・122
大脳鎌下髄膜腫・・・・・・・・・・・・・・・・96
大脳基底核・・・・・・・・・・・8, 19, 124, 152

大脳小脳・・・・・・・・・・・・・・・・・・9, 167
大脳皮質・・・・・・・・・・・・・・・・・・・・115
第4脳室・・・・・・・・・・・・・・・・・・11, 169
単語カード・・・・・・・・・・・・・・・・・・・131
淡蒼球・・・・・・・・・・・・・・・・・・・・8, 152

ち

チェーン・ストークス呼吸・・・・・・・・・123
地誌的見当識障害・・・・・・・・・・・・・145
着衣失行・・・・・・・・・・・・・・・・・・・・145
注意障害・・・・・・・・・・・・・・・・・75, 134
中硬膜動脈・・・・・・・・・・・・・・・・・・・・3
中心溝・・・・・・・・・・・・・・・・・・・・・・・・7
中心後回・・・・・・・・・・・・・・・・・・・・139
中心性肥満・・・・・・・・・・・・・・・・・・・101
中枢神経系・・・・・・・・・・・・・・・・・・5, 7
中大脳動脈(MCA)・・・・・・・・・・・・・・13
中脳・・・・・・・・・・・・・・・・・・・・・9, 154
中脳水道・・・・・・・・・・・・・・・・・・・・・11
超音波検査(エコー)・・・・・・・・・・・・・28
聴覚周辺野・・・・・・・・・・・・・・・・・・・17
聴覚障害・・・・・・・・・・・・・・・・・・・・138
鳥距溝・・・・・・・・・・・・・・・・・・・・・・146
蝶形骨・・・・・・・・・・・・・・・・・・・・・・・・3
蝶形骨縁髄膜腫・・・・・・・・・・・・・・・・96
聴神経鞘腫・・・・・・・・・・・・・・・・・・・98
直接対光反射・・・・・・・・・・・・・・・・・24

つ

椎骨動脈(VA)・・・・・・・・・・・・・・12, 13

て

定位的手術・・・・・・・・・・・・・・・・・・・63
定位的放射線治療・・・・・・・・・・・・・110
低髄液圧症候群・・・・・・・・・・・・・・・171
転移性脳腫瘍・・・・・・・・・・・・・・・・・・92
てんかん発作・・・・・・・・・・・・・・・・・104
伝導失語・・・・・・・・・・・・・・・・・・・・143
転倒予防・・・・・・・・・・・・・・・・141, 151
テント切痕・・・・・・・・・・・・・・・・・4, 121
テント切痕ヘルニア・・・・・・・・・・・・・121

と

トイレ移乗・・・・・・・・・・・・・・・・・・・129
頭蓋骨・・・・・・・・・・・・・・・・・・・・・・・・2
頭蓋骨骨折・・・・・・・・・・・・・・・・77, 79
頭蓋内圧・・・・・・・・・・・・・・・・・11, 120
頭蓋内圧亢進・・・・・・11, 76, 81, 103, 119
頭蓋内腔・・・・・・・・・・・・・・・・・・・・・・4

頭蓋内出血	78	
頭蓋内腫瘍	92	
動眼神経（Ⅲ）	21, 23, 158	
動眼神経麻痺	23, 122, 158	
瞳孔散大	23	
瞳孔所見	64	
動静脈奇形	59, 62	
頭頂骨	3	
頭頂葉	7, 16, 17, 124, 139	
頭頂連合野	17	
疼痛	159	
頭皮	2	
頭部外傷	22, 26, 76	
頭部外傷の手術適応	85	
動脈硬化	36, 59	
動脈瘤	62	
動脈瘤の再破裂	74	
同名半盲	131	
突然の激しい頭痛	68	
トルコ鞍	100	
ドレーン	90	
とろみ食	165	

な

内頸静脈	15
内頸動脈	12, 13
内頸動脈狭窄	48, 54
内頸動脈閉塞	48
内耳神経（Ⅷ）	21
内側側頭葉	17
ナイダス	59, 62
内包	8
軟膜	2

に

二次性全般化発作	104
乳汁分泌	100
ニューリノーマ/シュワノーマ（神経鞘腫）	98
尿失禁	74, 171
認知機能低下	170
認知症	74

の

脳	5
脳回	7
脳画像検査	28
脳幹	9, 20, 21, 124, 154
脳局所症状	103

脳形態画像検査	28
脳血管画像検査	28
脳血管撮影	36
脳血管撮影検査	28
脳血管性パーキンソニズム	153
脳血管攣縮	72, 74
脳血栓症	38
脳血流シンチグラフィー（SPECT）	28, 36
脳溝	7
脳梗塞	15, 22, 38, 43, 146, 155, 166
脳挫傷	77, 78
脳室	124, 169
脳実質外腫瘍	92
脳実質内腫瘍	92
脳室ドレナージ	63
脳室ドレーン	90
脳室内出血	59
脳出血	38, 59, 126, 149, 152
脳腫瘍	22, 26, 92, 137, 139
脳腫瘍の手術	109
脳神経	5, 10, 21
脳神経機能検査	107
脳神経麻痺	157
脳脊髄液（髄液）	2, 11, 169
脳槽	11
脳槽撮影	34
脳槽ドレナージ	73
脳槽ドレーン	90
脳塞栓症	38
脳卒中	26, 38
脳卒中の急性期合併症	42
脳卒中の再発	58
脳損傷	76
脳底動脈（BA）	12, 13
脳動脈解離	67
脳動脈瘤	14, 23, 66
脳動脈瘤破裂	2
脳の萎縮	31
脳の静脈	15
脳の動脈	13
脳浮腫	27
脳への圧迫	81
脳ヘルニア	11, 23, 52, 76, 78, 121
脳ヘルニア徴候	57, 64
脳梁	4

は

排尿排便障害	135
廃用症候群	42, 111

パーキンソン症状	153
パーキンソン病	19, 153
白質	8
バルビツレート昏睡療法	85
半側空間無視	143
パンダの目徴候	80
反復唾液飲みテスト	160
半盲	147

ひ

被殻	8, 152
被殻出血	61
皮下血腫（たんこぶ）	78
皮下ドレーン	90
非機能性下垂体腺腫	100
髭剃り	144
膝踵テスト	168
皮質下出血	61
皮質枝	14
皮質脊髄路	18
鼻出血	80
尾状核	8, 152
尾骨神経	5
尾髄	172
ピチュイタリー アデノーマ（下垂体腺腫）	100
非弁膜症性心房細動	53
皮膚	2
皮膚線条	101
皮膚の保護	140, 150
びまん性星細胞腫	94
びまん性脳損傷	77, 78, 84
表在覚	150
病態失認	145

ふ

副交感神経（Ⅹ）	21
副交感神経系	10
複視	158
副神経（Ⅺ）	21
副腎皮質刺激ホルモン（ACTH）産生下垂体腺腫	100
不顕性誤嚥	161
浮腫	103
不随意運動	150, 153
物体失認	148
フードテスト	160
不妊症	100
部分発作	104

プラーク 36
ブレスコール 173
ブローカ失語（運動性失語） 131
プロラクチノーマ 100
プロラクチン（PRL）産生下垂体腺腫 100
分割照射 110
分岐粥腫型梗塞 43

へ
閉鎖式ドレナージ 90
閉塞 43
閉塞性水頭症 11
ペナンブラ 50

ほ
縫合 3
膀胱直腸障害 174
傍矢状洞部髄膜腫 96
放射線治療 110, 111
乏突起膠細胞系腫瘍 94
乏突起膠腫 94
乏突起星細胞腫 94
歩行障害 74, 170
ポジショニング 128
ホーマンズ徴候 74
ホルモン 100

ま
末梢神経 5, 21, 10
末梢性顔面神経麻痺 25
麻痺 173
満月様顔貌 100
慢性硬膜下血腫 84, 86

み
ミキサー食 165
右半側空間無視 131
ミクログリア 6
水抑制画像（FLAIR） 34
未破裂脳動脈瘤 73

ミンガーチーニ徴候 127

め
迷走神経（X） 21
メニンジオーマ（髄膜腫） 96
めまい 168

も
網膜 22
毛様細胞性星状細胞腫 94
モニタリング 58
もやもや病 55
モンロー孔 11

ゆ
優位半球 16, 141
有髄神経 6
指鼻テスト 167

よ
葉 7
腰神経 5
腰髄 172
腰椎穿刺 9, 11, 120
腰椎ドレナージ 73

ら
ラクナ梗塞 43, 44, 46, 57

り
リハビリテーション 64, 111, 142, 168
良性脳腫瘍 93

れ
劣位半球 16, 145
レビー小体型認知症 148
レンズ核 152

わ
ワレンベルグ症候群 156

欧文・数字

ABCD^2 score 56
AVM（cerebral arteriovenous malformation） 59
BAD（branch atheromatous disease） 43, 46, 57
Battle徴候 80
CAS（carotid artery stenting） 54
CEA（carotid endarterectomy） 54
CHADS$_2$ score 44
CT（computed tomography） 28, 32
CTA（CT angiography） 28, 32
DOAC（direct oral anticoagulant） 53
DWI 34
FAST 58
Fisher分類 70
FLAIR 34
GCS（Glasgow Coma Scale） 117
Hunt and Kosnik分類 69
JCS（Japan Coma Scale） 116
MMSE（Mini-Mental State Examination） 132
MRA（MR angiography） 28, 34
MRI（magnetic resonance imaging） 28, 34
NIHSS（National Institutes of Health Stroke Scale） 40
rt-PA（recombinant tissue plasminogen activator） 49, 57
SPECT（single photon emission computed tomography） 36
STA-MCAバイパス術 54
T1強調画像 34
T2強調画像 34
T2＊強調画像 34
TIA（transient ischemic attack） 56
WFNS分類 69
Xナイフ 110
3D-CTA 33

まるごと図解 ケアにつながる脳の見かた

2016年3月23日　第1版第1刷発行	編　著	波多野　武人
	発行者	有賀　洋文
	発行所	株式会社　照林社
		〒112-0002
		東京都文京区小石川2丁目3-23
		電　話　03-3815-4921（編集）
		03-5689-7377（営業）
		http://www.shorinsha.co.jp/
	印刷所	共同印刷株式会社

- 本書に掲載された著作物（記事・写真・イラスト等）の翻訳・複写・転載・データベースへの取り込み、および送信に関する許諾権は、照林社が保有します。
- 本書の無断複写は、著作権法上での例外を除き禁じられています。本書を複写される場合は、事前に許諾を受けてください。また、本書をスキャンしてPDF化するなどの電子化は、私的使用に限り著作権法上認められていますが、代行業者等の第三者による電子データ化および書籍化は、いかなる場合も認められていません。
- 万一、落丁・乱丁などの不良品がございましたら、「制作部」あてにお送りください。送料小社負担にて良品とお取り替えいたします（制作部 0120-87-1174）。

検印省略（定価はカバーに表示してあります）
ISBN978-4-7965-2373-8
©Taketo Hatano/2016/Printed in Japan